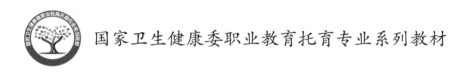

国家卫生健康委职业教育托育专业系列教材

婴幼儿常见病识别与预防

（供婴幼儿托育服务与管理专业高职使用）

丁建云　孙宁　李鹏　主编

U0250889

中国人口出版社
China Population Publishing House
全国百佳出版单位

图书在版编目（CIP）数据

婴幼儿常见病识别与预防 / 丁建云，孙宁，李鹏主编 . —北京：中国人口出版社，2022.8
国家卫生健康委职业教育托育专业系列教材
ISBN 978-7-5101-8566-3

Ⅰ.①婴…　Ⅱ.①丁…②孙…③李…　Ⅲ.①小儿疾病－常见病－诊疗－高等职业教育－教材　Ⅳ.①R72

中国版本图书馆 CIP 数据核字（2022）第 093578 号

国家卫生健康委职业教育托育专业系列教材·婴幼儿常见病识别与预防
GUOJIA WEISHENG JIANKANG WEI ZHIYE JIAOYU TUOYU ZHUANYE XILIE JIAOCAI · YINGYOUER CHANGJIANBING SHIBIE YU YUFANG

丁建云　孙　宁　李　鹏　主编

责任编辑	姜淑芳
美术编辑	刘海刚　侯　铮
责任印制	林　鑫　王艳如
装帧设计	北京利宏博识文化有限公司
出版发行	中国人口出版社
印　　刷	小森印刷（北京）有限公司
开　　本	787 毫米 ×1092 毫米　1/16
印　　张	22
字　　数	355 千字
版　　次	2022 年 8 月第 1 版
印　　次	2022 年 8 月第 1 次印刷
书　　号	ISBN 978-7-5101-8566-3
定　　价	50.00 元

网　　址	www.rkcbs.com.cn
电子信箱	rkcbs@126.com
总编室电话	（010）83519392
发行部电话	（010）83510481
传　　真	（010）83538190
地　　址	北京市西城区广安门南街 80 号中加大厦
邮政编码	100054

托育职业教育专业教材建设指导组

组　长　杨文庄　国家卫生健康委人口家庭司司长

副组长　郭震威　中国人口出版社党委书记、社长

　　　　闫　宏　国家卫生健康委人口家庭司一级巡视员

　　　　杨爱平　国家卫生健康委继续教育中心主任

　　　　　　　　全国卫生健康职业教育教学指导委员会副主任委员

　　　　刘兰明　教育部职业院校教育类专业教学指导委员会主任

　　　　　　　　北京工业职业技术学院副院长、教授

成　员　洪秀敏　北京师范大学学前教育研究所所长、教授

　　　　李曼丽　清华大学教育研究院教授

　　　　刘鸿雁　中国人口与发展研究中心副主任、研究员

　　　　张　彤　首都儿科研究所首席专家、研究员

　　　　王晓勤　中国妇幼保健协会副秘书长

　　　　钟杏梅　北京金融街教育投资有限公司书记

　　　　　　　　北京金科职桥科技发展有限公司董事长、总经理

　　　　杨彩霞　中国儿童中心副主任

　　　　马　梅　上海市人口早期发展协会会长

　　　　徐拥军　国家卫生健康委人口家庭司二级巡视员

　　　　由晓柳　国家卫生健康委人口家庭司综合处处长

　　　　陈　晨　国家卫生健康委人口家庭司家庭处副处长

　　　　　　　　全国卫生健康职业教育教学指导委员会委员

宋仙保　国家卫生健康委继续教育中心资格认证处处长

　　　　全国卫生健康职业教育教学指导委员会委员

刘金伟　国家卫生健康委流动人口服务中心婴幼儿照护服务处处长

姜淑芳　中国人口出版社教材出版中心主任、编审

托育职业教育专业教材建设审核组

一、职业教育类专家（共 10 人）

王春菊　中国科学院幼儿园园长

王彩凤　郑州幼儿师范高等专科学校教育教学部教授

文　颐　成都师范学院教授

李曼丽　清华大学教育研究院教授

杨金国　保定幼儿师范高等专科学校党委书记

张　懿　中福会托儿所保育教研组组长

茅红美　上海市托育服务指导中心主任

赵　青　金华职业技术学院早期教育专业负责人、教授

洪秀敏　北京师范大学学前教育研究所所长、教授

童　连　复旦大学公共卫生学院副教授

二、妇幼保健类专家（共 10 人）

马冠生　北京大学公共卫生学院营养系主任

王惠珊　中国疾病预防控制中心妇幼保健中心儿童保健部原主任

关宏岩　首都儿科研究所婴幼儿照护服务研究指导中心主任、研究员

许培斌　中国妇幼保健协会婴幼儿照护分会主委

邹　燕　国家卫生健康委科研所女性临床中心主任

张　彤　首都儿科研究所首席专家、研究员

金　曦　中国疾病预防控制中心妇幼保健中心原首席专家

段蕾蕾　中国疾病预防控制中心伤害防控与心理健康室主任

徐轶群　中国疾病预防控制中心妇幼保健中心副研究员

童梅玲　南京市妇幼保健院儿保科主任

三、政策管理类专家（共 9 人）

丁树德　河南卫生健康干部学院院长

杨　钢　中国人口出版社原副总编辑、编审

佘　宇　国务院发展研究中心一级调研员、研究员

张　力　中国政法大学法学院副教授

张　廷　呼伦贝尔职业技术学院党委副书记、院长

张本波　国家发展改革委宏观经济研究院社会发展所主任

张宏文　中国人口出版社卫生健康分社社长、副编审

茅倬彦　首都经济贸易大学教授

贾让成　宁波卫生职业技术学院院长

　　　　全国卫生健康职业教育教学指导委员会委员

编 委 会

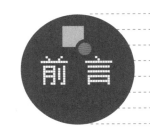

前言

　　为贯彻落实《中华人民共和国国民经济和社会发展第十四个五年规划和 2035 年远景目标纲要》《中华人民共和国职业教育法》《中共中央 国务院关于优化生育政策促进人口长期均衡发展的决定》(中发〔2021〕30 号)、《国务院办公厅关于促进 3 岁以下婴幼儿照护服务发展的指导意见》(国办发〔2019〕15 号)等规定精神,加快培养婴幼儿照护相关专业人才,发展普惠托育服务体系,"推进婴幼儿照护服务专业化、规范化发展,提高保育保教质量和水平",国家卫生健康委员会在教育部和全国卫生健康职业教育教学指导委员会的大力支持下,组织编写职业教育托育专业系列教材。为有效解决托育领域高质量教材数量较少、专业覆盖面尚有空缺的问题,计划分期分批、快速有序出版 37 种中职、高职专科、高职本科教材:2022 年 8 月,出版高职专科专业教材 14 种;2023 年 8 月,出版中职和高职本科专业教材 23 种。

　　《婴幼儿常见病识别与预防》是高等职业教育婴幼儿托育服务与管理专业的一门专业核心课程。0～3 岁是人一生中生长发育最迅速的时期,为保障婴幼儿健康成长,同学们作为未来的托育工作者不仅需要掌握婴幼儿生理基础、回应性照护、营养与喂养等基础知识,还需要掌握婴幼儿常见疾病预防与照护的相关知识,以便婴幼儿及其家庭提供专业的照护服务与指导。

　　根据人才培养目标和对应岗位能力的要求选取教材内容,全书共十五章,第一章为婴幼儿健康观测与检查;第二章为就医指导与婴幼儿用药;第三章为新生儿常见病识别与预防;第四至十四章为各系统常见病识别与照护;第十五章为常见传染病识别与预防。在内容编写上,设置案例导入,激发学生的学习兴趣和情景感受,将理论知识与生活实践紧密结合,有利于学生提高运用知识解决问题的能力。同时增加知识链接,引导学生对相关学科及最新进展等进行拓展阅读,提高教材的可读性。每章设有学习目标、课后思考、内容回顾等,有助于学生更好地学习和巩固知识。

本教材以婴幼儿及其家庭为中心，研究婴幼儿生长发育特点、健康观测以及婴幼儿常见疾病的症状和照护措施，使同学们能在日后工作中开展婴幼儿常见疾病的识别与预防。教材对婴幼儿常见疾病的病因、临床表现、各系统常见疾病的照护与预防进行了系统、翔实的论述，从理论到实践，内容丰富，层次分明，结构合理，实用性强。教材中附带了很多融媒体链接，与教材内容相匹配，便于教学。教材编写紧扣高职教育培养高素质技术技能型人才的目标，把握婴幼儿托育服务与管理专业需要学习内容的深度、广度及侧重点，既保证知识的完整性和系统性，又能凸显高等职业教育"必需""够用"的特点。

《婴幼儿常见病识别与预防》编写团队由学科专家、医护专家、专业教师构成。潍坊护理职业学院的申晨老师为本书绘制了大量图片素材。教材的编写得到教育部、国家卫生健康委相关领导及中国人口出版社的大力支持，在此深表谢意！同时，向参与教材编写的各位专家、老师的艰辛付出表示衷心的感谢！

本教材可以作为全国高职院校婴幼儿托育服务与管理专业教材，也可供早期教育专业、学前教育专业及相关专业师生使用，也可作为托育机构等管理者和从业人员阅读参考，也可作为相关培训教材使用。由于编者学识水平和能力所限，本书难免有错误或不妥之处，恳请广大同行及师生给予批评指正，以便修订时进一步完善。

编　者

2022 年 8 月

目 录

第五章　呼吸系统常见病识别与预防

第六章　消化系统常见病识别与预防

第七章　血液系统常见病识别与预防

第一章
婴幼儿健康观测与检查

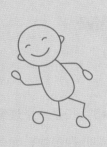

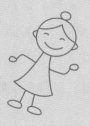

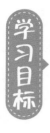

1. 了解婴幼儿体格生长发育、神经心理发育的评价以及婴幼儿健康检查的流程。
2. 熟悉婴幼儿生命体征的观测、健康检查的基本方法。
3. 掌握婴幼儿生长发育规律及体格生长发育常用指标的正常值及其意义。

第一节　婴幼儿生长发育

婴幼儿的健康与其生长发育息息相关。生长是指各器官、系统的长大，可通过具体的测量值来表示，是"量"的改变；发育是指细胞、组织、器官分化与功能成熟，是"质"的变化。生长和发育密切相关。

一、生长发育规律及影响因素

（一）生长发育规律

1. 生长发育的连续性和阶段性

生长发育贯穿整个儿童时期。体格生长是一个连续的过程，但各年龄段生长发育速度不同。如体重和身高（长）的增长在婴儿期最快，尤其是出生后前3个月，为生出后的第一个生长高峰；第2年后生长速度逐渐减慢，至青春期速度又加快，出现第二个生长高峰（图1-1）。

2. 各系统、器官发育的不平衡性

各系统、器官的发育遵循一定规律。神经系统发育最早，出生后2年内发育最快，6~7岁基本达成人水平；淋巴系统在儿童期发育迅速，于青春期前达高峰，以后逐渐下降至成人水平；生殖系统发育最晚；皮下脂肪在婴幼儿期比较发达，肌肉组织到学龄期发育加速；其他系统如呼吸、循环、消化、泌尿等的发育基本与体格生长平行（图1-2）。

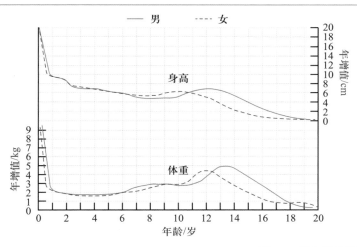

▼ 图 1-1　男女童身高、体重发育曲线

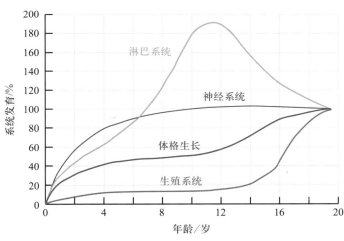

▼ 图 1-2　各系统发育曲线

3. 生长发育的顺序性

生长发育遵循一定顺序，由上到下、由近到远、由粗到细、由低级到高级、由简单到复杂。如出生后运动系统发育的规律是：先抬头、后抬胸，再会坐、立、行（从上到下）；先会抬肩和伸臂，再双手握物，先会伸腿和抬腿，再控制脚的活动（由近到远）；从全手掌抓握物品到手指捏取（从粗到细）；先画直线后画圆、图形（由简单到复杂）；先会看、听和感觉事物、认识事物的表面属性，再逐渐发展到记忆、思维、分析和判断事物的类别

属性（由低级到高级）。

4. 个体的差异性

儿童生长发育虽按一般规律发展，但在一定范围内受遗传、后天教育和环境等因素影响，每个人生长的"轨迹"不完全相同，存在较大的个体差异。因此，生长发育的"正常值"不是绝对的，评价时需考虑各种因素对个体的影响，并应连续动态观察，才能做出准确的判断。

（二）生长发育的影响因素

1. 遗传因素

儿童生长发育的特征、潜力、趋势等都受父母双方遗传因素的影响，种族、家族的遗传信息影响深远，如皮肤和头发的颜色、面部特征、身材高矮、性成熟的早晚及疾病的易感性等都与遗传有关。遗传性疾病对生长发育有显著影响。男女性别也可造成生长发育的差异，一般女孩的平均身高、体重低于同龄男孩，而女孩的语言、运动发育略早于男孩。因此在评价儿童生长发育时应分别按男、女标准进行。

2. 营养因素

合理的营养是儿童生长发育的物质基础。营养素供给充足且比例恰当，加上适宜的生活环境，可使生长潜力得到充分的发挥。宫内营养不良不仅使胎儿体格生长落后，严重时还可影响脑的发育；出生后营养不良，特别是出生后第 1～2 年严重营养不良，可影响体重、身高及智能的发育。

3. 疾病和药物

疾病和药物均可直接影响儿童生长发育。急性感染常可使体重下降，慢性疾病则影响体重和身高的增长；内分泌疾病中，生长激素和甲状腺激素缺乏可引起骨骼生长和神经系统发育迟缓。链霉素会损害听力和肾功能，长期使用糖皮质激素可使身高增长速度减慢。

4. 孕母情况

胎儿在宫内的发育与孕母生活环境、营养、情绪、疾病等密切相关。如孕母妊娠早期的病毒感染可致胎儿先天畸形；妊娠期严重营养不良、高血压可致流产、早产和胎儿发育迟缓；孕母受到某些药物、放射线辐射、毒物侵害及精神创伤等均可影响胎儿生长发育。

5. 生活环境

儿童的生活环境不仅包括居住环境、卫生条件，还包括家庭的生活模式、亲子关系、父母育儿观念、父母婚姻质量等。良好的居住环境，如阳光充足、空气清新、水源清洁、季节气候宜人，加上和谐的家庭氛围、健康的生活方式、科学的护理、正确的教养、适宜的锻炼以及完善的医疗保健服务设施等均有利于儿童生长发育，反之，则带来不良影响。

二、婴幼儿体格生长发育及评价

案例导入

妈妈带着 2 岁男孩豆豆来儿童保健门诊体检。检查结果为：体重 13.0kg，身高（长）90.5cm，乳牙 18 颗，腕部骨化中心 3 个。

请思考：豆豆的体格发育正常吗？豆豆的语言发育可达何种水平？

（一）体格生长常用指标

1. 体重

体重是各器官、组织及体液的总重量，是衡量儿童体格生长与营养状况最灵敏的指标。

正常新生儿出生时平均体重为 3kg，我国 2015 年九市城区调查结果显示，平均男婴出生体重为（3.38±0.40）kg，女婴为（3.26±0.40）kg。出生后一周内新生儿可出现暂时性体重下降（生理性体重下降），下降幅度为 3%～9%，不超过 10%，常于出生后 7～10 天恢复到出生体重。年龄越小体重增长越快。出生后前 3 个月每个月平均增长 600～1000g；4～6 个月时每个月平均增长 500～600g；7～12 个月时每个月平均增长 300～400g。3 个月末婴儿体重约为出生体重的 2 倍（6kg），1 岁时体重约为出生体重的 3 倍（9kg），2 周岁时体重增至出生体重的 4 倍（12kg）。2 岁后至青春前期，体重每年增长 2kg。体重推算公式如下：

1～6 个月：体重（kg）= 出生时体重（kg）+ 月龄 ×0.7（kg）

7～12个月：体重（kg）=6（kg）+月龄×0.25（kg）

2～12岁：体重（kg）=年龄（岁）×2（kg）+8（或7）（kg）

2. 身高（长）

身高（长）指头顶至足底的全身长度，是反映骨骼发育的重要指标。3岁以下婴幼儿取卧位测量，称身长；3岁以后立位测量，称身高。卧位与立位测量值相差1～2cm。

身高（长）的增长规律与体重增长相似，年龄越小增长越快，婴儿期和青春期是两个生长高峰。出生时身长平均为50cm；3个月时为61～62cm；6个月时约为65cm；1岁时约为75cm；第2年婴幼儿身长增长速度减慢，2岁时为85～87cm。2～6岁平均每年增长6～8cm，此后至青春前期平均每年增长5～7cm，2～12岁儿童身高可按下列公式估算：

$$身高（身长）（cm）=年龄×7（cm）+75（cm）$$

身高（长）是头部、躯干和下肢长度的总和，这三部分的增长速度并不相同。头部领先生长；躯干次之，青春期以下肢生长为主。各年龄期儿童头部、躯干和下肢占身高（长）的比例在生长过程中发生变化，头占身长（高）的比例从婴幼儿的1/4降至成人的1/8（图1-3）。

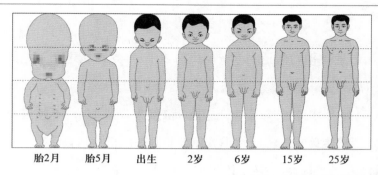

胎2月　　胎5月　　出生　　2岁　　6岁　　15岁　　25岁

▼ 图1-3　胎儿期至成人身体各部分比例

身高（长）的增长与遗传、种族、内分泌、营养、运动和疾病等因素有关。某些疾病如甲状腺功能减低症、生长激素缺乏、长期严重营养不良等均可影响身高（长）的发育。

3. 坐高

坐高指从头顶至坐骨结节的长度，反映头颅与脊柱的生长。3岁以下仰卧位测量，称顶臀长；3岁后采用坐位测量，称坐高。坐高占身高的百分数随年龄增长而下降，由出生时的67%降至14岁时的53%。此百分数显示了身体上、下部比例的变化，反映了身材的匀称性，比坐高绝对值更有意义。甲状腺功能减低症和软骨营养不良等疾病均可使坐高占身高的比例增大。

4. 头围

头围指自眉弓上缘经枕骨结节绕头一周的长度，反映脑和颅骨发育程度。出生时新生儿头围平均为33~34cm，3个月时约40cm，1岁时约46cm，2岁时约48cm，5岁时约50cm，15岁时约54cm，接近成人。头围测量在2岁前最有价值。头围过小常提示脑发育不良；头围过大或增长过快，提示可能发生脑积水、脑肿瘤等病症。

5. 胸围

胸围指沿乳头下缘、经肩胛角下缘绕胸一周的长度，反映肺和胸廓的发育。出生时胸围比头围小1~2cm，平均为32~33cm。1岁时胸围约等于头围，出现头围、胸围生长曲线交叉；1岁后胸围超过头围，至青春前期，两者差数（cm）约等于年龄（岁数）减1。头围、胸围生长曲线交叉时间与儿童营养和胸廓发育有关，肥胖儿童胸部皮下脂肪厚，胸围可于3~4个月时暂时超过头围；营养较差、佝偻病等儿童的胸围超过头围的时间可推迟至1.5岁以后。

6. 上臂围

上臂围指沿肩峰与尺骨鹰嘴连线中点绕上臂一周的长度，反映上臂骨骼、肌肉、皮下脂肪和皮肤的发育水平，常用以评估儿童营养状况。出生后第1年内上臂围增长迅速，1~5岁增长缓慢。在测量体重、身高不方便的地区，可测量左上臂围以普查5岁以内儿童的营养状况。评估标准：>13.5cm为营养良好；12.5~13.5cm为营养中等；<12.5cm为营养不良。

7. 囟门

分为前囟和后囟。前囟为顶骨和额骨边缘形成的菱形间隙，出生时一般为

1.5~2.0cm（对边中点连线长度），后随颅骨发育而增大，6个月后逐渐骨化而变小，1~1.5岁闭合，最迟于2岁闭合。后囟为顶骨与枕骨边缘形成的三角形间隙，出生时很小或已闭合，最迟6~8周闭合（图1-4）。前囟早闭或过小见于脑发育不良、小头畸形；前囟迟闭或过大见于佝偻病、甲状腺功能减低症等；前囟张力增加见于脑积水、脑出血等疾病；前囟凹陷见于脱水或极度消瘦者。

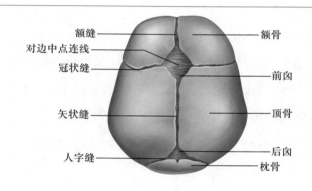

▼ 图1-4　小儿囟门

8. 脊柱

婴幼儿脊柱的增长反映脊椎骨的发育。出生后第1年脊柱增长快于四肢；1岁以后四肢增长快于脊柱。新生儿时脊柱仅轻微后凸，无弯曲；3个月左右随着抬头动作出现颈椎前曲；6个月左右会坐时出现胸椎后凸；1岁左右开始行走时逐渐形成腰椎前凸。6~7岁时，脊柱3个自然弯曲才被韧带固定。不正确的坐、立、行姿势及骨骼病变均可引起脊柱发育异常或造成脊柱畸形。

9. 长骨发育

长骨发育是长骨干骺端软骨骨化、骨膜下成骨的过程。当骨骺与骨干融合时，标志着长骨生长停止。随年龄增长，长骨干骺端的软骨次级骨化中心按一定的顺序和骨解剖部位有规律地出现，通过X线检查不同年龄儿童长骨骨骺端次级骨化中心的出现时间、数目、形态、密度等，将其标准化，即为骨龄。4~6个月婴儿腕部出现次级骨化中心。次级骨化中心在腕部最为集中（图1-5），因此儿童骨龄测量主要采用左手腕X线摄片。腕部骨化中心10岁时出全，共10个，1~9岁腕部骨化中心的数目约为其年龄加1。骨龄

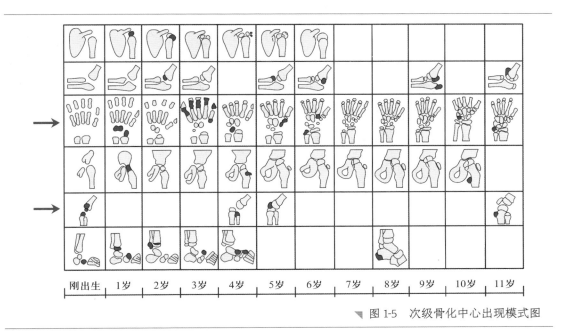

刚出生　1岁　2岁　3岁　4岁　5岁　6岁　7岁　8岁　9岁　10岁　11岁

▼ 图 1-5　次级骨化中心出现模式图

落后考虑甲状腺功能减低症、生长激素缺乏等；骨龄超前，考虑中枢性性早熟等。

10. 牙齿发育

人一生有两副牙齿，乳牙和恒牙。乳牙共 20 颗，恒牙 28～32 颗。出生后 4～10 个月（平均 6 个月）乳牙开始萌出，13 个月后仍未萌牙视为萌牙延迟，2～2.5 岁出齐。2 岁以内乳牙数目为月龄减 4～6。出牙顺序为下中切牙、上中切牙、上侧切牙、下侧切牙、第一乳磨牙、尖牙、第二乳磨牙（图 1-6）。

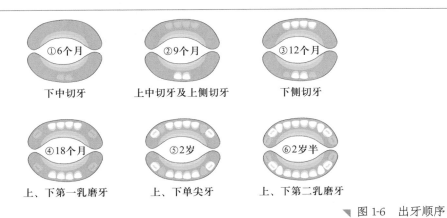

① 6个月　　　② 9个月　　　③ 12个月
下中切牙　　上中切牙及上侧切牙　　下侧切牙

④ 18个月　　　⑤ 2岁　　　⑥ 2岁半
上、下第一乳磨牙　　上、下单尖牙　　上、下第二乳磨牙

▼ 图 1-6　出牙顺序

6 岁左右在第二磨牙之后开始萌出第一颗恒磨牙，又称为 6 龄齿；6~12 岁乳牙按萌出顺序逐个脱落，被同位恒牙替换，12 岁左右出第二恒磨牙；17~18 岁以后出第三恒磨牙（智齿），也有人终身不出此牙。恒牙一般 20~30 岁时出齐。

出牙为生理现象，个别儿童可有低热、流涎、睡眠不安、烦躁等反应。营养不良、佝偻病、甲状腺功能减低症等患儿出牙延迟，牙质欠佳。食物的咀嚼有利于牙齿生长。

（二）体格生长评价方法

1. 均值离差法

正常儿童生长发育状况多呈正态分布，常用均值离差法，以均值（X）加减标准差（SD）来表示，68.3% 的儿童生长水平在 X±1SD 范围内，95.4% 的儿童在 X±2SD 范围内，99.7% 的儿童在 X±3SD 范围内。一般认为 X±2SD 为正常范围。

2. 中位数、百分位数法

适用于正态分布和非正态分布状况。以第 50 百分位数（P_{50}）为中位数，其他百分位数为离散距，常用 P_3、P_{10}、P_{25}、P_{50}、P_{75}、P_{90}、P_{97}。当测量数据呈非正态分布时，百分位数法能更准确反映所测数值的分布情况；当大量数据呈正态分布时，P_{50} 相当于均值离差法的均数，P_3 相当于 X-2SD，P_{97} 相当于 X+2SD。通常以 P_3~P_{97} 为正常范围。此计算法相对复杂但精确，可直接用百分位进行分级评价（图 1-7）。

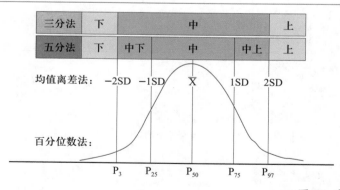

▼ 图 1-7　评价结果等级划分

3. 指数法

用两项指标间相互关系做比较。常用的有体质指数（BMI），即体重（kg）/[身高（m）]²，它能较为敏感地反映体形胖瘦，是判断正常或肥胖和肥胖程度常用的指标。

4. 生长曲线图评价法

将各项体格生长指标按不同性别和年龄制成生长曲线图（图1-8），将个体儿童定期连续的测量结果标记于曲线图上，并与标准曲线做比较，以了解儿童目前发育水平以及发育趋势，及时发现偏离，分析原因，给予干预。

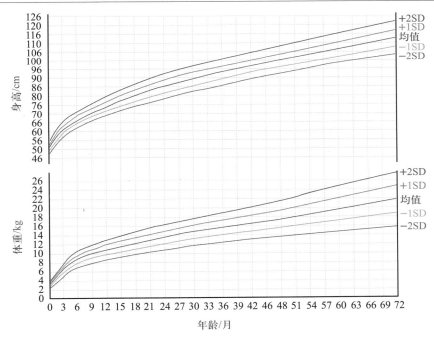

▼ 图1-8　生长曲线

（三）体格生长评价内容

1. 生长水平

将儿童某一年龄时点的某一项体格发育指标测量值与参照人群值比较，即得到该儿童该指标在同质人群中所处的位置，即该儿童生长的现实水平，通常以等级表示结果。其优点是简单易行，缺点是不能预示其生长趋势。

2. 生长速度

定期连续测量儿童某项体格发育指标，获得该项指标的生长速度。通过动态纵向观察，可发现个体儿童自身的"生长轨迹"，预估其生长趋势，与参照人群值比较，可及时发现生长偏离。以生长曲线图观察儿童生长速度最简单、直观。

3. 匀称程度

是对体格生长指标之间关系的评价，用于了解体形。如以身高（长）/体重的比值与参照人群值比较，以评估体形匀称度；以坐高与身高（长）的比值与参照人群值比较，以评估身材匀称度。

三、婴幼儿神经心理发育及评价

（一）神经系统的发育

胎儿时期神经系统发育最早，尤其是脑部的发育最为迅速。婴幼儿出生时脑重约370g，达成人脑重的25%。神经纤维髓鞘化在4岁左右完成，在此之前，神经冲动传导慢且易于泛化，不易形成明显的兴奋灶，故儿童易疲劳而进入睡眠状态。生长时期脑组织耗氧量较大，在基础代谢状态下，儿童脑耗氧量占总耗氧量的50%，而成人仅为20%。长期营养缺乏易引起脑的生长发育落后。

（二）感知觉的发育

1. 视觉发育

新生儿已有视觉感应功能，瞳孔有对光反应，在安静清醒状态下可短暂注视物体，但只能看清距离15~20cm内的物体。2个月起开始出现头眼协调，视线和头可随物体水平移动90°；3~4个月时头眼协调较好，头可追物180°，可辨别彩色和非彩色物体；6~7个月时目光可随上下移动的物体垂直转动，出现眼手协调动作；8~9个月时能看到小物体；18个月时能区别各种形状；2岁时可区别垂直线和横线，逐渐学会辨别红、白、黄、绿等颜色；4~5岁视深度已充分发展，视力达1.0。

2. 听觉发育

出生时因鼓室无空气，听力差，3~7天后听力较好；3~4个月时头可转向声源，出现定向反应，听到悦耳声音时会微笑；6个月时能区别父母声音，唤其名有反应；7~9个月时能确定声源，区别语言的意义；1岁时能听懂自己的名字；4岁时听觉发育完善。

3. 味觉和嗅觉发育

出生时味觉发育已很完善，新生儿对不同味道可产生不同面部表情；4~5个月的婴儿对食物味道的微小改变已很敏感，是味觉发育的关键期，应适时添加各类辅食，使之适应不同味道。出生时嗅觉发育已成熟，闻到乳味会寻找乳头；3~4个月时能区别好闻和难闻的气味；7~8个月开始对芳香气味有反应，2岁左右能很好地辨别各种气味。

4. 皮肤感觉发育

皮肤感觉包括触觉、痛觉、温度觉和深感觉。新生儿触觉已很灵敏，尤以眼、口周、手掌及足底等部位最为敏感；新生儿对痛觉反应迟钝，2个月左右逐渐改善；新生儿温度觉很灵敏，尤其是对冷的反应；2~3岁时儿童通过接触能区别物体的软、硬、冷、热等属性，5~6岁时能分辨体积和重量不同的物体。

5. 知觉发育

知觉是人对事物各种属性的综合反映，与听、视、触等感觉发育密切相关。婴儿5~6个月时可通过看、摸、闻、咬、敲等活动了解物体的属性。1岁末开始有空间和时间知觉的萌芽；3岁能辨上下；4岁能辨前后；5岁能辨以自身为中心的左右；4~5岁时有早上、晚上、今天、明天和昨天的时间概念。

（三）运动的发育

运动发育可分为大运动（包括平衡）和精细运动两大类（图1-9）。

1. 平衡与大运动　发育规律可归纳为"二抬四翻六会坐，七滚八爬周会走"。

（1）抬头：新生儿俯卧位时能抬头1~2秒；2~3个月俯卧抬头45°，5~6个月俯卧抬头90°。3个月时抬头较稳；4个月时抬头很稳并能自由转动（图1-10）。

（2）翻身：4个月时可由仰卧位翻身至侧卧位，7个月时能有意识地从仰卧位翻至俯卧位，再从俯卧位翻至仰卧位。

1个月
俯卧时尝试着
要抬起头来

2个月
垂直位时
能抬起头来

3个月
俯卧时以肘
能支起前半身

4个月
扶着两手或
髋骨时能坐

5个月
坐在妈妈身上
能抓住玩具

6个月
扶着两个前臂时
可以站得很直

7个月
会爬

8个月
自己能坐

9个月
扶着栏杆站起来

10个月
推着推车能走几步

11个月
拉着一只手走

11~12个月
自己会站立

12~14个月
自己会走

15个月
会蹲着玩

18个月
会爬上小梯子

2岁
会跑、跳

▼ 图 1-9　儿童期运动发育图

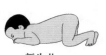
新生儿

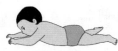
2~3月龄

5~6月龄

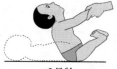
<3月龄

4~5月龄

▼ 图 1-10　抬头姿势发育

（3）坐：6个月时能靠双手向前支撑独坐；8~9个月时能坐稳。

（4）爬：8~9个月时能用双上肢支撑向前爬；12个月时能手膝并用向前爬。

（5）站、走、跳：10个月可扶走；11个月可独站片刻；15个月能独自走稳；24个月可双足并跳；2~2.5岁能单足站；3岁能上下楼梯，可并足跳远、单足跳。

2. 精细运动

精细运动指手和手指的动作。婴儿3~4个月时握持反射消失，试用全手掌抓握物体；6~7个月时出现换手与捏、敲等探索动作；9~10个月时可用拇指、食指拾物，喜欢撕纸；12~18个月时学会用匙、乱涂画；18个月时能叠2~3块方积木；2岁时能叠6~7块方积木，会一页一页翻书。2~2.5岁能用积木搭桥；3~4岁能使用一些"工具性"玩具。

（四）语言的发育

语言是人类特有的高级神经活动，完善的听觉、发音器官和正常的大脑功能是语言发育的关键性条件。语言发育经过发音、理解和表达三个阶段。

1. 发音阶段

新生儿已会哭叫；1~2个月时开始发喉音；2个月时发"a""i""u"等元音；6个月时出现辅音；7~8个月时能发出"爸爸""妈妈"等语音，但无意识；8~9个月时，喜欢学亲人口唇发音。

2. 理解阶段

儿童通过视觉、触觉、体位觉等与听觉联系，逐步理解一些日常用品，如"灯""碗"等名称，6~7个月能听懂自己的名字，9个月左右能听懂简单的词意，如"再见"等，10个月左右能有意识地喊"爸爸""妈妈"。亲人对婴幼儿的发音给予及时、恰当、多次的回应，也使其理解这些音的含义。

3. 表达阶段

在理解基础上，儿童逐渐学会语言表达，如"吃""抱""要"等。语言从简单句到复杂句，如先说单词，再组成句子。

（五）心理活动的发展

1. 注意的发展

注意分为无意注意和有意注意两种。婴儿期以无意注意为主，3个月开始能短暂地集中注意人脸和声音，强烈的刺激都能成为婴儿无意注意的对象。随年龄的增长，逐渐出现有意注意，5~6岁后儿童才能较好地控制自己的注意力。

2. 记忆的发展

记忆分为感觉记忆、短暂记忆和长久记忆3个阶段，长久记忆又分为再认和重现，5~6个月婴儿能再认母亲和其他亲近的人，1岁以后才又重现。婴幼儿时期的记忆特点是时间短、内容少，对带有欢乐、愤怒、恐惧等情绪的事物容易记忆，且以机械记忆为主，持久性和精确性差。随着婴幼儿年龄的增长和思维、理解、分析能力的发展，有意记忆能力增强。

3. 思维的发展

思维分具体形象思维和逻辑思维。1岁以后儿童开始产生思维。婴幼儿思维为初级的形象思维，3岁以后开始建立抽象概括性思维。

4. 想象的发展

新生儿没有想象能力；1~2岁仅有想象萌芽，3岁后想象内容逐渐增多；学龄前期以无意想象和再造想象为主；学龄期儿童有意想象和创造性想象迅速发展。

5. 情绪、情感的发展

从新生儿起，儿童情绪、情感就很丰富。新生儿因不适应宫外环境，较多表现出不安、啼哭等消极情绪，而哺乳、抱、摇、抚摸等使其情绪愉快；1个月时积极情绪增多，6个月后能辨认熟人和陌生人，易产生对母亲的依恋及分离性焦虑，9~12个月时依恋达高峰；2岁后儿童的情感表现日渐丰富和复杂。婴幼儿情绪表现特点为时间短暂、反应强烈、易变化、易冲动。随年龄增长和与周围人交往的增加，儿童对不愉快因素的耐受性逐渐增强，能有意识地控制自己的情绪，情绪反应渐趋稳定。

6. 意志的发展

新生儿无意志，随着年龄增长，语言和思维不断发展，社会交往也越来越多，在成人教育的影响下，儿童意志逐步形成和发展。

7. 个性和性格的发展

个性是个体所表现出的与他人不同的习惯行为方式和倾向性。性格是个性特征的一个重要方面。婴儿期一切生理需要均依赖成人，建立了对亲人的依赖性和信赖感。幼儿期有一定自主感，但又未脱离对亲人的依赖，任性与依赖行为交替出现。

儿童运动、语言和适应性能力的发展过程见表 1-1。

表 1-1　儿童运动、语言和适应性能力的发展过程

年龄	粗、细动作	语言	适应周围人物的能力与行为
新生儿	无规律、不协调动作；紧握拳	能哭叫	铃声使全身活动减少；或哭渐止，有握持反射
2个月	直立及俯卧位时能抬头	发出和谐的喉音	能微笑，有面部表情；眼随物转动
3个月	仰卧位变为侧卧位；用手摸东西	咿呀发音	头可随看到的物品或听到的声音转动180°；注意自己的手
4个月	扶着髋部时能坐；可在俯卧位时用两手支撑抬起胸部；手能握持玩具	笑出声	抓面前物体；自己玩手，见食物表示喜悦；较有意识地哭和笑
5个月	扶腋下能站得直；两手各握一玩具	能喃喃地发出单调音节	伸手取物；能辨别人声；望镜中人笑
6个月	能独坐一会儿；用手摇玩具	能听懂自己的名字	能辨认熟人和陌生人；自拉衣服；自握足玩
7个月	会翻身；自己独坐很久；将玩具从一手换入另一手	能发"爸爸""妈妈"等复音，但无意识	能听懂自己的名字；自握饼干吃
8个月	会爬；会自己坐起来、躺下去；会扶着栏杆站起来；会拍手	重复大人所发简单音节	注意观察大人的行动；开始认识物体；两手会传递玩具
9个月	试独站；会从抽屉中取出玩具	能懂几个较复杂的词句，如"再见"等	看见熟人会手伸出来要抱；能与人合作游戏

续表

年龄	粗、细动作	语言	适应周围人物的能力与行为
10~11个月	能独站片刻；扶椅或推车能走几步；拇、食指对指拿东西	开始用词语，能用一个词语表示很多意义	能模仿成人的动作；招手、"再见"；抱奶瓶自食
12个月	能独走；弯腰拾东西；会将圆圈套在木棍上	能叫出物品的名字，如灯、碗；指出自己的手、眼等主要部位	对人和食物有喜憎之分；穿衣能合作，自己用杯喝水
15个月	走得好；能蹲着玩；能搭一块积木	能说出几个词和自己的名字	能表示同意、不同意
18个月	能爬台阶；有目标地扔皮球	能认识和指出身体各部分	会表示大小便；懂命令；会自己进食
2岁	能双脚跳；手的动作更精确；会用勺子吃饭	能说2~3个字构成的句子	能完成简单的动作，如拾起地上的物品；能表达喜、怒、怕、懂
3岁	能跑；会骑三轮车；会洗手、洗脸；穿脱简单衣服	能说短歌谣，数几个数	能认识画上的东西；认识男女；自称"我"；表现自尊心、同情心、害羞

（六）神经心理发育的评价

对婴幼儿感知、运动、语言和心理过程等方面进行定期的检查，可及早发现其发展趋势以及有无偏离。目前，国内外采用的评估工具主要包括筛查性测验和诊断性测验。婴幼儿筛查性测验一般常用丹佛发育筛查测验（DDST）。该方法主要用于6岁以下儿童的智能筛查，有104项内容，最后评定结果为正常、可疑、异常、无法测定（图1-11）。

婴幼儿适应性行为评定量表常用的有婴儿－初中学生社会生活能力量表和Achenbach儿童行为量表（CBCL）。神经心理发育评价需由经专门训练的专业人员根据实际需要选用。

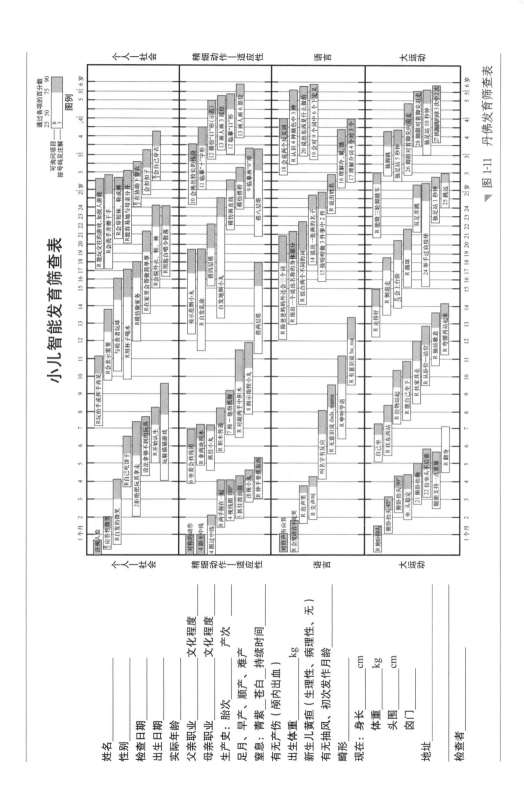

▲ 图 1-11 丹佛发育筛查表

本节内容回顾

本节内容架构		应知应会星级
一、生长发育规律及影响因素	（一）生长发育规律	★★★★★
	（二）生长发育的影响因素	★★★
二、婴幼儿体格生长发育及评价	（一）体格生长常用指标	★★★★★
	（二）体格生长评价方法	★
	（三）体格生长评价内容	★
三、婴幼儿神经心理发育及评价	（一）神经系统的发育	★★★
	（二）感知觉的发育	★★★
	（三）运动的发育	★★★★
	（四）语言的发育	★★★
	（五）心理活动的发展	★★★
	（六）神经心理发育的评价	★

注：★表示粗略了解，★★表示了解，★★★表示熟悉，★★★★表示理解，★★★★★表示掌握，以下各节同，不再备注。

第二节　婴幼儿健康观测

一、婴幼儿生命体征的测量

生命体征是用来判断机体身心状况的可靠指标，是体温、脉搏、呼吸及血压的总称。生命体征是维持机体正常活动的支柱，通过生命体征的观察，获得婴幼儿生理状态的基本信息，了解机体重要脏器的功能活动情况，了解疾病的发生、发展及转归，为预防、诊断、治疗及护理提供依据。

（一）体温

1. 体温基础知识

生理学所说的体温是指机体核心部位的平均温度。在研究体温时通常将人体分为核心和表层两个部分，核心部位的体温称为体核温度，表层部位的体温称为体壳温度。受环境温度影响，人体表面（如皮肤）温度会在一定范围内发生变化，但脑、胸腹腔、脏器等核心部位的温度能保持相对稳定。

根据测试部位的不同，体温的正常值稍有差异（表1-2）。常用的体温包括口腔温度、直肠温度（肛温）和腋窝温度，这三种体温以肛温最为准确，口温次之，腋温较前两者差，但简单易行，更为常用。

表1-2　各部位体温

部位	平均体温	正常范围
腋温	36.5℃	36.0～37.0℃
口温	37.0℃	36.3～37.2℃
肛温	37.5℃	36.5～37.7℃

2. 体温的测量

（1）测量目的：判断体温有无异常，动态监测体温变化，协助诊断，为预防、治疗、康复和护理提供依据。

（2）体温的生理变化：影响体温的因素包括性别因素、年龄因素、昼夜因素等，此外，情绪激动、紧张、进食、洗澡、运动、哭闹、环境温度的变化等也会对体温产生影响。

（3）测量方法

一般水银温度计、电子温度计较常用。水银温度计依据不同的测量部位，可分为腋温计、口温计、肛温计三种，分别测量位置为腋下、口腔内、肛门。腋温计广泛使用。①腋温测量法：擦干腋窝，将消毒后的腋温计，放置在婴幼儿的腋下，夹紧胳膊5分钟后读取刻度，夹的位置不要太表浅，应在腋下居中位置；②口温测量法：测量前应漱口，且应对温度计进行彻底消毒，为防止婴幼儿咬碎温度计，口腔测温法一般不宜用于婴幼儿；③肛温法，又称直肠测温法，协助取侧卧位或仰卧位、俯卧位或屈膝仰卧位，充分暴露肛门部位，润滑消毒好的体温表的水银端，慢慢将水银端插入肛门3～4cm（婴儿1.5cm即可），3分钟后取出。直肠测温法常用于新生儿、婴幼儿。

（4）注意事项：体温计使用前后都要及时消毒，并检查有无破损，体温测量前婴幼儿应有充分的休息，为婴幼儿测量体温，一定专人全程守护，防止意外。

（二）脉搏

1. 脉搏基础知识

脉搏是指在每个心动周期中，由于心脏的收缩和舒张，动脉内的压力也发生周期性的变化，导致动脉管壁产生有节律的搏动，称为动脉脉搏，简称脉搏。脉搏的测量包括测量脉搏的频率、节律、强弱和动脉壁的情况。

正常情况下，脉搏跳动节律整齐有力。不同年龄人群脉搏跳动次数不同，一般年龄越小，每分钟脉搏次数越多，运动后脉搏会加快。脉搏和心率是一致的，新生儿平均为120～140 次 / 分，1 岁以内 110～130 次 / 分，2～3 岁 100～120 次 / 分。小儿进食、活动、哭闹和发热时常常引起脉搏增快，体温每升高 1℃，心率可增快 10～15 次 / 分。

2. 脉搏测量

（1）测量目的：判断脉搏有无异常，动态监测脉搏变化，间接了解患儿心脏情况，协助诊断，为预防、治疗、康复和护理提供依据。

（2）脉搏的生理变化：正常婴幼儿可出现窦性心律失常，其脉率的改变与呼吸相关，吸气时加快，呼气时减慢；兴奋、恐惧、发怒、运动、进食后脉率会加快，休息后脉率减慢。应在安静状态下进行测量较准确。

（3）测量方法：常选择桡动脉进行测量。用食指、中指、无名指（小婴幼儿用食指和中指即可）按在婴幼儿掌面腕部皮肤的横纹下偏拇指侧部位，即可感受到动脉搏动的冲击感，一般脉搏计数 30 秒，再乘以 2。

（4）注意事项：勿用拇指诊脉，因拇指小动脉的搏动较强，易与患者的脉搏相混淆。脉搏细弱难以触诊者应测心尖搏动。

（三）呼吸

1. 呼吸的基础知识

呼吸是指机体在新陈代谢过程中，需要不断地从外界环境中摄取氧气，并把自身产生的二氧化碳排出体外，机体与外界环境之间的气体交换。正常儿童呼吸节律均匀，年龄越小，呼吸频率越快，新生儿呼吸约为 44 次 / 分。

正常儿童在不同年龄组呼吸频率也不同，年龄越小，呼吸次数越快（表 1-3）。

表 1-3　各年龄期儿童呼吸、脉搏正常值（次 / 分）

年龄	呼吸	脉搏	呼吸：脉搏
新生儿	40 ~ 45	120 ~ 140	1：3
1 岁以下	30 ~ 40	110 ~ 130	1：（3 ~ 4）
2 ~ 3 岁	25 ~ 30	100 ~ 120	1：（3 ~ 4）
4 ~ 7 岁	20 ~ 25	80 ~ 100	1：4
8 ~ 14 岁	18 ~ 20	70 ~ 90	1：4

2. 呼吸的测量

（1）测量目的：判断呼吸有无异常，动态监测呼吸变化，了解患儿呼吸功能情况，协助诊断，为预防、治疗、康复、护理提供依据。

（2）呼吸的生理变化：小儿呼吸频率受到多种因素影响，如激动、哭闹、活动、发热、贫血、呼吸系统和循环系统的疾病等，均可使呼吸加快，因此，宜在安静或睡眠时测量呼吸频率。

（3）测量方法：操作者保持诊脉手势，观察被测者胸腹部的起伏，一起一伏为 1 次呼吸，一般呼吸计数 30 秒，再乘以 2。呼吸过快不易看清者可用听诊器听呼吸音计数，呼吸微弱者还可用少量棉花纤维贴近鼻孔边缘，观察棉花纤维吹动情况计数。

（4）注意事项：呼吸受意识控制，因此测量呼吸时不必解释，在测量过程中不使患者察觉，以免紧张影响测量的准确性。

（四）血压

1. 血压的基础知识

血压指血管内流动着的血液对单位面积血管壁的侧压力。在不同的血管内，血压分别称为动脉血压、毛细血管血压和静脉血压。一般所说的血压是指动脉血压，在心室收缩时，动脉血压上升达到的最高值称为收缩压；在心室舒张末期，动脉血压下降达到的最低值称为舒张压。

婴幼儿年龄越小血压越低，并随年龄增长而逐渐升高。

2. 血压的测量

（1）测量目的：判断血压有无异常，动态监测血压变化，了解患者循环系统功能情况，协助诊断，为预防、治疗、康复、护理提供依据。

（2）血压的生理变化：年龄、性别、昼夜和睡眠、环境、情绪，紧张恐惧，兴奋、剧烈运动等都会对血压产生影响。

（3）测量方法：尽量坐位下测量右上肢血压，将袖带紧贴缚在被测者上臂，袖带下缘应在肘窝上 2cm，将听诊器胸件放在肘窝肱动脉处。采用柯氏音法，柯氏音开始出现时（第一音）为收缩压，柯氏音消失时（第五音）为舒张压，继续放气至零水平。

（4）注意事项：使用汞柱血压计前，需要检查汞槽开关有无松动，是否关闭，玻璃管有无裂缝破损。充气时不可过高过猛。测量完毕应将血压计右倾 45°，使水银全部进入汞槽后再关开关。血压计要定期检查，每半年检测一次。

二、婴幼儿二便的观察

（一）婴幼儿正常大小便的表现

1. 小便

（1）尿量：婴幼儿尿量个体差异较大，尿量与液体摄入量、气温、食物种类、活动量及精神因素等有关。新生儿正常尿量为 $1\sim3$mL/（kg·h），婴幼儿每日尿量 $400\sim600$mL。

（2）排尿次数：93% 新生儿在出生后 24 小时内排尿，99% 在 48 小时内排尿。出生后前几天，每日排尿 $4\sim5$ 次，1 周后增至每日 $20\sim25$ 次，1 岁后每日排尿 $15\sim16$ 次，学龄前和学龄期儿童每日排尿 $6\sim7$ 次。3 岁左右儿童能控制排尿。

（3）特点：正常婴幼儿的尿液颜色无色、透明或者浅黄色，在出汗多，喝水少的时候，颜色较深。

2. 大便

（1）母婴喂养：母乳喂养儿的粪便黄色或金黄色，多为均匀糊状，偶有细小乳凝块，不臭，有酸味，每日 $2\sim4$ 次。

（2）人工喂养：人工喂养的小儿大便淡黄色或灰黄色，质较干厚，多成形，含乳凝块较多，有臭味，呈中性或碱性反应，每日1~2次，易发生便秘。

添加辅食后的粪便外观呈黄褐色，添加谷类、蛋、肉、蔬菜等辅食后，粪便性状逐渐接近成人，每日1次左右。

（二）婴幼儿异常大小便的表现

1. 小便异常

（1）小便次数较多，每次尿量少，小便时哭闹疼痛，可能尿道有炎症。

（2）小便金黄色或橘黄色，可能受维生素 B_2、黄连素等药物的影响。

（3）小便啤酒色或尿色发红，为血尿，多见于肾炎，有的新生儿由于盐结晶把尿布染红，不是病态。

（4）小便棕黄色或浓茶色，摇晃时黄色沾在便盆上，泡沫也发黄，多见于黄疸型肝炎。

（5）小便乳白混浊，如加热后变清则为正常现象，加热后变得更混浊则不正常。

2. 大便异常

（1）大便灰白色，同时婴幼儿的白眼球和皮肤呈黄色，可能为胆道梗阻或肝炎。

（2）大便黑色，可能是胃或肠道上部出血或服用防治贫血的铁剂药物所致。

（3）大便带有鲜红的血丝，婴幼儿多见于大便干燥导致肛周破裂。

（4）大便为小豆汤样，可能为出血性小肠炎，这种情况多发生于早产儿。

（5）大便淡黄色，呈糊状，外观油润，内含较多的奶瓣和脂肪小滴，大便量和排便次数都比较多，可能是脂肪消化不良。

（6）大便黄褐色稀水样，带有奶瓣，有刺鼻的臭鸡蛋味，为蛋白质消化不良。

（7）大便为蛋花汤状，泡沫多，酸味重，量多，为碳水化合物消化不良。

（8）大便次数多，量少，绿色或黄绿色，含有胆汁，带有透明丝状黏液，婴幼儿有饥饿表现，为奶量不足，饥饿所致；也可能是腹泻。

（9）大便黏液性有脓血，见于各种感染性腹泻。

三、婴幼儿睡眠的观察

（一）婴幼儿睡眠时间

不同年龄婴幼儿睡眠长短不一样，一般来说，婴幼儿年龄越小睡眠时间越长（表1-4）。

表1-4　不同年（月）龄婴幼儿日睡眠时间

年龄	夜间（小时）	日间（小时）	合计（小时）
1个月新生儿	9～10	9～10	18～20
2～6个月	9～10	4～5	14～16
7～12个月	9～10	3～4	14
1～3岁	9～10	2.5～3	12～13

（二）婴幼儿正确的睡姿

婴幼儿的睡姿通常有三种：俯卧（趴睡）、侧卧和仰卧，三种睡姿各有特点（表1-5）。采取正确的睡姿不仅可以使婴幼儿有优质的睡眠，促进其健康成长，而且对于婴幼儿的头型也有重要影响。

表1-5　不同睡姿的比较

睡姿	优点	缺点	备注
俯卧（趴睡）	此睡姿可以让婴幼儿的头、颈、四肢更好地活动，促进心肺机能。婴儿发生溢乳时，也会顺着嘴角流出，不会因呕吐物吸入气管而发生窒息	父母不容易观察到婴儿的表情；婴儿口水易外流；口鼻容易被被褥等外物阻挡而造成呼吸困难；婴儿的四肢活动不方便	是婴儿最喜欢的一种睡觉姿势，将身体的胸部和腹部放在下面，背部和臀部向上，脸颊侧贴在床面，这种睡姿不易产生扁头。但婴儿趴睡时容易堵住口鼻发生窒息，尤其是3个月以内的婴儿

续表

睡姿	优点	缺点	备注
仰卧	中国的父母都习惯于让婴儿采用仰卧的睡姿，仰卧时便于父母直接观察到婴儿脸部的表情，婴儿的四肢能够自由地活动	仰卧时婴儿容易发生溢乳而发生危险；另外对婴儿的呼吸不利，由于受重力影响，喉部会阻挡呼吸气流自由进出气管口，一旦气流阻力增大，婴儿在仰睡时呼吸就会有杂音（鼾音），造成呼吸困难，对原本呼吸就不顺畅的婴儿不合适	呼吸通畅，看似安全，但婴儿非常容易溢乳，在睡梦中一旦发生溢乳，容易引起窒息。同时，长期采用仰卧也最容易造成后脑勺扁平，形成扁头
侧卧	侧卧不会使枕骨（后脑勺）受到挤压，较少出现正扁头，侧卧最好采用右侧位，避免心脏受压，又能预防溢乳，特别是刚吃完奶后婴儿更应右侧卧，有利于胃内食物顺利进入肠道	长期固定朝一侧方向睡，易发生脸部两侧发育不对称以及"歪扁头"，也有可能造成斜视；婴儿不容易维持侧卧姿态	婴儿侧卧，通常是将小脸转向一边，身体侧卧，这样睡梦中万一发生溢乳，奶液顺着嘴角流到口腔外，不易发生窒息，比较安全

（三）婴幼儿不良睡姿及纠正

婴幼儿长期处于不良睡姿会对其睡眠及健康造成影响，家长不仅要关心婴幼儿的睡眠时间，更要重视睡眠姿势，根据其睡眠姿势进行调整，识别不良睡姿，及时纠正。

1. 枕手（臂）睡

（1）危害：影响血液循环，导致胳膊麻木酸痛、神经麻痹。婴幼儿起床后容易觉得疲累，腹内压力升高，久而久之引起胃食管反流，伤害食道。

（2）纠正：当妈妈或照护人员发现婴幼儿枕着自己的小手睡觉时，要及时帮婴幼儿把小手拉出来放好，可以把婴幼儿胳膊放在旁边，用一个小枕头垫在下面，帮婴幼儿改掉这个错误的睡姿。

2. 张嘴呼吸睡

（1）危害：容易吸进灰尘，造成口腔感染，引发口腔疾病，影响睡眠质量。长期张嘴睡，用嘴呼吸会降低鼻腔嗅觉的功能，影响食欲。使气管、肺部受到冷空气的刺激，影响睡眠质量。对身体造成损害，影响面部轮廓发育。

（2）纠正：首先应检查枕头是否过低，如果枕头过低，可适当给婴幼儿垫高枕头。如果仍不能纠正应及时去医院就诊，查找原因，是否感冒发热造成鼻堵塞，呼吸不畅、急性鼻炎或鼻窦炎、扁桃体炎或者扁桃体肥大等。找到原因后要及时治疗，以免婴幼儿养成张嘴睡觉的不良习惯。

3. 蒙头睡

（1）危害：睡觉时用被子蒙着头，随着氧气被消耗，被窝中的二氧化碳浓度会越来越高，时间一长，就会导致缺氧，造成睡眠质量不高，严重时引发窒息。

（2）纠正：当照护人员发现婴幼儿用被子蒙头睡觉时，要及时露出婴幼儿头部，让婴幼儿可以呼吸新鲜的空气。

四、托育机构全日健康观察

全日健康观察是指婴幼儿在托育机构期间，托育人员对其健康状况进行全日观察，发现相关症状时，及时报告托育机构监测人。对婴幼儿在托育机构一日活动的各个环节的观察，能够及时发现婴幼儿出现的问题，并能够给予解决。

（一）全日健康观察的目的

保育人员通过对婴幼儿在托育机构一日活动的各个环节，了解婴幼儿的健康状况，做好婴幼儿生活和活动中的护理，发现可疑和异常及时处理。

（二）全日健康观察的方法

主要是托（育）幼机构教师对在园所的婴幼儿进行观察，保健人员进行巡视，重点对晨检、午检异常婴幼儿进行观察。

（三）全日健康观察的内容

1. 观察婴幼儿的精神状态、面容，必要时测量体温。

2. 保健人员应对婴幼儿进行全日健康观察，内容包括饮食、睡眠、大小便情况、情绪、行为等，并做好观察及处理记录。

3. 对带药入园（托）的患儿，应检查其服药情况、在园活动情况及病情变化情况，以便离园（托）时告知家长，并做好观察记录。

4. 保健人员每天深入班级巡视 2 次，发现患病、疑似传染病患儿与家长联系，及时到医院诊治，并追访诊治结果。

5. 发现婴幼儿身体不适，要及时与保健员联系，在保健员的指导下做好护理工作。

6. 发现婴幼儿患传染病，应立即通知保健员，隔离患儿，对患儿所接触过的环境和物品、玩具等进行终末消毒。

（四）做好全日健康观察记录（表 1-6）

1. 在进行记录时，书写简明、扼要，重点突出。

2. 处理方法及时、正确。

3. 记录具有针对性。

4. 字迹清楚，不得涂改。

表 1-6 全日健康观察记录表

日期	姓名	上午观察情况									下午观察情况							
		精神		食欲		咳嗽		大便		其他	睡眠		精神		大便		服药	其他
		好	差	好	差	有	无	次数	性质		好	差	好	差	次数	性质		

注：日期请使用阿拉伯数字填写，观察情况正常画"√"，异常标注清楚。

本节内容回顾

本节内容架构		应知应会星级
一、婴幼儿生命体征的测量	（一）体温	★ ★ ★ ★
	（二）脉搏	★ ★ ★
	（三）呼吸	★ ★ ★
	（四）血压	★ ★ ★
二、婴幼儿二便的观察	（一）婴幼儿正常大小便的表现	★ ★ ★ ★
	（二）婴幼儿异常大小便的表现	★ ★ ★ ★
三、婴幼儿睡眠的观察	（一）婴幼儿睡眠时间	★ ★ ★ ★
	（二）婴幼儿正确的睡姿	★ ★ ★ ★
	（三）婴幼儿不良睡姿及纠正	★ ★ ★ ★
四、托育机构全日健康观察	（一）全日健康观察的目的	★ ★
	（二）全日健康观察的方法	★ ★
	（三）全日健康观察的内容	★ ★ ★
	（四）做好全日健康观察记录	★ ★

第三节 婴幼儿健康检查

● 案例导入

新生儿彤彤，出生后 3 天皮肤出现黄染，无明显哭闹，无腹胀，精神状态良好，大小便情况正常，睡眠时间每天 21 小时，脐部未感染，已接种卡介苗和第一针乙肝疫苗。

请思考：如何对新生儿彤彤进行家庭访视？

一、新生儿家庭访视

新生儿出院 1 周内，儿童保健医生会到家中对新生儿进行访视。

（一）新生儿家庭访视主要内容

1. 观察和询问儿童出生及疫苗接种的情况。

2. 了解新生儿出院后的喂养、睡眠、大小便、黄疸、脐部等情况。

3. 医生为新生儿测量体温，记录出生时的体重、身长，进行体格检查。

4. 建立《0~6 岁儿童保健档案手册》。

5. 对家长进行母乳喂养、新生儿护理和常见疾病预防的指导。如果发现新生儿未接种卡介苗和第一针乙肝疫苗，医生应提醒家长尽快为新生儿补种疫苗。医生还要提醒家长做好新生儿疾病筛查工作。

（二）新生儿家庭访视需配备物品

包括消毒物品如 75% 酒精、2% 碘酊、消毒棉棒；检查测量记录物品如体温计、听诊器、手电筒、消毒压舌板、新生儿体重秤、访视卡片、处方笔等。

（三）新生儿家庭访视流程

新生儿出院后 1 周内，医务人员到新生儿家中进行家庭访视。了解出生时情况、预防接种情况，在开展新生儿疾病筛查的地区应了解新生儿疾病筛查情况等。观察家居环境，重点询问和观察喂养、睡眠、大小便、黄疸、脐部情况、口腔发育等。

为新生儿测量体温、记录出生时体重、身长，进行体格检查，同时记录在《0~6 岁儿童保健档案手册》。根据新生儿的具体情况，对家长进行喂养、发育、防病、预防伤害和口腔保健指导。如果发现新生儿未接种卡介苗和第一剂乙肝疫苗，提醒家长尽快补种。如果发现新生儿未接受新生儿疾病筛查，告知家长到具备筛查条件的医疗保健机构补筛。对于低出生体重、早产、双多胎或有出生缺陷等具有高危因素的新生儿根据实际情况增加家庭访视次数。做好辖区内早产儿的登记、转诊及信息上报工作。有条件的机构负责辖区内低危早产儿专案管理。

二、婴幼儿定期健康检查

（一）新生儿满月健康管理

新生儿出生后 28～30 天，适合接种乙肝疫苗第二针，在乡镇卫生院、社区卫生服务中心进行随访。重点询问和观察新生儿的喂养、睡眠、大小便、黄疸等情况，对其进行体重、身长、头围测量、体格检查，对家长进行喂养、发育、防病指导。

（二）婴幼儿健康管理

婴儿满月后的随访服务均应在乡镇卫生院、社区卫生服务中心进行，偏远地区可在村卫生室、社区卫生服务站进行，时间分别在 3、6、8、12、18、24、30、36 月龄时，共 8 次。有条件的地区，建议结合儿童预防接种时间增加随访次数。服务内容包括询问上次随访到本次随访之间的婴幼儿喂养、患病等情况，进行体格检查，做生长发育和心理行为智力发育评估，进行科学喂养（合理膳食）、生长发育、疾病预防、预防伤害、口腔保健等健康指导。在婴幼儿 6～8 月龄、18 月龄、30 月龄时分别进行 1 次血常规（或血红蛋白）检测。在 6 月龄、12 月龄、24 月龄、36 月龄时使用行为测听法分别进行 1 次听力筛查。在每次进行预防接种前均要检查有无禁忌证，若无，体检结束后接受疫苗接种。

（三）健康问题处理

对健康管理中发现的有营养不良、贫血、单纯性肥胖等情况的婴幼儿应当分析其原因，给出指导或转诊的建议。对心理行为发育偏异、智力发育低下、口腔发育异常（唇腭裂、诞生牙）、龋齿、视力低常或听力异常等婴幼儿应及时转诊并追踪随访转诊后结果。

三、婴幼儿入园（所）健康检查

（一）婴幼儿入园（所）健康检查目的

婴幼儿入园（所）前必须进行健康检查。早期发现婴幼儿存在的健康问题，防止将传染病带入园（所）。同时了解入园婴幼儿生长发育及健康状况，判断能否适应集体生活。

（二）检查对象

准备入园（所）的婴幼儿。

（三）检查要求

1. 入园（所）婴幼儿检查要求

为保证查体质量，规范管理，入园（所）婴幼儿必须到当地儿童保健所或当地县（市）区卫生部门指定的医疗卫生机构进行健康检查，合格后方可进入托幼机构。

婴幼儿入园（所）体检中发现疑似传染病者应当"暂缓入园"，及时确诊治疗。

入园（所）时婴幼儿持有：

（1）检查单位填写的由国家卫生健康部门监制、当地儿童保健所统一印制的"儿童入园（所）健康查体表"，体检结果合格，有检查单位印章。

（2）《0～6岁儿童健康检查记录表》及《0～6岁儿童保健档案手册》。

（3）"预防接种证"（以备预防接种登记）。

2. 离园婴幼儿返园时检查要求

（1）在园（所）婴幼儿，凡离园1～3个月者，返园时必须进行肝功能检查。儿童离开园（所）3个月以上需重新按照入园检查项目进行健康检查。

（2）对特殊情况（短期赴外埠、出境、有传染病接触等）的离园婴幼儿可结合实际需要，由保健医生决定做必要的检查与检疫。

3. 转园婴幼儿检查要求

（1）现在园需转园的健康儿童不需重新体检，持原园填写的"儿童转园健康证明"可直接转园。"儿童转园健康证明"自离园之日起未出本市且无传染病接触者，在3个月内转园有效。

（2）转园时，原园必须提供该婴幼儿《0～6岁儿童健康检查记录表》（若入园不足一年者，应提供儿童入园健康查体表）、预防接种证、"中国2～18岁男（女）童身高、体重百分位曲线图"。"儿童转园（所）健康证明"有效期3个月。

（四）检查内容

按"儿童入园（所）健康查体表"中的项目要求进行检查。

1. **了解婴幼儿既往疾病史、传染病史、过敏病史，并要求家长签名。**

2. **体格检查**

（1）测量身高（身长）、体重，并进行评价。

（2）眼（进行视力检查）。

（3）耳（听力筛查）、咽、牙的检查。

（4）心、肺、肝、脾、外生殖器的检查。

（5）智能发育筛查。

（6）3岁以下婴幼儿要进行佝偻病的检查。

3. **辅助检查**

血化验：测查血红蛋白、谷丙转氨酶（GPT或ALT）。

四、托育机构晨午检

（一）人员要求

1. 各托育机构必须按照要求配备一名以上的保健人员，人员要求必须为医学院校毕业高中以上文凭的专业人员。

2. 保健人员必须按照要求参加省市区专业部门的培训，持培训证明上岗。

（二）设备要求

1. 晨检必须配备相应的设备如听诊器、温度计、酒精棉球、一次性手套、压舌板、棉签及相应的疾病剪除登记本，晨检登记本，桌椅板凳等物品。

2. 工作人员必须穿工作服，戴口罩。

3. 晨检必须在园所的门口进行，不得在园所内。

4. 晨检配备相应的清洁消毒设备，如洗手设备、消毒物品等。

（三）晨检、午检要求

1. **晨检、午检方法**

每天婴幼儿入园（所），须在幼儿园（所）门口接受保健人员和值班老师的晨间检查。

2. 晨（午）检内容

（1）一摸：婴幼儿有无发热现象，可疑者测量体温。

（2）二看：一般情况下，观察婴幼儿精神状态、面色等，传染病早期表现，咽部、皮肤有无皮疹等，这是发现并隔离水痘、腮腺炎患儿非常关键的步骤。

（3）三问：询问婴幼儿在家中的健康情况，了解婴幼儿在家饮食、睡眠、大小便情况，有无不适，以便在园（所）中观察，如发现问题可细问其有无发热、咳嗽、呕吐、腹泻等症状。

（4）四查：对疑似患病的婴幼儿进行体格检查协助诊断，检查有无携带易造成外伤不安全的物品，发现问题及时处理。

3. 晨检、午检记录

晨检、午检后，保健员及保育员需将健康观察中发现的异常情况登记下来，由保健人员做出入园（所）或去医院的决定，详细记录处理结果，并关注当日婴幼儿情况，如有异常情况，及时通知家长。

如带药来园（所）的婴幼儿，一方面请家长填好服药登记，另一方面保健人员进一步核对药品，并在药品上写清婴幼儿的姓名和班级。

晨检和午检后要记录异常婴幼儿的详细情况及处理结果，并做小结，把婴幼儿的出勤情况、出勤名单、出勤原因详细记录。

本节内容回顾

本节内容架构		应知应会星级
一、新生儿家庭访视	（一）新生儿家庭访视主要内容	★★★★
	（二）新生儿家庭访视需配备物品	★★
	（三）新生儿家庭访视流程	★★★
二、婴幼儿定期健康检查	（一）新生儿满月健康管理	★★★
	（二）婴幼儿健康管理	★★★★★
	（三）健康问题处理	★★

续表

本节内容架构		应知应会星级
三、婴幼儿入园（所）健康检查	（一）婴幼儿入园（所）健康检查目的	★★★★
	（二）检查对象	★★★★
	（三）检查要求	★★
	（四）检查内容	★★★★
四、托育机构晨午检	（一）人员要求	★★★★
	（二）设备要求	★★
	（三）晨检、午检要求	★★★★

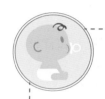

— 思考与练习 —

一、选择题

1. 人体发育最早的系统是（　　　）。

    A. 淋巴系统　　　　　　B. 神经系统　　　　　　C. 生殖系统

    D. 呼吸系统　　　　　　E. 肌肉组织

2. 前囟闭合的时间为（　　　）。

    A. 1~3 个月　　　　　　B. 6~9 个月　　　　　　C. 1~1.5 岁

    D. 1.5~2 岁　　　　　　E. 2~2.5 岁

3. 小儿会爬的年龄是（　　　）。

    A. 2 个月　　　　　　　B. 4 个月　　　　　　　C. 6 个月

    D. 8 个月　　　　　　　E. 10 个月

4. 2 岁以内小儿的乳牙数目等于月龄减去（　　　）。

    A. 1~2　　　　　　　　B. 2~4　　　　　　　　C. 4~6

    D. 6~8　　　　　　　　E. 8~10

5. 根据小儿认知的发展，开始有时间和空间知觉的年龄是（　　　）。

A. 1 岁末 B. 3 岁 C. 4 岁

D. 5 岁 E. 6 岁

6. 为婴幼儿测量脉搏时，应选择婴幼儿（　　　）。

A. 睡着后 B. 运动后 C. 安静、清醒时

D. 哭闹时 E. 任何时候都行

7. 下列关于婴幼儿睡眠不正确的说法为（　　　）

A. 生长激素在睡眠时分泌旺盛，故婴幼儿睡眠越多越好

B. 应保证婴幼儿有充足的睡眠，养成良好的睡眠习惯

C. 睡前不应安排剧烈的活动

D. 教婴幼儿不要蒙头睡

E. 发现婴幼儿异常睡姿时要及时干预

8. 新生儿出院（　　　）周内，儿童保健医生会到家中对新生儿进行访视。

A. 4 B. 3 C. 2

D. 1 E. 5

二、判断题

1. 生长发育遵循的规律是由上到下、由远到近、由粗到细、由低级到高级、由简单到复杂。（　　　）

2. 小儿胸围与头围大致相等的年龄是 1 岁。（　　　）

3. 小儿抬头很稳的年龄是 3 个月。（　　　）

4. 小儿会有意识地叫"爸爸""妈妈"的年龄是 7~8 个月。（　　　）

5. 新生儿主要表现为不安、啼哭等消极情绪。（　　　）

三、思考题

1. 婴幼儿生长发育的规律及影响因素有哪些？

2. 检查前囟有何意义？

3. 儿童大运动发育的规律是什么？

4. 一个 2 岁男孩，发育正常，他的动作、语言、感知觉发育可达何种水平？

5. 简述幼儿全日健康观察的内容。

参考答案

一、选择题

1. B　2. C　3. E　4. C　5. A　6. C　7. A　8. D

二、判断题

1. ×　2. √　3. ×　4. ×　5. √

（本章编者：林旭星　李 鹏）

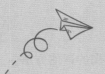

第二章

就医指导与婴幼儿用药

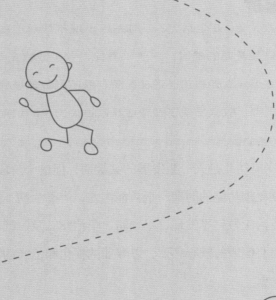

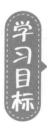

1. 了解婴幼儿用药特点、药品剂型与常用给药方法。

2. 熟悉婴幼儿常见疾病的征兆、就诊流程、婴幼儿疼痛的评估方法。

3. 熟悉婴幼儿用药误区及安全用药。

第一节　就医指导

案例导入

　　敏敏，女，8个月，3天前先后出现不同程度的发热、鼻塞、咳嗽症状，其爸妈以为只是普通的感冒，未予以重视，今晨敏敏变得精神萎靡，甚至出现了呼吸困难，爸爸妈妈立即将孩子送往医院，就医后敏敏被确诊为支气管肺炎。

　　请思考：敏敏出现了哪些症状？该如何早期识别疾病的征兆呢？

　　0~3岁婴幼儿是人一生发展的关键期，但这个阶段身体各部分器官功能发育不完善，正处于建立免疫功能的时期，抵抗能力差，容易生病，且患病后往往病情发展较快。因此对疾病的防治应做到早发现、早预防、早治疗。及时准确地发现和识别疾病早期症状是保障婴幼儿身心健康的核心环节，以专业的视角和恰当的方法带婴幼儿到医院就诊是救治疾病的重中之重。

一、婴幼儿常见疾病征兆

　　婴幼儿无法清楚表达自己的不适，因此借助观察相应的临床表现可以了解其身体状况，并通过相应的疾病征兆了解婴幼儿病情，及时采取相应措施。

1. 发热

多种疾病都会引起婴幼儿的体温变化，多表现为体温升高。婴幼儿发热，绝大多数是感染性疾病导致的，发热会启动婴幼儿的免疫系统，起到抵抗感染的作用。应根据情绪、食欲及伴随症状等综合判断婴幼儿身体状况，通常体温在38.5℃以下时，可以进行物理降温，如冷敷、冰袋、退热贴等，同时注意观察和休息。如婴幼儿出现发热，同时伴有情绪不安、无法摄取水分、脸色不好、咳嗽、抽搐痉挛等情况，需引起重视，立即就诊。

2. 精神状态（图 2-1）

健康的婴幼儿在需求得到满足后，精神饱满、两眼有神、不哭不闹，而且容易适应环境。而患儿生病时情绪很难稳定，两眼无神、表情痛苦、哭闹不停、或无精打采、动作无力、异常安静、嗜睡等。婴幼儿出现烦躁不安、面色发红、口唇干燥，多为发热征象；而目光呆滞、两眼直视、两手握拳常是惊厥预兆等。

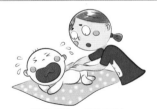
精神萎靡、哭闹不安

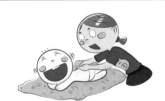
心情愉悦、精神良好

▼ 图 2-1　两种精神状态的不同表现

3. 食欲的变化

健康的婴幼儿每餐按时进食，食量也较稳定。如果发现婴儿饮食习惯发生变化，食欲减少、拒食，吃奶即哭，流口水，全身消瘦，嗳气，要排除消化功能障碍。有些疾病会使食欲增加，最典型的是糖尿病，多饮多食，体重却不升反降。

4. 睡眠的变化

正常的婴幼儿一般入睡较快，睡眠安稳，睡姿自然，呼吸均匀，表情自然。患儿易出现睡眠少、易醒、睡不安稳等情况。各种疼痛，如牙痛、头痛和神经痛等都会影响婴幼儿的睡眠质量；瘙痒、肠胃系统疾病或呼吸性疾病也会使婴幼儿从夜间睡眠中惊醒；部分患儿会出现嗜睡，精神不佳，应警惕低血糖、感染性疾病、中枢神经病变等；睡眠伴呼噜声，甚至出现呼吸暂停，是腺样体肥大的表现。

5. 呼吸不稳定

婴幼儿呼吸系统处于发育阶段，患病时容易引起呼吸异常。若婴幼儿呼吸变粗、频率增加或时快时慢，面部发红则可能是发热；呼吸急促，每分钟超过 50 次，鼻翼扇动，口唇周围青紫，呼吸时肋间肌肉下陷或胸骨上凹陷，可能是患肺炎、呼吸窘迫症、先天性横膈疝气等病；阵发性咳嗽，如伴有鸡鸣声应考虑是否为百日咳；婴幼儿不能平卧，身体发热，咳嗽频繁，常常提示患有支气管炎；如果突然出现的咳喘伴哮鸣音，则常常是哮喘发作；婴幼儿经常口唇发绀、面色灰青，要提防心肌炎或先天性心脏病。

6. 排便的异常

排便异常也是婴幼儿生病的征兆，便秘和腹泻都预示着身体不适。大便呈蛋花汤样、稀水样或白色米汤样，多为病毒性肠炎；大便呈脓血便，多数是细菌性腹泻甚至细菌性痢疾；大便表面有鲜血，可能是痔疮或者肛裂；大便呈黑色柏油样，应警惕上消化道出血；大便呈红色果酱样，伴阵发性腹痛、呕吐，提示肠套叠；大便呈白陶土样，伴小便颜色深，提示胆道梗阻。如发生以上情况，都需要及时就医。

二、婴幼儿疼痛评估

疼痛是机体对各种外界创伤刺激的反应，是一种主观的十分不愉快的反应，目前已逐渐成为继体温、呼吸、脉搏、血压四大生命体征之后的"第五大生命体征"。疼痛状态的评估是进行疼痛干预的前提，也是评价干预效果的手段。婴幼儿不会主动诉说疼痛，因此其疼痛评估相对于成人更为困难。目前临床缺乏常规的患儿疼痛状态评估机制，且无适合不同年龄段患儿使用的具体和个性化的评分系统，应根据患儿的年龄和生理状态选择最合适的评估量表。

（一）新生儿面部编码系统（Neonatalfacial Coding System，NFCS）

1. 量表简介

新生儿面部编码系统（NFCS）是加拿大 British Columbia 儿童医院 1998 年制定

的，是最为常用的新生儿疼痛评估方法（表2-1）。该量表采用一维的方法来评估，对于疼痛强度的变化极为敏感，主要用来评估胎龄 >25 周的早产儿和足月儿的急性操作性疼痛。

表 2-1　新生儿面部编码系统（NFCS）

项目	0 分	1 分
皱眉	无	有
双目紧闭	无	有
鼻唇沟加深	无	有
双唇张开	无	有
纵向咧嘴	无	有
横向咧嘴	无	有
舌双侧向内卷起	无	有
面颊颤动	无	有
缩唇	无	有
伸舌	无	有

2. 评分说明

（1）各项表现"无"为 0 分，"有"一项为 1 分，得分越高表示疼痛越明显。

（2）缩唇表现为唇周肌肉紧张；伸舌是指早产儿，在足月儿中为"无痛"的体现。临床应用中，需要医生和护士详细观察患儿的异常举动，排除其他正常的生理活动和反射。

（二）CRIES 评分法

1. 量表简介

CRIES 量表由美国 Missouri 大学制定，该方法主要适用于新生儿和婴儿术后疼痛评估。CRIES 是由哭闹（crying）、氧饱和度（required O_2 for SpO_2）、生命体征（increased vital signs）、面部表情（expression）和失眠（sleeplessness）组成（表2-2）。该方法主要对患儿的各项生理指标进行评估，从而了解患儿目前的疼痛程度。

表 2-2　CRIES 评分法

项目	0 分	1 分	2 分
啼哭	无	高声	不可安抚
SpO_2>95% 时对 FiO_2 的要求	无	<30%	≥ 30%
生命体征变化（与术前比较）	心跳，血压上升	心跳，血压上升 <20%	心跳，血压 ≥ 20%
表情	无	做鬼脸，面部扭曲	做鬼脸，咕哝
不能入睡	无	间断性苏醒	经常苏醒

2. 评分说明

各项分值为 0~2 分，总分为 10 分。评分 >3 分为低度疼痛，4~6 分为中度疼痛，7~10 分为中度疼痛。

（三）FLACC 评分法

1. 量表简介

FLACC 疼痛评分法，也叫婴幼儿行为观察法，在临床应用广泛，适用于 0~7 岁患儿，可对患儿术后等急性疼痛进行评估以及有智力障碍的患儿的术后疼痛进行评估（表 2-3）。包括面部表情（facial expression）、腿的动作（leg movement）、活动（activity）、哭闹（crying）、可抚慰性（consolability）五项内容。婴幼儿由于缺乏必要的认知和表达能力，只能通过行为和生理反应进行评估。同样，在临床应用该项指标进行婴幼儿疼痛评估时，需要排除其他正常的生理活动和反射。

表 2-3　FLACC 量表

项目	0 分	1 分	2 分
面部表情（facial expression）	微笑或无特殊表情	偶尔出现痛苦表情，皱眉，不愿交流	经常或持续出现下颌颤抖或紧咬下颌
腿的动作（leg movement）	放松或保持平常的姿势	不安，紧张、不安静	踢腿或腿部僵直不动
活动（activity）	静卧、活动自如	局促不安、来回动	身体痉挛、僵直或急扭
哭闹（crying）	不哭（清醒或睡眠中）	呻吟，啜泣，偶尔诉痛	持续大声哭、经常抱怨
可抚慰性（consolability）	满足，放松	轻拍可安慰	一直哭闹，尖叫，经常诉痛，难以安慰

2. 评分说明

每一项内容按0~2评分，总评最低分数为0分，最高为10分，得分越高，不适和疼痛越明显。

（四）Wong-Baker面部表情量表

1. 量表简介

Wong-Baker面部表情量表用从微笑、悲伤至哭泣的六种表情来代表不同程度疼痛，分值为0~10分（图2-2）。此量表使用范围较广，主要适用于婴幼儿、3~18岁儿童，交流有困难的患儿也适用，不需要患儿有特定的文化背景，易于掌握。

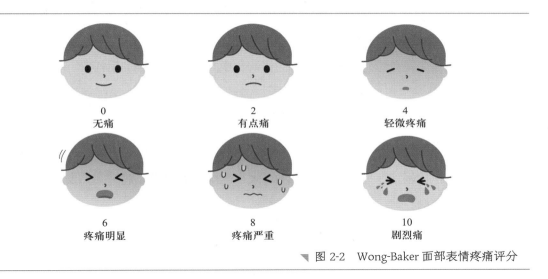

▼ 图 2-2　Wong-Baker 面部表情疼痛评分

2. 评分说明

0表示没有疼痛，10表示无法忍受的疼痛，评估时患儿从中选出一个代表疼痛程度的表情即可。需注意的是，患儿可能因为恐惧、饥饿或其他压力失去"笑脸"，疼痛评估时应排除这些因素的影响。

评估婴幼儿的疼痛时应注意从面部表情、哭的声音、身体动作、兴奋性、吸吮活动和对周围人的反应等多方面进行测评。

三、就诊流程

（一）就诊前的准备

1. 婴幼儿在就诊时应当带好奶瓶、水、尿布、一两件小儿平日喜爱的玩具，以使患儿在舒适的条件下就诊，避免患儿因饥饿、口渴、尿布不洁、紧张等而引起哭闹，影响就诊效果。

2. 腹泻患儿就诊前，家长可为患儿准备好大便标本，以备化验时用。发热的患儿就诊前应当先测体温并做好记录。

3. 带齐病历资料，病历可以供医生参考，并可以避免不必要的重复检查、化验等。

（二）正确选择就诊科室

就诊程序首先是分诊，家长可在导医咨询台或预检分诊处咨询后挂号，护士分诊据患儿患病的紧急及严重程度确定就诊科室，目前挂号可分为五类：①普通门诊；②专科门诊；③专家门诊；④传染病门诊；⑤急诊。

（三）候诊注意事项

应在指定位置候诊，要保持安静，不可大声喧哗。如果患儿病情突然发生变化，及时寻求医护人员帮助。

（四）就诊要点

1. 配合问诊

对于无法自我表达的患儿，家长应客观、准确、详尽地对病情进行描述；年龄稍大的患儿应鼓励其自己表达感受，父母进行补充，以防遗漏。对于患儿的既往史、用药史应具体介绍。

2. 完善检查

如需进一步检查，应根据医生开出的检查单到相应地点检查，检查完毕应注意返回原诊室明确诊断及处理方式。

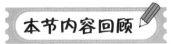

本节内容回顾

本节内容架构		应知应会星级
一、婴幼儿常见疾病征兆		★★★★
二、婴幼儿疼痛评估	（一）新生儿面部编码系统（NFCS）	★★★
	（二）CRIES 评分法	★★★
	（三）FLACC 评分法	★★★
	（四）Wong-Baker 面部表情量表	★★★★
三、就诊流程	（一）就诊前的准备	★★★
	（二）正确选择就诊科室	★★★★
	（三）候诊注意事项	★★
	（四）就诊要点	★★★★

第二节　婴幼儿用药常识

案例导入

小昀鲜，男，2022 年 4 月出生于重庆，妈妈坚持母乳喂养，3 个月时妈妈发现小昀鲜额头和眉毛周围有一点干巴巴的头皮样湿疹。妈妈很担心，用凡士林软膏涂抹后，直接给孩子清洗。

请思考：如果没有其他症状，昀鲜妈妈的做法正确吗？

药物治疗是防治疾病综合措施中的重要组成部分。药物能够治疗疾病，但其不良反应或过敏反应等常会对机体产生不良影响。人体对药物的反应各不相同，同一药物的敏感性或耐受量可因体质及年龄的不同而各异，生长发育中的婴幼儿对药物的毒副作用较之成年人更为敏感。因此选择药物时必须谨慎、准确，更要求剂量恰当，做到合理用药。

一、婴幼儿用药特点

1. 婴幼儿血 – 脑屏障不完善，药物容易通过血 – 脑屏障到达中枢系统

巴比妥类、吗啡类药物在婴幼儿脑中的浓度要明显高于年长儿，因此使用中枢神经系统药物应慎重。用盐酸洛贝林注射液可引起婴儿运动性烦躁、不安及一时性呼吸暂停等。

2. 易发生电解质紊乱

婴幼儿年龄越小，体液占体重的比例越大，药物分布在体液中的比例也越高，因此婴幼儿对于影响水盐代谢和酸碱代谢的药物特别敏感，比成人容易中毒。婴幼儿在应用利尿剂后极易发生低钠血症或低钾血症。

3. 婴幼儿肝、肾功能发育不完善，对药物的代谢和解毒功能较差

婴幼儿尤其是新生儿和早产儿肝酶系统发育不成熟，使药物的半衰期延长，增加了药物的血药浓度和不良反应。婴幼儿肾功能的不完善，导致药物排泄缓慢，药物及其分解产物在体内滞留的时间延长，也增加了药物的不良反应，用药不当可致蓄积中毒。

4. 胎儿、乳儿易受母亲用药的影响

孕妇用药时，药物通过胎盘屏障可进入胎儿体内循环，对胎儿产生影响。一般乳母用药后，乳汁中药物浓度不太高，但也有某些药物在乳汁中浓度相对高，可引起乳儿发生毒性反应，如苯巴比妥、硫酸阿托品、水杨酸盐、地西泮等乳母应慎用，而放射性药物、抗癌药、抗甲状腺激素等，乳母应禁用。

5. 受遗传因素影响

在用药过程中还应考虑家族中有遗传病史的患儿对药物的先天性反应异常；对患儿家族中有药物过敏史者应慎用某些药物。

二、婴幼儿药品剂型分类

药物剂型是为适应诊断、治疗或预防疾病的需要而制备的不同给药形式，是临床使用的最终形式。药品剂型有多种分类方法，如按给药途径分类、按分散系统分类、按制法分类、按形态分类。与临床使用密切相关的分类法是按给药途径分。

（一）经胃肠道给药剂型

包括常用的散剂、片剂、颗粒剂、胶囊剂、溶液剂、乳剂、混悬剂等。注意容易受胃肠道中的酸或酶破坏的药物一般不能采用这类简单剂型。口腔黏膜吸收的剂型不属于胃肠道给药剂型。

（二）非经胃肠道给药剂型

1. 注射给药剂型

如注射剂，包括静脉注射、肌内注射、皮下注射、皮内注射及腔内注射等多种注射途径。

2. 呼吸道给药剂型

如喷雾剂、气雾剂、粉雾剂等。

3. 皮肤给药剂型

如外用溶液剂、洗剂、搽剂、软膏剂、硬膏剂、糊剂、凝胶剂、贴剂等。

4. 黏膜给药剂型

如滴眼剂、滴鼻剂、眼用软膏剂、含漱剂、舌下片剂、粘贴片等。

5. 腔道给药剂型

如栓剂、气雾剂、泡腾片、滴剂及滴丸剂等，用于直肠、鼻腔、耳道等。

婴幼儿用药的剂型主要有口服药物、滴剂（眼鼻耳）、外用膏剂、擦剂、栓剂等，注射剂一般于住院时使用。婴幼儿不适合直接服用片剂、胶囊等固体制剂。口服药物最适合婴幼儿使用，其剂型主要有口服液、糖浆、滴剂、混悬液、颗粒剂、分散片、泡腾片等。

三、婴幼儿给药方法及注意事项

婴幼儿给药的方法应以保证用药效果为原则，综合考虑患儿的年龄、疾病和病情严重程度，选择适当的给药途径、药物剂型、剂量与用药频次，以排除各种不利因素对患儿产生的影响。

（一）婴幼儿给药方法

1. 口服法

口服法是最常用、最方便，且较安全的给药方法。婴幼儿常选用糖浆、水剂或冲剂（图 2-3）。患儿哭闹时不可喂药，以免呛入气管或呕吐。通常用 40～60℃温开水服药，对牙齿有腐蚀性的药液应使用吸管；服用止咳糖浆后暂不可饮水；胃黏膜保护药应在饭前服用。

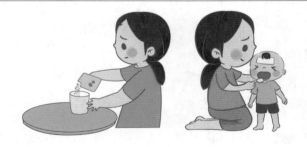

▼ 图 2-3　口服给药

2. 注射法

将无菌药液或生物制剂注入体内，以达到预防、诊断、治疗疾病的目的。适用于急、重症及不宜口服给药的患儿。此法具有吸收快、给药剂量准确的特点。常采用肌内注射、静脉推注及静脉滴注法。静脉滴注法不仅用于给药，还可补充水分、营养及供给能量等，是临床上治疗疾病和抢救患儿的重要措施之一。

3. 外用法

以软膏多见，也可用水剂、混悬剂、粉剂等。根据不同用药部位，可对患儿的手进行适当约束，以免因患儿抓摸使药物误入眼、口而发生意外。

4. 其他方法

雾化吸入较常用，但需有人在旁照顾婴幼儿；意识不清、昏迷不能吞服药物时，可采用鼻饲给药；直肠给药采用不多，可用缓释栓剂。

（二）婴幼儿给药注意事项

除上述给药方法外，给婴幼儿正确服用药物，照护人员还须注意以下几点：

1. 用药前仔细核对药物名称与剂量。

2. 让婴幼儿采取舒服的体位，在安静状态下服药。

3. 尽量选择婴幼儿能接受的药物口味，让服药过程更容易。

4. 对配合度不高的婴幼儿酌情使用喂药器。

5. 以平和的语气和方式给婴幼儿喂药。

6. 切忌捏鼻子喂药、强行灌药等粗暴的喂药行为。

7. 大部分药物只能用水来送服，切忌把药物和牛奶、果汁等饮品混合喂服。

四、药品保存方法与变质识别

保质期内药品仍可能出现变色、膨胀、粘连等变质现象，此种情况多数是由于药品的不正确保存造成的。

（一）药品的保存方法

一般药品应放在干燥、避光和温度较低的地方。需要密闭存放的要装入瓶中密闭，不能用纸袋或纸盒保存，以免久贮后氧化或潮解。中成药更要注意存放，因为大部分中成药都怕受潮，热天容易发霉、生虫，要放在通风、干燥、阴凉处。购买药品后，应第一时间阅读药品说明书，按照"贮藏"要求保存药品。

常见的药物保存条件描述包括温度、光的要求。温度描述包括"阴凉处""冷处"与"常温"。"阴凉处"是指不超过 20℃；"冷处"是指 2～10℃；"常温"是指 10～30℃。

光的要求描述包括"避光""凉暗处"等。"避光"是指避免日光直射；"凉暗处"既要考虑温度，也要考虑光，即避光且温度低于 20℃。

（二）药品变质的识别

过期药品无论外观是否改变都不可继续使用。有效期是指药品在规定的贮藏条件下质量能够符合规定要求的期限，是保证药品质量和安全的重要指标之一。药品有效期内，若发生以下外观改变也不可继续使用。

1. 片剂

正常药片表面干燥光亮。若药片表面出现花斑、变色，外表的糖皮开裂、粘连，或出现特殊臭味，说明药品已经变质。

2. 冲剂

正常冲剂颗粒松散干燥、容易滚动，若出现潮湿结块或粘连成团现象，说明药品已经变质。

3. 糖浆剂

此类药物制剂性状为澄清透明，即使有少量沉淀，经振摇后即可混匀。若出现大量沉淀、块状物，或酸胀、异臭、霉变、胀袋等异常现象，说明药品已经变质。

4. 膏剂、栓剂

若膏剂、栓剂发霉、异臭、水油分层，或发生结晶、颗粒，说明已经变质；若栓剂仅是发生软化，可置于冰箱冷藏后继续使用。

5. 滴眼液、滴耳液

通常建议此类药品开封一个月内用完，若出现结晶、混浊、有絮状物、变色等现象，则不能继续使用。

任何药品在开封后都应尽快用完，不可再参照有效期存放和使用。

五、婴幼儿家庭常备的非处方药

处方药，即需要医生开具处方后方可购买的药物。非处方药，即不需要医生处方即可购买的药物。所有抗生素均为处方药，如头孢菌素类抗生素、青霉素类抗生素、大环内酯类抗生素等。

对于婴幼儿而言，各个器官功能发育不完善、免疫力低，加上气候环境的影响，容易生病，因此，家中应当常备部分婴幼儿常用非处方药，见表 2-4。

表 2-4　婴幼儿家庭常备非处方药推荐

用途	品名	适用证与注意事项
感冒类	小儿豉翘清热颗粒	中药类感冒药，常用于小儿咽喉肿痛，伴有咳嗽、鼻塞、流涕、大便干燥，或者大便有酸臭味时的治疗，在服用期间不要吃生冷的食物，也不要吃油腻和辛辣、刺激性的食物
退热类	对乙酰氨基酚口服混悬液（泰诺林）	主要成分是对乙酰氨基酚，药效能持续 4~6 小时。适用于儿童退热，24 小时不超过 4 次
	布洛芬混悬液（美林）	用于儿童普通感冒或流感引起的发热。也用于缓解儿童轻至中度疼痛，如头痛、关节痛、偏头痛、牙痛、肌肉痛、神经痛。若持续疼痛或发热，可间隔 4~6 小时重复用药 1 次，24 小时不超过 4 次
止咳类	氨溴特罗口服溶液（易坦静）	用于治疗急慢性呼吸道疾病（如急、慢性支气管炎，支气管哮喘，肺气肿等）引起的咳嗽、痰液黏稠、排痰困难、喘息等
胃肠类	蒙脱石散（思密达）	注意 1 岁、1~2 岁、2~3 岁使用剂量。适用于儿童急、慢性腹泻。用于食道、胃、十二指肠疾病引起的相关疼痛症状的辅助治疗，不作解痉剂使用
	乳果糖口服溶液（杜密克）	注意 0~1 岁、1~3 岁使用剂量与频次。适用于慢性或习惯性便秘
外用类	盐酸羟甲唑啉喷雾剂（达芬霖）	注意 2 周岁以下禁用。2~6 岁儿童在医师指导下使用。适用于急慢性鼻炎、鼻窦炎、过敏性鼻炎、肥厚性鼻炎
	生理性海水鼻腔喷雾器	6 个月以下婴儿使用遵医嘱。适用于鼻腔冲洗用，缓解鼻塞、鼻干、鼻痒、鼻痂、流鼻涕等症状。开封后应尽快使用
	氧化锌软膏	适用于急性或亚急性皮炎、湿疹、痱子，以及轻度、小面积的皮肤溃疡

　　以上药物仅做推荐，不做指导使用。婴幼儿出现症状家长应多注意，一定在医生指导下用药，服药时请注意观察，发现症状无缓解或加重，请及时就医。

六、药物的不良反应及预防措施

（一）婴幼儿用药的不良反应

　　药物的不良反应是指药物按照正常的用法、用量应用之后，与发生和治疗目的无关的有害反应，包括副作用、中毒反应、过敏反应、继发反应、特异性反应等多方面。婴幼儿由于代谢功能不健全更易出现不良反应，主要集中在以下几种类型。

1. 消化系统反应

常见有恶心、呕吐、胃胀、食欲不振、药物性肝损伤等表现。如红霉素比较常见的不良反应就是胃肠道反应；盐酸氯丙嗪、苯巴比妥等药物易引起中毒性肝损害。

2. 皮肤及其附件反应

常见有皮疹、红斑、荨麻疹、皮肤瘙痒等表现。如某些抗生素、解热止痛药物等。

3. 神经系统反应

可以出现抽搐、烦躁、头疼、头晕、嗜睡、失眠等表现。如地高辛，除厌食、恶心等消化系统表现外，还会出现嗜睡、心律失常等症状。

4. 全身损害

表现为发热、乏力、过敏性休克、寒战、大汗淋漓、畏寒等。如青霉素类抗生素可引起过敏性休克。

在以上不良反应中以消化系统、皮肤及其附件反应多见，其他还有循环系统反应如心慌、心悸等；血液系统反应如白细胞减少、紫癜等；呼吸系统、泌尿系统反应等，均比较少见。婴幼儿给药前，家长应了解其所用药物的不良反应，发现异常及时处理。

（二）不良反应的预防措施

药物不良反应因药物种类、用药途径、体质各异而不同，医生在开写处方时都会权衡利弊。

1. 提前用药预防可能会出现的严重不良反应。如进行化疗的患儿，医生应提前应用保护胃黏膜和止吐的药物改善消化道症状。

2. 针对药品可能产生不良反应的原因做好预防措施。如对有胃肠反应的药物宜饭后服，有嗜睡不良反应的药物宜睡前服等。

药物不良反应通常为一过性，药物的治疗作用消失，不良反应也会消退，但有时候，不良反应可能会持续较长时间。所以，婴幼儿用药首先一定按医嘱正确用药，不可随意加大剂量或增加次数，其次当出现不能自行恢复的表现时，应及时就医。

七、婴幼儿用药误区

安全用药直接关系到婴幼儿的健康成长，用药须谨慎，切忌盲目自信或轻信非医生的建议和指导而踏入误区。

1. 用药轻信朋友（圈）推荐

婴幼儿的年龄、身体情况、病因不尽相同，只有专业医务人员才能根据实际情况针对性确定用药。切不可轻信"家长聚会的育儿经"，仅凭他人经验用药。

2. 自主给婴幼儿使用成人药

婴幼儿的生长发育系统尚未完全成熟，用成人药可能会造成药物中毒甚至带来身体潜在性伤害。

3. 随意用牛奶、果汁、糖水喂药

牛奶、饮料、糖水等液体成分可能会与药物发生化学反应或影响药物代谢，而影响药物治疗效果。若婴幼儿实在抗拒，需要矫味，建议用药前咨询专业药师。服药与喝果汁、吃水果之间建议间隔1个小时以上。

4. 滥用退热药、抗生素

发热是人体必要的保护机制，婴幼儿期多采取物理降温及多饮水等措施，不宜过早、过多地应用退热药物；对抗生素的使用应严格掌握适应证，有针对性地使用，防止抗生素滥用。较长时间应用抗生素，容易造成肠道菌群失调，甚至引起真菌和耐药性细菌感染。

5. 多药并吃、加大药量好得快

绝大多数药物进入体内都要经由肝脏代谢灭活，肾脏排泄清除。婴幼儿肝肾功能不健全，多药并服时易造成肝肾损伤。

6. 忽视药物有效成分、剂量单位

家长自行给药时，极易忽视药物有效成分，重复用药，致使药物过量造成患儿肝脏损伤。药品剂量单位略有不同，家长需要识别，尤其是部分婴幼儿用药已明确月龄对应的剂量，切不可凭经验给药。

7. 没病也要用药预防

不轻易给婴幼儿用药，并按时接种疫苗，平时加强体育锻炼，增强自身免疫力。用药预防远不如增强婴幼儿体质。

8. 保健品随便吃

保健品服用过量亦可引起中毒，保健品和药品一样应当放到婴幼儿拿不到的地方，并在家长的监护下使用。

本节内容回顾

本节内容架构		应知应会星级
一、婴幼儿用药特点		★★★
二、婴幼儿药品剂型分类	（一）经胃肠道给药剂型	★★
	（二）非经胃肠道给药剂型	★★
三、婴幼儿给药方法及注意事项	（一）婴幼儿给药方法	★★★
	（二）婴幼儿给药注意事项	★★★
四、药品保存方法与变质识别	（一）药品的保存方法	★★
	（二）药品变质的识别	★★
五、婴幼儿家庭常备的非处方药		★
六、药物的不良反应及预防措施	（一）婴幼儿用药的不良反应	★
	（二）不良反应的预防措施	★★
七、婴幼儿用药误区		★★★★

第三节　婴幼儿用药注意事项

案例导入

最近洋洋有点咳嗽，洋洋妈妈有些焦虑，为了让洋洋快快好起来，妈妈给洋洋吃了三种药。

请思考：洋洋妈妈的这种做法有利于洋洋快速止咳恢复健康吗？

如上节所述，婴幼儿与成人在生理结构、脏器功能、易患疾病及对药物反应等方面均存在较大差异，因此婴幼儿用药安全注意事项也与成人用药有所不同。婴幼儿用药选择除考虑其生理特点与疾病状态外，同时要考虑药物安全性，尤其是药物对婴幼儿生长发育的影响。因此，婴幼儿用药安全尤为重要。

一、婴幼儿安全用药

婴幼儿处于生长发育期，多数药物的药动学、药效学特点与成人差异很大，故用药应当遵循如下原则：

1. 药品选择需对症

安全用药第一步便是选对药品。应当根据病情，明确诊断，对症下药。药物的选用依据要同时考虑药效及其不良反应。

2. 联合用药需控制

药物之间易发生物理或化学反应而形成配位化合物，因此联合用药可能会使药效减弱，使不良反应发生概率增加。联合用药情况下，药物若具有共同成分或作用，剂量应相对减少或仅保留一种。

3. 剂型剂量需适宜

药物的剂型剂量对药物效应的发挥至关重要。急重症多选用注射给药，轻症多采用口服给药，选择上应当尽量采用小儿剂型。剂量的确定应当根据患儿体重、体表面积或年龄进行计算，以防分割不准确造成不良反应。

4. 给药途径需得当

给药方法与途径须经医生指导，根据病情缓急、患儿年龄、用药目的以及作用特点来制定。给药须在患儿安静状态下进行，切忌粗暴行为。

5. 营养药品需谨慎

婴幼儿成长所需的维生素与微量元素，正常饮食即可均衡摄取。缺少时，家长应在医生的指导下适当给婴幼儿补充，以免过量造成不良反应。

二、婴幼儿雾化给药注意事项

（一）雾化给药

雾化吸入的给药方式可以直接作用于气道黏膜，舒张气道平滑肌，使气流迅速增加，快速缓解急性哮喘症状。

（二）雾化给药注意事项

1. 雾化前半小时尽量不要让患儿进食，避免雾化吸入过程中气雾刺激气道，引起呕吐；不要涂抹油性面霜。

2. 雾化前应清除婴幼儿口鼻腔内分泌物，保持呼吸道通畅。

3. 雾化吸入时应让患儿进行慢而深的吸气，吸气末稍停片刻，使雾滴吸入更深。

4. 雾化吸入后及时漱口，以减少药物在口咽部的停留；使用面罩雾化吸入应洗脸，以消除脸部药物残留。

5. 采用合适体位。应置患儿坐位、半坐位或侧卧位，避免仰卧位。如取仰卧位，应抬高床头 30° 方可进行仰卧位雾化吸入治疗。

6. 剂量。从小剂量开始，待患儿适应后再逐渐加大剂量，直到吸完药液。

7. 温度。雾化吸入液的温度应与人体的温度接近，防止引起气道平滑肌痉挛而导致咳嗽加剧或气急加剧，冬春季应将雾化吸入液先加热至 36℃再给患儿吸入。

8. 观察病情。雾化过程中药物可能引起局部刺激，如发现患儿频繁咳嗽、气促或恶心呕吐等症状时，应立即停止吸入，采用间断吸入法；如患儿出现呼吸困难、面色发绀、心率加快等症状时，可能为痰液阻塞，立即停止吸入，迅速使患儿侧卧、吸痰、吸氧，待症状转好后再进行吸入。

每次雾化完毕，给予翻身、拍背、吸痰等促进分泌物排出，协助漱口，擦净口鼻周围雾水。雾化过程中避免将雾化液喷入眼睛，同时观察口腔黏膜变化，做好口腔护理。

9. 预防交叉感染。雾化结束后，将整套雾化装置分离，把雾药罐、口含嘴、面罩等用清水反复冲洗，晾干待用。使用过程中，空气导管不可用水清洗，以免造成二次污染。

三、婴幼儿口服给药注意事项

口服给药是最常用、最适合婴幼儿的给药方式，也是最容易忽略细节的给药途径。给药时间、是否可与牛奶等同服、餐前餐后服用、喂药的方法等都是需要注意的问题。

1. 给药时间

婴幼儿给药时间建议如表 2-5 所示。

表 2-5 婴幼儿给药时间建议

功效 / 症状	给药时间 / 注意
感冒治疗	饭后
抗生素	一般饭后，有的要求空腹
对胃部有刺激	饭后
助消化	饭前或饭中
驱虫	空腹或半空腹
哮喘	发作前两小时
止泻	空腹最好，忌与乳酶生等活性菌药物同服，以免产生拮抗作用
止咳	口服后不宜立即饮水，半小时后再饮水
解热	服药后应多饮水，防止因发热而脱水，并使身体大量出汗，排泄毒素，达到降温的目的

2. 喂药方法

（1）可用滴管或去掉针头的注射器给药。

（2）用小药匙喂药时，从口角处顺口颊方向慢慢倒入药液，待药液咽下后方可将药匙拿开，以防患儿将药液吐出。

（3）喂药时最好将患儿抱起或抬高头部，尽量避免完全平卧或在其哽咽时给药，以防呛咳。

（4）喂药应在喂奶前或两次喂奶间进行，以免因服药时呕吐而将奶吐出引起误吸。

（5）药物尽量避免混于奶中哺喂。药品说明明确允许条件下，要用温水化开药物再混于奶中。

3. 口服药的选用

（1）通常选用糖浆、水剂或冲剂。也可将药片研碎加少量水。

（2）3岁以下婴幼儿一般不宜服用片剂、胶囊剂等。

四、婴幼儿皮肤黏膜给药注意事项

婴幼儿的皮肤黏膜面积相对成人大，皮肤角质层薄，黏膜娇嫩，药物经皮肤吸收较成人迅速且广泛，在皮肤有炎症或破损时，吸收更多，易引起不良反应甚至中毒。局部外用药时，除遵循一般外用药原则还需注意以下几点：

1. 用药面积不宜过大。如硼酸，一般小面积湿敷毒性不大，如湿敷面积过大，则可通过创面吸收发生急性中毒，甚至引起循环衰竭、休克或死亡。

2. 婴幼儿用药浓度应比成人低。浓度若接近成人剂量易引起红斑、烧灼感、疼痛等局部刺激反应。如维A酸类外用药，浓度不宜过高，一般小于0.03%为宜。治疗疥疮时，宜用5%的硫黄软膏。

3. 尽量选择温和、无刺激性的外用药。不宜使用刺激性很强的药物，如水杨酸、碘酒等，以免皮肤发生水疱、脱皮或腐蚀。

4. 需防止患儿用手将外用药物揉入眼中或吃入口中。

五、婴幼儿舌下给药注意事项

舌下给药是指将药物置于舌下，通过舌下黏膜直接吸收入血以发挥疗效的给药方法。婴幼儿舌下含服用于治疗哮喘和过敏性鼻炎有显著效果（舌下含服粉尘螨滴剂）。

1. 建议患儿半卧或坐位。直接将药片置于舌下方，张口做深呼吸，避免吞咽。口腔干燥时，可含少许温白开水润湿后再含药，有助于药物溶解吸收。

2. 给药前需先吸引其注意力，将药瓶（一般婴幼儿舌下含服药物多为液体或油剂）对准舌下（舌下热窝处）按压药瓶，药液不可马上吞咽，需含在口中保持几分钟，使其溶于唾液中，并经口咽黏膜吸收。

六、婴幼儿直肠给药注意事项

直肠给药是指通过肛门将药物放至直肠，通过直肠黏膜的快速吸收使药物入血，达到治疗全身或局部疾病的目的。在婴幼儿直肠给药准备与操作中应当注意以下几点：

1. 选择给药的剂型

首选直肠给药专用药物，其次为注射剂。

2. 给药前的注意与准备

（1）告知患儿家长提前让患儿饮水 30～50mL；

（2）给药前 10～15 分钟要排便。增加药物与直肠黏膜的接触面与药物吸收时间；

（3）药物配制完毕需通过恒温器或烧杯水浴至 36℃±2℃；

（4）用注射器吸取恒温药液，排气时留少许空气（约 0.5mL），安装一次性直肠给药管，头端涂烫伤膏；

（5）备齐用物携至患儿身边，安抚患儿取得合作，切忌强行给药。

3. 给药时的操作及注意事项

（1）临床多采取俯卧位；

（2）先插管后接注射器，左手拿注射器，右手持给药管，距离前端 2cm，直立注射器缓慢送入婴幼儿肛门内 4～10cm 处；

（3）缓慢推注药物，推注速度与肌注给药相当；

（4）给药完毕后，轻轻拍打臀部两三下，同时将给药管轻缓拔出，叮嘱患儿与家长，让患儿左侧位静卧 5～10 分钟，方可自由活动。

七、婴幼儿慎用药物

抗菌药物、镇痛药与解热镇痛药、糖皮质激素、抗癫痫药四类均属于婴幼儿慎用药物。针对以上四类，介绍部分慎用或禁用婴幼儿药物，以供参考，见表 2-6。

表 2-6　婴幼儿慎用或禁用药物

品名/类型	慎用/禁用情形	品名/类型	慎用/禁用情形
氨基糖苷	3 岁以下婴幼儿禁用	维生素 D	婴幼儿慎用。药物过量可引起低热、呕吐、腹泻、厌食，甚至软组织异位骨化、蛋白尿、肾脏损害、婴儿高血压等症
阿司匹林及其复方制剂	3 个月以下婴儿以及有水痘或流感样症状的禁用	盐酸异丙嗪	2 岁以下婴幼儿禁用
萘普生、美洛昔康	2 岁以下婴幼儿禁用	氨茶碱	婴幼儿慎用。药物超量会导致急性中毒，出现烦躁不安、出虚汗、心动过速甚至休克死亡，应严格按医生指导掌握用量
大环内酯类	2 个月以内尽可能避免使用，2 个月以上慎用或医生密切监护使用	氯雷他定、特非那定	婴幼儿避免使用
复方地芬诺酯	2 岁以下婴幼儿禁用	人参、人参蜂王浆	婴幼儿慎用
阿苯达唑、哌嗪类驱虫药、左旋咪唑	2 岁以下婴幼儿禁用阿苯达唑；1 岁以下禁用哌嗪类驱虫药；禁用左旋咪唑	氯霉素	新生儿、早产儿禁用氯霉素，包括眼用制剂、搽剂和滴耳液
磺胺类	新生儿禁用。可产生高铁血红蛋白血症，临床表现为缺氧性全身发紫；新生儿黄疸，2 岁以上婴幼儿在医生指导下使用	盐酸氮䓬斯汀	口服给药：安全性及有效性尚不明确；滴眼液：不推荐婴幼儿使用；鼻喷剂：不推荐婴幼儿使用
喹诺酮类	婴幼儿不宜使用	微量元素锌	浓度大于 5mL/L 时损害巨噬细胞，减弱杀灭真菌的能力，增加脓疱病的发病率
西咪替丁	婴幼儿不推荐使用	呋喃妥因、呋喃唑酮	新生儿禁用
雷尼替丁	婴幼儿禁用	哌替啶（度冷丁）	婴幼儿慎用。1 岁以内一般不应静脉注射本品或行人工冬眠
维生素 A	婴幼儿慎用。过量可引起皮疹、瘙痒、骨痛、头痛、呕吐等中毒症状，影响骨发育	替硝唑、奥硝唑	替硝唑口服、替硝唑注射剂：婴幼儿禁用；奥硝唑注射剂：建议 3 岁以下不用

续表

品名 / 类型	慎用 / 禁用情形	品名 / 类型	慎用 / 禁用情形
盐酸洛哌丁胺	2 岁以下婴幼儿禁用洛哌丁胺；婴幼儿不宜使用盐酸洛哌丁胺胶囊剂	地西泮（安定）	新生儿、6 个月以下婴儿禁用；6 个月以上慎用，可致粒细胞减少、肝功能损害
药用炭片（胶囊）	禁止 3 岁以下婴幼儿长期使用	呋塞米（速尿）	婴幼儿慎用。用药量宜少，间隔适当延长，忌与氨基糖苷类合用
马来酸氯苯那敏、盐酸赛庚啶	新生儿和早产儿禁用	吲哚美辛	婴幼儿慎用
维生素 C	儿童慎用。服用过量可引起腹痛、腹泻等	对乙酰氨基酚	若每日用量超过 3g 可能发生急性中毒，甚至可引起致死性肝损伤

以上药物仅做提醒与警示，不做指导，请遵医嘱合理谨慎选择与使用。

本节内容回顾

本节内容架构	应知应会星级
一、婴幼儿安全用药	★★★
二、婴幼儿雾化给药注意事项	★
三、婴幼儿口服给药注意事项	★★
四、婴幼儿皮肤黏膜给药注意事项	★
五、婴幼儿舌下给药注意事项	★
六、婴幼儿直肠给药注意事项	★
七、婴幼儿慎用药物	★

— 思考与练习 —

一、选择题

1. 婴幼儿具有多饮多食，体重减轻的症状，建议到哪个科室就诊（　　）。

    A. 消化内科　　　　　B. 呼吸内科　　　　　C. 消化内科

    D. 内分泌科　　　　　E. 神经内科

2. 婴幼儿出现咳嗽，同时伴有鸡鸣音，应考虑哪种疾病（　　）。

    A. 支气管哮喘　　　　B. 腺样体肥大　　　　C. 百日咳

    D. 肺炎　　　　　　　E. 先心病

3. 对于婴幼儿术后急性疼痛评估应优先选择哪个量表（　　）。

    A. FLACC 评分法　　　B. CRIES 量表

    C. PIPP 量表　　　　　D. Wong-Baker 面部表情量表

    E. 新生儿面部编码系统（NFCS）

4. 应用 Wong-Baker 面部表情量表时，婴幼儿选择哭泣的表情，其疼痛程度为（　　）。

    A. 有点痛　　　　　　B. 轻微疼痛　　　　　C. 疼痛明显

    D. 疼痛严重　　　　　E. 剧烈疼痛

5. 以下家长的做法正确的是（　　）。

    A. 完全拒绝使用抗生素类药物

    B. 根据非医学类公众号推荐用药

    C. 同时给婴幼儿使用两种复方类药物

    D. 用药前仔细阅读说明书，根据剂量给药

    E. 自行给婴幼儿吃保健品

二、判断题

1. 婴幼儿体温高于 38.5℃，应立即就诊。（　　）

2. 婴幼儿大便呈黑色柏油样，是摄入深色食物造成的。（　　）

3. 在导医咨询台可以帮助婴幼儿确定应就诊的科室。（　　）

4. 家长应完全代表婴幼儿回答医生的问诊。（　　）

5. 最常用、最方便且较安全的给药方法是口服法。（　　）

三、思考题

1. 在评估婴幼儿疼痛情况时，如果家长不配合，应如何做好解释工作？

2. 有哪些疾病可导致婴幼儿出现发热的情况？

3. 婴幼儿口服给药应注意哪些问题？

参考答案

一、选择题

1. D　2. C　3. A　4. E　5. D

二、判断题

1. ×　2. ×　3. √　4. ×　5. √

（本章编者：孙　宁　刘书军）

第三章

新生儿常见病识别与预防

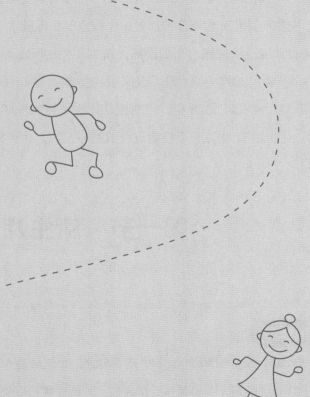

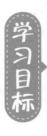

1. 了解新生儿黄疸、新生儿脐部疾病、新生儿寒冷损伤综合征、新生儿败血症的病因。

2. 熟悉上述新生儿疾病的临床表现。

3. 掌握上述新生儿疾病的照护及预防措施。

新生儿是指自脐带结扎起至生后满 28 天内的婴幼儿。新生儿期是婴儿脱离母体后适应官外新环境的阶段，由于各组织和器官的生理功能尚不成熟，对外界环境的适应性和调节性差，抵抗力低，易患各种疾病，且病情变化快，特别是出生后第 1 周内的新生儿发病率和死亡率极高，占新生儿死亡总人数的 70% 左右。围生期是指产前、产时及产后的一段特殊时期，期间的胎儿和新生儿称为围生儿。我国将围生期定义为妊娠满 28 周至出生后 1 周。此期也是婴幼儿经历巨大变化、生命容易受到威胁的重要时期。国际上常以围生期死亡率和新生儿死亡率作为衡量一个国家卫生保健水平的标准。

随着我国卫生保健水平的提高，新生儿死亡率逐年下降，至 2019 年我国新生儿死亡率仅为 3.5‰。2021 年 11 月，国家卫生健康委发布《健康儿童行动提升计划（2021—2025 年）》，要求到 2025 年，将新生儿死亡率控制在 3.1‰ 以下。通过学习新生儿常见疾病知识，能够对新生儿常见疾病进行识别与预防，达到提升照护人健康素养的目标。

第一节　新生儿黄疸

案例导入

纽纽，女，日龄 18 天，39 周，顺产，出生后第 4 天出现黄疸，面色及全身皮肤渐黄，纯母乳喂养，吃奶量可，精神可，大便色黄，生长发育良好，体重增长良好。

请思考：纽纽为什么会出现这些表现？照护过程中应注意观察哪些问题？

新生儿黄疸是由于胆红素代谢异常，引起血中胆红素水平升高，而出现以皮肤、黏膜及巩膜黄染的现象，分为生理性与病理性两大类。其中，病理性黄疸占新生儿住院病例的首位，严重者可发生胆红素脑病，病死率高，存活者可留有严重的后遗症。

一、病因

1. 胆红素生成过多

过量的红细胞破坏导致胆红素来源增加，常见疾病如同族免疫性溶血、红细胞酶缺陷、红细胞形态异常、血红蛋白病、红细胞增多症、体内出血、感染、维生素 E 缺乏和微量元素缺乏、药物等，使新生儿红细胞破坏增多，引起未结合胆红素升高。

2. 肝细胞摄取和结合胆红素能力差

窒息、缺氧、感染、低体温、低血糖等可以使肝酶活性受到抑制，肝细胞摄取和结合胆红素能力低下，引起高胆红素血症。

3. 肝肠循环增加

先天性肠道闭锁、巨结肠、饥饿、药物所致肠麻痹等可使胎粪排出延迟，增加胆红素的吸收；母乳性黄疸可能是因为此种母乳内 β - 葡萄糖醛酸苷酶活性过高，使胆红素在肠道重吸收增加而引起母乳性黄疸。

> **知识链接**
>
> ### 母乳性黄疸
>
> 约 1% 的母乳喂养儿可发生母乳性黄疸，常与生理性黄疸重叠出现，患儿一般状态良好，可持续 4～12 周。胆红素可高达 342μmol/L，尚无发生核黄疸的报道。停止母乳 24～72 小时胆红素即可明显下降。其原因可能是母乳中含有 β - 葡萄糖醛酸苷酶活性高，使胆红素吸收增加所致；也有学者认为是此种母乳喂养儿肠道内缺乏使胆红素转为粪胆原、尿胆原的细菌所致。

刚出生的宝宝为什么会黄疸

二、临床表现

（一）生理性、病理性黄疸的临床特点（图 3-1）

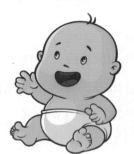

生理性黄疸

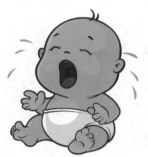

病理性黄疸

生理性和病理性
黄疸怎么鉴别

出生后 2 ~ 3 天出现，
4 ~ 5 天到达高峰，
一般 2 周内会消
退，一般状况良好

全身皮肤颜色偏深
橙黄色、睡眠精神
状态不好、躁动哭
闹不止

▼ 图 3-1　两种类型黄疸特点

1. 生理性黄疸

50%~60% 足月儿和 80% 早产儿可出现。①足月儿 2~3 天出现黄疸，4~5 天达高峰，一般情况良好，7~14 天消退，血清胆红素 <221μmol/L（12mg/dL）；②早产儿较足月儿出现早，持续时间长，3~4 周消退，血清胆红素 <257μmol/L（15mg/dL）。但较小的早产儿即使血清胆红素 <171μmol/L（10mg/dL）也可发生胆红素脑病，应注意监护。

2. 病理性黄疸

（1）黄疸出现过早（常在出生后 24 小时内）。

（2）程度重，足月儿血清胆红素 >221μmol/L（12.9mg/dL）、早产儿血清胆红素 >257μmol/L（15mg/dL）。

（3）进展快，每日上升超过 85μmol/L（>5mg/dL）。

（4）黄疸持续时间长，足月儿超过 2 周，早产儿超过 4 周。

（5）黄疸退而复现或进行性加重，或血清结合胆红素超过 34μmol/L（>2mg/dL）。

若具备上述任何一项均可为病理性黄疸。

（二）不同原因所致病理性黄疸特点

新生儿肝炎患儿可伴有厌食、呕吐、体重不增、大便颜色变浅及肝脾肿大；新生儿败血症患儿有感染中毒症状；先天性胆道闭锁患儿表现为出生后 2~3 周出现黄疸，并进行性加重，皮肤呈黄绿色，尿色深黄，大便呈灰白色。肝脏明显增大，边缘光滑，质地较硬；母乳性黄疸患儿一般状态良好；新生儿溶血病患儿除 24 小时内出现黄疸外还有肝脾肿大、贫血等表现。

知识链接

新生儿溶血病

因母子血型不合，母亲的血型抗体通过胎盘进入胎儿循环，发生同种免疫反应导致胎儿、新生儿红细胞破坏而引起的溶血叫作新生儿溶血病。

以 ABO 血型不合最常见（母亲 O 型血，婴儿 A 型或 B 型血），ABO 溶血发生在第一胎者为 40%~50%；Rh 血型不合较少见，主要发生在 Rh 阴性孕妇和 Rh 阳性的胎儿。一般不会发生在第一胎，但随着胎次增多越来越严重。新生儿溶血病的临床表现轻重差异较大，一般 ABO 溶血病患儿除黄疸表现外，无其他明显异常，大多在出生后 2~3 天出现，贫血多不明显，出现肝脾肿大；Rh 溶血症较重，大多在 24 小时内出现黄疸，贫血出现早且严重，亦出现肝脾肿大。

三、治疗要点

1. 生理性黄疸

供给足够热量，保持大便通畅，不需特殊处理。

2. 病理性黄疸

祛除病因，积极治疗原发病；采取蓝光疗法、使用酶诱导剂、血浆或白蛋白、中药等方法降低血清胆红素；纠正酸中毒、缺氧、低血糖，注意保暖，防治感染等对症处理。

四、照护措施

（一）一般护理

1. 室温维持在 22～24℃，相对湿度均维持在 55%～65%，同时保证室内阳光充足，空气新鲜。

2. 加强喂养，保证奶量摄入，促进肠道排空，同时应保证患儿营养及热量摄入的需要。

（二）观察病情

1. 观察黄疸出现的时间、颜色、范围及程度等，评价黄疸的进展情况，监测胆红素浓度，必要时及时到医院就诊。

2. 观察患儿吃奶情况、大小便次数、量、性质、颜色深浅的变化，如果大便颜色变浅或白陶土样大便，需注意是否有胆道闭锁等疾病。

3. 观察患儿精神状态是否良好，若出现反应差、嗜睡、肌张力减退、凝视、惊厥、四肢强直、发热等症状需立即就诊，警惕胆红素脑病的发生。

（三）光照疗法

光疗是新生儿高胆红素血症的辅助治疗方法，主要作用是使未结合胆红素经光氧化分解为无毒的水溶性衍生物，而易于从胆汁和尿液中排出体外，是最常用的安全有效的方法。波长为 425～475nm 的蓝光照射的疗效最好；绿光、日光灯或太阳光也有效。光疗时注意适当补充水分。

五、预防

1. 夫妻双方如血型不合，特别是母亲为 O 型，父亲为 A、B 或 AB 型血，或母亲为 Rh 阴性血者，应定期检查，严密监护下分娩，预防新生儿溶血病的发生。

2. 出生后，要密切观察新生儿巩膜黄疸情况，及时了解黄疸发生的时间和消退的时间。观察黄疸的颜色变化，若发现新生儿出现黄疸应及时就医治疗。

3. 新生儿注意护理。应加强保暖、合理喂养、避免外伤，注意臀部及脐部清洁，预防感染。

4. 若为红细胞 6- 磷酸葡萄糖脱氢酶（G-6-PD）缺陷者，需忌食蚕豆及其制品，患儿衣物保管时勿放樟脑丸，并注意药物的选用，以免诱发溶血。

5. 母乳性黄疸者，应暂停母乳喂养 1~4 日，暂停期间用吸乳器吸出乳汁，保证乳汁分泌，以便黄疸消退后再继续母乳喂养。

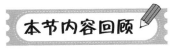

本节内容回顾

本节内容架构		应知应会星级
一、病因		★★
二、临床表现	（一）生理性、病理性黄疸的临床特点	★★★★
	（二）不同原因所致病理性黄疸特点	★★★
三、治疗要点		★
四、照护措施	（一）一般护理	★★★★
	（二）观察病情	★★★★
	（三）光照疗法	★★★
五、预防		★★★★★

第二节　新生儿脐部疾病

一、新生儿脐炎

新生儿脐炎是指脐残端被细菌入侵并繁殖所引起的急性炎症。

（一）病因

出生时或出生后，脐带消毒处理不严、护理不当所致。金黄色葡萄球菌为常见的病原菌，其次是大肠杆菌、溶血性链球菌或混合细菌感染等。

（二）临床表现

1. 轻症表现

脐带根部发红或脱落后伤口不愈合，脐窝可有少量浆液，体温及食欲正常。

2. 重症表现

脐周围皮肤发生红肿，脐窝有浆液脓性分泌物，带臭味，可出现发热、拒奶、精神差、烦躁不安等。可向周围皮肤或组织扩散进而形成蜂窝织炎，甚至继发腹膜炎，细菌入血可引起败血症，并伴有全身中毒症状。

（三）治疗要点

清除局部感染灶、选择适宜的抗生素、对症治疗等。

（四）照护措施

1. 观察脐带有无潮湿、渗液或脓性分泌物，如有应及时治疗。

2. 轻者局部用 3% 过氧化氢溶液和 75% 乙醇溶液从脐根部由内向外环形清洗消毒，彻底清除脐部感染，每日 3 次；重者应遵医嘱使用抗生素。

3. 进行脐部护理时应先洗手，并注意腹部保暖。

（五）预防

断脐采取无菌处理，不可采用不洁的物品覆盖脐部；新生儿脐带脱落之前，洗澡时尽量不要溅湿脐部，洗毕用消毒干棉签吸干脐窝里的水及分泌物，并用 75% 乙醇溶液消毒，保持脐部干燥；尿布的上端勿遮挡脐部，避免尿粪污染脐部。

二、新生儿脐疝

案例导入

毛毛，女，36^{+3} 周出生，出生体重 2500g，出生后 1 小时发现哭闹时脐部膨出，腹部平软，脐部可见圆形膨出物，无发黑，无硬结。

请思考：毛毛为什么会出现这些表现？如何避免这种现象的发生？

新生儿脐疝是由于脐环关闭不全或者薄弱，腹腔脏器由脐环处向外突出，表现为脐窝处肿物，肿物多在婴儿哭闹时突出，休息时消失。足月儿发生率为20%，早产儿为70%~80%。脐疝多在一年内自动闭合，预后较好。

（一）病因

脐疝的发生与脐部的解剖有关，当脐带脱落后，腹直肌在脐部尚未合拢，在腹部形成一个薄弱区，当哭闹过多、咳嗽、腹泻等促使腹内压力增高时，便会导致腹腔内容物，由此突出体表，形成脐疝。先天性发育不良特别是肚脐周围的肌肉、筋膜存在缺损，这是常见诱发脐疝的原因；脐部出现感染，也会诱发脐疝。

（二）临床表现

以脐部为中心有突出的肿块，呈圆形软囊，患儿在哭闹或便秘时因腹压增加突出较大，当患儿平静或者平卧时，肿块会自行消失，以手指压迫肿块容易回纳，可以听到气过水声。脐疝多在患儿哭闹时突出明显，但脐疝本身不会造成婴幼儿痛苦，也不容易发生嵌顿，婴幼儿在安静或熟睡时，可以清晰地探及光滑的疝环边缘，估计其大小。出生后1年内，随着腹肌的发达，脐疝逐渐缩小而自愈，预后良好。

（三）治疗要点

婴幼儿2岁以下时暂不处理；2岁以上脐疝不闭合，考虑手术治疗；脐环直径>2cm，早期手术修补。

（四）照护措施

1. 避免脐部感染

在新生儿脐带没有完全脱落之前一定要保持肚脐清洁干燥，防止沾水、出血或者尿液污染。如果不注意肚脐卫生，发生感染就更易引发脐疝。

2. 避免腹压增高

（1）注意尽量避免婴幼儿长时间大哭，剧烈的哭闹会引起新生儿腹内压力上升，导致腹膜向外突出形成脐疝。

（2）便秘也会导致腹部压力增加，可予以开塞露通便，长期便秘要及时就诊，除外先天性巨结肠、肛门狭窄等疾病。

（3）注意新生儿的生活护理，做好防寒保暖措施，避免受寒感冒引起咳嗽，如果出现咳嗽要进行积极治疗。

（4）婴儿期不要将腹部包裹得太紧，以免加重腹内的压力。

（五）预防

家长注意日常脐部护理，避免脐部感染，避免长期哭闹引起腹压增大。

本节内容回顾

本节内容架构		应知应会星级
一、新生儿脐炎	（一）病因	★★
	（二）临床表现	★★★
	（三）治疗要点	★
	（四）照护措施	★★★★★
	（五）预防	★★★★★
二、新生儿脐疝	（一）病因	★★
	（二）临床表现	★★★
	（三）治疗要点	★
	（四）照护措施	★★★★★
	（五）预防	★★★★★

第三节　新生儿寒冷损伤综合征

案例导入

　　可可，女，孕36周早产出生，出生后2周出现额头及手脚冰凉，精神反应差，吃奶少，双下肢有硬肿，无花纹，末梢循环欠佳，颜面及躯干皮肤轻度黄染，测肛温33℃，腋温33℃，脉搏110次/分，呼吸40次/分。

　　请思考：可可为什么会出现这些表现？如何避免这种现象的发生？

　　新生儿寒冷损伤综合征又称新生儿硬肿症，是由寒冷及多种原因引起的以皮肤和皮下脂肪变硬和水肿为主要特征，常伴有低体温及机体多器官功能受损的综合征。随着生活条件的改善和保暖措施的完善，新生儿寒冷损伤综合征的发病率明显下降。

一、病因

寒冷、早产、感染、缺氧为引发本病的主要原因。

二、临床表现

　　本病多发生在寒冷季节或重症感染时，以出生3天内的新生儿或早产儿多见。低体温和硬肿是主要的临床表现。发病初期表现有体温降低、吮乳差或拒乳、哭声弱等症状；病情加重时发生硬肿和多器官损害体征。

（一）一般表现

早期表现有反应差，食欲差或拒乳，哭声低，呼吸困难，严重者则不吃、不哭、不动。

（二）低体温

体核温度（肛门内5cm处温度）常降至35℃以下，重症<30℃。新生儿由于腋窝下含有较多棕色脂肪，寒冷时氧化产热，使局部温度升高，此时腋温≥肛温（核心温度）。

因此 T_{A-R}（腋温和肛温差）可作为判断棕色脂肪产热状态的指标。正常状态下，棕色脂肪不产热 $T_{A-R}<0$；重症硬肿症，因棕色脂肪耗尽，故 $T_{A-R}<0$；新生儿硬肿症初期，棕色脂肪代偿产热增加，则 $T_{A-R}>0$。

（三）皮肤硬肿

由皮脂硬化和水肿所形成，其特点为皮肤硬肿，紧贴皮下组织，不能移动，有水肿者压之有轻度凹陷。硬肿发生的顺序是：小腿→大腿外侧→整个下肢→臀部→面颊→上肢→全身。

（四）多器官功能损害

早期常有心音低钝、心率缓慢、微循环障碍表现；严重时可呈现休克、弥散性血管内凝血（DIC）、急性肾衰竭和肺出血等多器官衰竭表现。

三、治疗要点

复温是治疗的关键，复温原则是逐步复温，循序渐进；合理供应热量及液体；对症治疗，如有 DIC 时慎用肝素，出血者用止血药，休克者及时扩容、纠酸等；有感染及病情严重者选用抗生素。

四、照护措施

（一）复温

目的是在患儿机体产热不足的情况下，通过提高环境温度，以恢复和保持患儿正常体温。是治疗低体温患儿的关键，根据患儿病情逐渐复温。

知识链接

低体温的患儿如何复温？

一般情况下，当新生儿肛温 >30℃，腋温和肛温的差为正值的轻、中度硬肿症的新生儿，可以放入 30℃ 的暖箱中，根据体温恢复情况，逐渐调整到 30～34℃，一般 6～12 小时体温恢复至正常；如果肛温 <30℃，腋温和肛温的差为负值的重症新生儿，要置于比肛门高 1～2℃ 的暖箱中，逐步提高暖箱的温度，每小时升高 1℃，

并且每小时测量肛温、腋温一次，于 12～24 小时恢复至正常体温，体温恢复正常以后，要将新生儿置于中性温度的暖箱中。

（二）观察病情

注意体温、心率、呼吸、硬肿范围及程度、尿量、有无出血、感染灶。

（三）预防感染

做好消毒隔离，与感染患儿分开，防止交叉感染；加强皮肤和脐部护理；尽量避免肌内注射，防止皮肤破损引起感染。

（四）加强喂养

乳母尽早开奶，保证婴幼儿热量的供应，并注意监测奶量摄入情况。

五、预防

1. 做好围产期保健工作，尽量避免早产、窒息、感染等诱发因素。

2. 刚出生的新生儿要注意保暖，产房和手术室环境温度要保持 24℃以上，及时擦干皮肤，测量体温。

3. 尽早开始喂养，保证足够的热量供应。

本节内容回顾

本节内容架构		应知应会星级
一、病因		★★
二、临床表现	（一）一般表现	★★★★
	（二）低体温	★★★★
	（三）皮肤硬肿	★★★★
	（四）多器官功能损害	★★

续表

本节内容架构		应知应会星级
三、治疗要点		★
四、照护措施	（一）复温	★★★★
	（二）观察病情	★★★★
	（三）预防感染	★★★★
	（四）加强喂养	★★★★
五、预防		★★★★★

第四节　新生儿败血症

● **案例导入**

　　豆豆，男，出生后10天，精神欠佳，吃奶少，全身皮肤黄染，前囟隆起，张力稍高，脐部有脓性分泌物。患儿测血常规示白细胞：$32×10^9$/L，血清胆红素290μmol/L。血培养示表皮葡萄球菌生长，以新生儿败血症入新生儿科病房。

　　请思考：豆豆为什么会出现这些表现？如何避免这种现象的发生？

　　新生儿败血症是由于病原体侵入新生儿的血液循环并生长、繁殖、产生毒素而造成的全身性炎症反应。常见病原菌为细菌，本节主要阐述细菌性败血症。本病起病隐匿，早期临床表现不典型，容易误诊误治，常见合并症为化脓性脑膜炎，处理不及时，可发展成为感染性休克、弥散性血管内凝血及多器官功能衰竭等。

一、病因及感染途径

1. 病原菌

我国以金黄色葡萄球菌最多见，其次为大肠埃希菌。近年由于极低出生体重儿的存活率提高，气管插管、中心静脉置管和广谱抗生素的广泛应用，表皮葡萄球菌、克雷伯杆菌、铜绿假单胞菌等条件致病菌败血症增多，耐药菌株和厌氧菌有增加的趋势。

2. 感染途径

新生儿败血症可以发生于产前、产时及产后，产前感染与孕妇有明显感染有关，尤其是羊膜腔的感染更容易引起疾病；产时感染与胎儿通过产道时细菌感染有关，如胎膜早破、产程延长等；产后感染最常见，与细菌从脐部、呼吸道、消化道及皮肤黏膜损伤处等入侵有关。

3. 易感因素

新生儿免疫系统功能不完善，非特异性免疫及特异性免疫功能低下，细菌一旦入侵易造成全身性感染。

二、临床表现

新生儿败血症临床表现无特征性，早产儿尤其如此。产前、产时感染多在出生后 7 日内发病，为早发型；产后感染多发生在出生 7 日以后，为晚发型。一般表现为反应低下、嗜睡、发热或体温不升、不吃、不哭、体重不增等症状。若出现病理性黄疸、肝脾肿大、休克表现、出血倾向的同时有皮肤感染病灶，应高度怀疑新生儿败血症。严重者可并发肺炎、化脓性脑膜炎等。

三、治疗要点

1. 根据药敏实验选择合适的抗生素，在病原菌不明时根据当地细菌流行病学特点选择抗生素。用药原则：早用药、联合用药、静脉用药、足疗程。

2. 及时处理局部感染灶及对症、支持治疗。

四、照护措施

（一）维持体温稳定

新生儿体温过低时，采用暖箱或其他保暖措施复温；体温过高时，应采取松解包被、多喂水、调节环境温度及湿度或给予温水浴等物理方法降温，不宜使用退热剂或乙醇擦浴、冷盐水灌肠等刺激性强的降温方法，一般不予药物降温。

（二）控制感染

保持皮肤干燥、清洁，做好口腔、脐部、臀部护理；脐炎时先用 3% 过氧化氢溶液清洗，再涂碘伏；皮肤小脓疱可用无菌针头刺破，操作前后用 75% 乙醇溶液消毒；遵医嘱正确使用抗生素，并观察用药反应。

（三）饮食护理

坚持母乳喂养，少量多次；吸吮无力者用滴管、鼻饲或静脉营养，以保证热量和营养供给。

（四）观察病情

监测新生儿生命体征、神经系统等症状，如神志、囟门、瞳孔、四肢肌张力、尿量等，若患儿出现面色发灰、呕吐、尖叫惊厥，双眼凝视、前囟饱满等表现，则提示可能并发化脓性脑膜炎；若患儿出现面色青灰、四肢厥冷、脉搏细弱、皮肤花纹等，应考虑感染性休克，应及时处理。

五、预防

1. 孕妇定期做产前检查，防止胎儿早产，如出现胎膜早破要及时就医。

2. 生产过程中要严密监护，注意严格执行无菌操作。

3. 新生儿注意护理，避免外伤，注意臀部及脐部清洁，预防感染。

4. 合理喂养，尽量母乳喂养。选择人工喂养时注意奶瓶、奶具定期消毒。

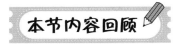

本节内容回顾

本节内容架构		应知应会星级
一、病因及感染途径		★★
二、临床表现		★★★★
三、治疗要点		★
四、照护措施	（一）维持体温稳定	★★★★★
	（二）控制感染	★★★★
	（三）饮食护理	★★★★
	（四）观察病情	★★★★
五、预防		★★★★★

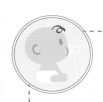

── 思考与练习 ──

一、选择题

1. 足月儿生理性黄疸自然消退的时间是生后（　　　）。

　　A. 1~3 天　　　　　　　　B. 4~6 天　　　　　　　　C. 5~7 天

　　D. 7~18 天　　　　　　　E. 15~18 天

2. 下列哪项不是病理性黄疸的特点?（　　　）

　　A. 生后 24 小时内出现黄疸　　　　B. 血清总胆红素值过高或上升过快

　　C. 直接胆红素超过 26μmol/L　　　D. 黄疸退而复现

　　E. 早产儿黄疸消退时间达 3~4 周

3. 新生儿 ABO 溶血时母子血型可能是（　　）。

　　A. 患儿 A 型，母亲 AB 型　　　　　　B. 患儿 B 型，母亲 O 型

　　C. 患儿 O 型，母亲 B 型　　　　　　 D. 患儿 O 型，母亲 A 型

　　E. 患儿 B 型，母亲 AB 型

4. 新生儿寒冷损伤综合征首先出现硬肿的部位是（　　）。

　　A. 面颊　　　　　　　　B. 躯干　　　　　　　　C. 前臂

　　D. 臀部　　　　　　　　E. 小腿

5. 男婴，胎龄 35 周，出生 10 天，因低体温、反应差、拒乳、尿少、双小腿外
　　侧皮下脂肪变硬入院，该患儿关键的护理措施是（　　）。

　　A. 维持有效呼吸　　　　B. 遵医嘱用药　　　　　C. 合理喂养

　　D. 积极复温　　　　　　E. 预防感染

6. 男婴，日龄 5 天，不吃、不哭、体温不升，呼吸浅表，体检：下肢、臀部皮
　　肤发硬，呈紫红色，伴凹陷性水肿，应首先考虑（　　）。

　　A. 新生儿败血症　　　　　　　　　　B. 新生儿寒冷损伤综合征

　　C. 新生儿颅内出血　　　　　　　　　D. 新生儿脑膜炎

　　E. 新生儿破伤风

7. 新生儿败血症晚发型主要感染途径是（　　）。

　　A. 胎内　　　　　　　　B. 产道　　　　　　　　C. 脐部

　　D. 肠道　　　　　　　　E. 口腔黏膜

8. 我国新生儿败血症多见的病菌是（　　）。

　　A. 肠球菌　　　　　　　B. 链球菌　　　　　　　C. 葡萄球菌

　　D. 不动杆菌　　　　　　E. 肺炎克雷伯杆菌

二、判断题

1. 在生后 24 小时内出现黄疸考虑为病理性黄疸。（　　）

2. 产后感染的新生儿败血症，最常见的感染途径是脐部。（　　）

3. 我国新生儿败血症最常见的病原菌是厌氧菌。（　　）

4. 足月新生儿生理性黄疸消退的时间是 4~5 天。（　　）

三、思考题

1. 生理性黄疸与病理性黄疸的区别有哪些？

2. 应如何预防新生儿脐炎？

3. 新生儿败血症的临床表现具有特异性吗？

参考答案

一、选择题

1. C　2. E　3. B　4. E　5. D　6. B　7. C　8. C

二、判断题

1. √　2. √　3. ×　4. ×

（本章编者：程　锐）

第四章

常见营养障碍性疾病
识别与预防

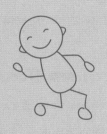

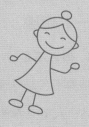

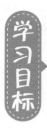

1. 了解蛋白质－能量营养不良、儿童单纯性肥胖、维生素 D 缺乏性佝偻病、维生素 D 缺乏性手足搐搦症的病因。
2. 熟悉上述常见营养障碍性疾病的临床表现。
3. 掌握上述常见营养障碍性疾病的照护与预防措施。

第一节　蛋白质－能量营养不良

案例导入

　　聪聪，男，2 岁，吃饭挑三拣四，许多食物都不吃，比如鸡蛋黄、瘦肉、胡萝卜等，吃饭时总要大人喂，不喂就不吃，个儿长得矮小，面黄肌瘦，走起路来感觉都不太稳，还经常感冒。

　　请思考：聪聪出现了什么情况？如何帮助聪聪改善这种状况？

　　蛋白质－能量营养不良是由于多种原因引起的能量和（或）蛋白质长期摄入不足，不能维持正常新陈代谢而导致自身组织消耗的营养缺乏性疾病。多见于 3 岁以下婴幼儿。常见有三种类型：以能量供应不足为主的消瘦型，以蛋白质供应不足为主的水肿型，以及介于两者之间的消瘦－水肿型。

一、病因

1. 摄入不足

　　喂养不当是导致婴幼儿营养不良的主要原因。长期母乳不足或无母乳，而未及时补充其他乳品；人工喂养者乳品调配过稀或量过少；未按时添加辅食或骤然断奶；长期以淀粉类食物（粥、米粉等）为主；幼儿偏食、挑食、吃零食过多而影响正餐等均可导致摄入不足。

2. 消化吸收不良

由于消化系统疾病（如慢性腹泻、过敏性肠炎、肠吸收不良综合征等）及先天畸形（如唇裂、腭裂、幽门梗阻等）引起食物的消化吸收障碍，导致营养缺乏。

3. 需要量增加及消耗过多

生长发育高峰期、先天不足（如早产、双胎）等可致需要量增加；急、慢性传染病（如麻疹、肝炎、结核）的恢复期可致分解代谢增加以及食物摄入减少；长期发热、糖尿病、恶性肿瘤等可使营养素的消耗增多。

二、临床表现

（一）体重改变

最早表现为体重不增，以后随营养不良加重，体重逐渐下降，表现为消瘦。

（二）皮下脂肪减少

皮下脂肪减少的顺序首先是腹部，其次为躯干、臀部、四肢，最后是面部。腹部皮下脂肪层厚度是判断营养不良程度的重要标志之一。不同程度营养不良的临床表现见表4-1。

表 4-1　婴幼儿营养不良的分度

	轻度（Ⅰ度）	中度（Ⅱ度）	重度（Ⅲ度）
体重低于正常均值	15%~25%	25%~40%	>40%
腹壁皮褶厚度	0.8~0.4cm	<0.4cm	消失
身长	正常	低于正常	明显低于正常
消瘦	不明显	明显	皮包骨样
皮肤颜色及弹性	正常或稍苍白	苍白、弹性差	明显苍白，弹性消失
肌张力	正常	明显降低、肌肉松弛	低下、肌肉萎缩
精神状态	正常	烦躁不安	萎靡、烦躁与抑郁交替

（三）其他状况

皮肤苍白、干燥、逐渐失去弹性，肌张力减低，肌肉松弛，运动功能发育迟缓。各系统器官功能低下，如精神萎靡、表情淡漠、体温偏低、心率减慢、血压下降、食欲低下、腹泻等。严重蛋白质缺乏者出现营养不良性水肿。营养不良初期身长并无影响，但随着病情加重，身长也低于正常。

（四）并发症

最常见的并发症是营养性贫血，如营养性缺铁性贫血和营养性巨幼细胞性贫血；各种维生素和微量元素缺乏症，如维生素 A 缺乏症和锌缺乏症；继发多种感染性疾病，尤其是小儿腹泻，常迁延不愈，可加重营养不良，形成恶性循环；可并发自发性低血糖，如不及时诊治，可致死亡。

三、治疗要点

主要采取综合治疗，包括调整饮食与补充营养物质、改进喂养方法、促进和改善消化功能、祛除病因及治疗原发病、积极防治各种并发症等。

四、照护措施

托育服务机构应根据《托育机构婴幼儿喂养与营养指南（试行）》为婴幼儿提供科学、规范的喂养服务。对于营养不良的婴幼儿，托育教师与家长配合，共同做好饮食照护。

（一）促进营养平衡

1. 调整饮食

根据患儿营养不良的程度、消化功能和对食物的耐受程度逐步调整饮食，原则为由少到多、由稀到稠、循序渐进逐渐增加直至恢复正常饮食。

（1）能量的供给：根据营养不良程度从小到大供给，直至体重接近正常然后恢复到正常需要量。

（2）蛋白质的供给：应从少量开始供给，每日 1.5～2g/kg，逐步增加到每日 3.5～4.5g/kg。过早给予高蛋白食物可引起腹胀、肝大。

（3）食物的选择：选择易消化吸收又含有高热量与高蛋白质的食物。鼓励母乳喂养，无母乳或母乳不足者，可给予稀释牛奶，少量多次喂哺，若婴幼儿消化吸收好，逐渐增加牛奶的量及浓度。除乳制品外，可给予蛋类、肉类、鱼、豆浆等高蛋白食物，给予富含维生素及矿物质的食物。

不同程度营养不良患儿能量供给方法

1. 轻度营养不良患儿消化功能尚好，但仍不应过快地改换原有食物，应在原有基础上逐渐增加。能量从每日 250～330kJ/kg（60～80kcal/kg）开始，根据消化情况，逐渐增至每日 628kJ/kg（150kcal/kg）。待体重接近正常后恢复至正常需要量。

2. 中、重度营养不良患儿消化功能及对食物的耐受性差，饮食调整要逐步进行。开始每日提供能量167～250kJ/kg（40～60kcal/kg），逐渐增加至502～727kJ/kg（120～170kcal/kg）。待体重接近正常后再恢复至正常需要量。

2. 促进消化和改善食欲

遵医嘱给予消化酶如胃蛋白酶、胰酶及 B 族维生素以促进消化。锌剂可提高味觉敏感度，增加食欲。中药如参苓白术散以及针灸、推拿、捏脊等能调节脾胃功能、改善食欲。

（二）预防感染

保持皮肤、口腔清洁，防止发生皮肤破溃、口腔炎。注意室内空气清新，温湿度适宜，采取保护性隔离，预防呼吸道感染。

（三）促进生长发育

提供舒适的环境，合理安排生活，保证患儿精神愉悦和充足的睡眠，适当进行户外活动和体格锻炼。

（四）观察病情

1. 监测患儿生命体征，注意有无低血糖、维生素 A 缺乏及营养性贫血等并发症。

2. 每日记录患儿的进食情况及对食物的耐受情况。

3. 每周测量体重一次，每月测量身高一次，定期测量皮下脂肪的厚度以判断治疗效果。

五、预防

1. 向家长介绍科学的喂养知识及膳食合理搭配与制作方法。纠正婴幼儿挑食、偏食等不良饮食习惯。

2. 合理安排生活作息，坚持户外活动，保证婴幼儿充足的睡眠。

3. 定期对婴幼儿进行生长发育的监测。

4. 按时预防接种，及时治疗先天性消化道畸形。

本节内容回顾

本节内容架构		应知应会星级
一、病因		★★
二、临床表现	（一）体重改变	★★★
	（二）皮下脂肪减少	★★★
	（三）其他状况	★★
	（四）并发症	★
三、治疗要点		★
四、照护措施	（一）促进营养平衡	★★★★★
	（二）预防感染	★★★★★
	（三）促进生长发育	★★★★★
	（四）观察病情	★★
五、预防		★★★★★

第二节 儿童单纯性肥胖

案例导入

妞妞，女，2岁，身高90cm，体重17kg，比较能吃，尤其喜欢吃肉类及甜食，不喜欢吃蔬菜。虽然长得白白胖胖的，但体质却不是很好，时不时会感冒，偶尔也会有呕吐现象。

请思考：妞妞出现了什么情况？如何帮助妞妞改善这种状况？

儿童单纯性肥胖是由于能量的摄入长期超过人体的消耗，导致体内脂肪积蓄过多，体重超过一定范围的营养障碍性疾病。近年来，我国儿童单纯性肥胖的发生率呈现增高趋势，肥胖不仅影响小儿健康，还是成年期冠心病、高血压、糖尿病、胆石症、痛风等疾病的危险因素，应引起家庭和社会的重视。

一、病因

1. 能量摄入过多

长期摄入过多脂肪、糖类以及精细加工、能量密度高的食物，是导致本病的主要原因。进食速度过快及吃零食过量等不良饮食行为均可导致能量摄入增加。

2. 活动量过少

缺乏适量的活动和体育锻炼，使能量消耗减少，是导致肥胖的重要因素。肥胖儿大多不喜爱运动从而形成恶性循环。

3. 遗传因素

肥胖具有高度遗传性，父母均肥胖者其子女中有70%~80%出现肥胖。

4. 其他

疾病、精神创伤、心理因素及家庭生活方式等也可引起婴幼儿肥胖。

二、临床表现

单纯性肥胖可发生于任何年龄，对于婴幼儿来说，常见于婴儿期。

患儿食欲旺盛且喜食甜食和高脂肪食物。患儿因肥胖常不喜运动，运动时动作笨拙，易疲劳常出汗，用力时出现气短或腿痛。严重肥胖的患儿由于脂肪过度堆积，限制了胸廓和膈肌的运动，导致肺通气量不足，呼吸浅快。

患儿可见皮下脂肪丰满、分布均匀，腹部膨隆下垂。严重肥胖儿可因皮下脂肪过多，使胸、腹、臀部及大腿皮肤出现皮纹。因体重过重，患儿走路时双下肢负荷过重可致膝外翻和扁平足。

知识链接

小儿肥胖的诊断标准

小儿肥胖的诊断以同性别、同身高健康小儿体重均值为标准，体重超过均值 10%～19% 为超重，体重超过均值 20% 以上为肥胖。其中，超过 20%～29% 为轻度肥胖；超过 30%～49% 为中度肥胖；超过 50% 为重度肥胖。

三、治疗要点

采取控制婴幼儿饮食，加强运动，消除心理障碍，配合药物治疗的综合治疗措施。其中饮食疗法和运动疗法是两项最主要的措施。

四、照护措施

家庭成员与托育教师共同努力，加强对肥胖婴幼儿的饮食管理，改变孩子的不良生活和饮食习惯，托育教师及时把婴幼儿在园饮食情况反馈给家长。

（一）饮食管理

限制饮食，使患儿每日摄入的能量低于机体消耗总能量，但必须能满足基本的营养及生长发育需要。

1. 选择低脂肪、低碳水化合物和高蛋白的饮食方案，同时保证微量元素及纤维素的供给。为满足婴幼儿食欲，可选择体积较大、饱腹感强而热能低的蔬菜类食物，如青菜、黄瓜、番茄、莴苣、竹笋等。可请营养师或专业医生根据不同的年龄阶段及运动量为患儿制定平衡膳食的营养食谱，家长应指导和监督婴幼儿按营养食谱进食，并进行信息反馈，以便及时对食谱进行调整。

2. 培养良好的饮食习惯，提倡少食多餐，减慢进食速度，避免过饥或过饱，不吃夜宵和零食等。

（二）增加运动

增加婴幼儿户外活动的时间，增加运动量。肥胖患儿运动困难，开始应选择容易坚持的运动项目，活动量根据患儿耐受程度逐渐增加，以运动后轻松愉快，不感到疲劳为原则。

（三）心理护理

引导患儿正确认识自身体态改变，帮助其建立信心，消除因肥胖带来的自卑心理，鼓励患儿参与正常的社交活动。家长应避免对子女的肥胖过分焦虑、对患儿的进食习惯经常指责而引起患儿的精神紧张。

（四）家庭、社区、学校共同参与

家庭成员的参与、学校和社区的宣传教育也非常重要，大家应该共同努力，改变孩子的不良生活和饮食习惯，为患儿的治疗创造一个良好的环境。

五、预防

1. 向家长介绍婴幼儿科学喂养知识，培养婴幼儿良好的饮食习惯，不偏食高热量的食物。

2. 指导鼓励婴幼儿进行适量的体育活动与锻炼。

3. 定期对婴幼儿进行生长发育的监测。

4. 宣传肥胖儿不是健康儿的观点，使家长摒弃"越胖越健康"的陈旧观念。

本节内容回顾

本节内容架构		应知应会星级
一、病因		★★
二、临床表现		★★★
三、治疗要点		★
四、照护措施	（一）饮食管理	★★★★★
	（二）增加运动	★★★★★
	（三）心理护理	★★★
	（四）家庭、社区、学校共同参与	★★★
五、预防		★★★★★

第三节　维生素 D 缺乏性佝偻病

案例导入

　　妞妞，女，6 个月，人工喂养，已经开始添加米粉等辅食。近 1 个月来，妈妈发现妞妞睡觉时常常突然惊醒，睡眠不安，哭闹不止，多汗，面对哭闹不止的孩子妈妈比较焦虑。

　　请思考：妞妞为什么会出现这些表现？怎样才能避免这种现象的发生？

　　维生素 D 缺乏性佝偻病是由于体内维生素 D 缺乏，引起钙磷代谢失常，造成以骨骼病变为特征的全身慢性营养性疾病，典型的表现为骨骼钙化不良，重者造成骨骼畸形。多见于婴幼儿，我国北方地区发病率较南方为高，是我国儿童保健重点防治的"四病"之一。随着国家卫生保健水平及人民生活水平的提高，该病发病率逐渐降低，患病程度趋于轻度。

一、维生素 D 的来源

维生素 D 有内源性和外源性两个来源，人体皮肤中的 7- 脱氢胆固醇经日光中紫外线照射转变为胆骨化醇，即为内源性维生素 D_3，是人体维生素 D 的主要来源。外源性维生素 D 从食物中获得，动物性食物如肝、蛋、乳等含维生素 D_3。植物性食物如植物油、蘑菇、酵母中含麦角固醇，须经紫外线照射变为麦角骨化醇（维生素 D_2），才能被人体吸收。

二、病因

1. 日光照射不足

婴幼儿户外活动少；城市高层建筑阻挡了日光照射；大气污染如烟雾、尘埃污染可吸收部分紫外线；北方冬季时间长、日照时间短，南方阴雨有雾时间多，导致内源性维生素 D 生成不足。

2. 维生素 D 摄入不足

母乳或牛乳中维生素 D 的含量均较少，不能满足婴幼儿生长发育所需。

宝宝为什么会得佝偻病

3. 生长速度快

骨骼的生长速度与维生素 D 和钙的需要量成正比。婴儿期骨骼生长迅速，因此对维生素 D 的需要量相对较大。早产、双胎婴儿出生时体内维生素 D 储备量少，出生后生长速度快，若维生素 D 供给不足，极易发生佝偻病。

4. 疾病影响

严重的肝、胆、肾、胃肠道慢性疾病影响维生素 D、钙和磷的吸收利用或影响 $1,25-(OH)_2-D_3$ 的合成。

5. 药物影响

苯妥英钠、苯巴比妥、糖皮质激素类药物，可干扰维生素 D 的代谢或对钙的转运，长期服用此类药物可导致佝偻病。

三、临床表现

本病好发于 3 个月～2 岁婴幼儿，神经精神症状出现最早，继而出现骨骼改变、肌肉松弛、生长发育迟滞、免疫力低下等全身症状。佝偻病在临床上可分为四期：

（一）初期（早期）

多在出生后 3 个月左右发病，以神经、精神症状为主，表现为易激惹、睡眠不安、夜惊、夜啼、多汗（与季节无关）。因烦躁和汗液刺激，患儿经常摇头擦枕，导致枕后头发环形脱落形成枕秃（图 4-1）。

（二）活动期（激期）

除初期症状外，主要表现为骨骼改变和运动功能发育迟缓。

1. 骨骼改变

（1）头部：3～6 个月婴儿易出现颅骨软化；7～8 个月婴儿可以出现方颅（图 4-2）；前囟过大或闭合延迟；乳牙萌出推迟，至 10 个月以后才出牙，且牙釉质发育差。

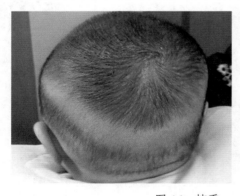

▼ 图 4-1　枕秃

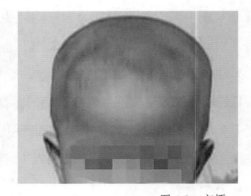

▼ 图 4-2　方颅

（2）胸部：多见于 1 岁左右婴儿。肋骨与肋软骨交界处骨样组织增生呈钝圆形隆起，形成肋骨串珠；因肋骨软化，膈肌附着部位的肋骨长期受膈肌牵拉向内凹陷，形成肋膈沟（或称赫氏沟）；由于胸骨和邻近的软骨向前突起，形成"鸡胸"；如果胸骨剑突部向内凹陷，则形成"漏斗胸"。

（3）四肢：小儿手腕和足踝部骨骺端膨大，形成"手镯征"或"脚镯征"；1岁左右小儿站立行走后可引起"O"形腿或"X"形腿（图4-3、图4-4）；重症者轻微外伤易引起长骨骨折。

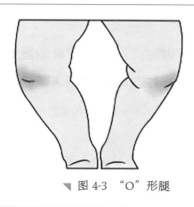 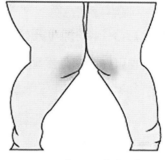

▼ 图4-3　"O"形腿　　　　　　　　　　　▼ 图4-4　"X"形腿

2. 运动功能发育落后

婴幼儿全身肌张力低，肌肉、关节松弛，坐、立、行等功能发育较晚。腹壁肌张力降低，腹部膨隆如蛙腹。

3. 神经、精神发育迟滞

重症佝偻病患儿神经系统发育迟缓，条件反射形成缓慢，情感、动作及语言发育落后。免疫功能低下，易并发感染。

（三）恢复期

经治疗后，婴幼儿神经、精神症状逐渐好转而至消失，肌张力恢复正常。

（四）后遗症期

多见于2岁以上婴幼儿，临床症状消失，遗留不同程度的骨骼畸形。

四、治疗要点

治疗目的在于控制病情活动，防止骨骼畸形。以口服维生素D为主，1个月后改为预防量每日400IU。维生素D治疗期间应同时适当补充钙剂。严重骨骼畸形可考虑外科手术矫治。

五、照护措施

维生素 D 缺乏性佝偻病的婴幼儿可以正常入园，托育教师和家长的日常护理应注意以下几点。

（一）户外活动

婴儿在生后 3~4 周即可开始户外活动，日光照射时间从 10 分钟开始逐渐延长至 1 小时以上。夏季可在阴凉处活动，尽量多暴露皮肤。冬季在室内活动时应开窗，使紫外线能够透过。

（二）补充维生素 D 和钙剂

1. 调整饮食

提倡母乳喂养，及时添加辅食，给予富含维生素 D、钙、磷和蛋白质的食物。

2. 遵医嘱给予维生素 D 制剂

注意观察维生素 D 中毒的表现。在大量补充维生素 D 前后应遵医嘱补充钙剂。

（三）预防骨骼畸形和骨折

衣着、被褥应宽松、柔软，勿久坐、久立和早走，以免骨骼畸形。鼓励做俯卧、抬头、展胸的动作，下肢畸形可做肌肉按摩，以矫正畸形。护理重症患儿动作要轻柔，避免重压和强力牵拉，以免发生骨折。

（四）预防感染

保持室内空气清新，加强生活护理，保持患儿皮肤清洁，避免交叉感染。

（五）避免维生素 D 中毒

严格遵医嘱应用维生素 D 制剂，维生素 D 是脂溶性维生素，可以在体内蓄积。注意密切观察婴幼儿情况，如出现畏食、恶心、倦怠、烦躁不安、低热、呕吐、顽固性便秘、体重下降等，提示可能是维生素 D 过量，应及时就医。

知识链接

维生素 D 中毒的原因

维生素 D 中毒较少见，多是因为治疗疾病（比如佝偻病等）短期内多次给予大剂量维生素 D，或者误服大量维生素 D 引起急性中毒，或者个别对维生素 D 敏感的个体，服用正常剂量也可能引起维生素 D 中毒。

维生素 D 中毒剂量的个体差异很大。临床实践表明每天服用维生素 D 2000 国际单位，持续用药一个月以上，即可引起中毒。敏感儿童每日 4000 国际单位，连续 1~3 个月即可中毒。

六、预防

1. 孕妇或乳母应多晒太阳，加强营养，多摄入富含钙、磷、维生素 D 和蛋白质的食物。妊娠后期适量补充维生素 D。

2. 婴儿出生后 2 周开始服用预防量维生素 D 400IU/d，直至 2 周岁。早产儿生后 1 周开始补充维生素 D 800IU/d，3 个月后改预防剂量，直至 2 周岁。

3. 坚持母乳喂养，添加辅食后摄入维生素 D 和钙剂含量丰富的食物。

4. 婴幼儿应加强户外活动，逐渐增加日光照射的时间。

本节内容回顾

本节内容架构	应知应会星级
一、维生素 D 的来源	★★★★
二、病因	★★

续表

本节内容架构		应知应会星级
三、临床表现	（一）初期（早期）	★★★
	（二）活动期（激期）	★★★
	（三）恢复期	★★
	（四）后遗症期	★
四、治疗要点		★
五、照护措施	（一）户外活动	★★★★★
	（二）补充维生素 D 和钙剂	★★★★★
	（三）预防骨骼畸形和骨折	★★★★★
	（四）预防感染	★★
	（五）避免维生素 D 中毒	★★
六、预防		★★★★★

第四节　维生素 D 缺乏性手足搐搦症

维生素 D 缺乏性手足搐搦症是指由于维生素 D 缺乏，引起血钙浓度降低，而出现惊厥、手足抽搐或喉痉挛等神经肌肉兴奋性增高症状，多见于 6 个月以下小婴儿。近年来，由于预防工作的普遍开展，本病已经很少发生。

一、病因

本病主要因血中钙离子降低，血清总钙 <1.75~1.88mmol/L（7~7.5mg/dL）或钙离子浓度 <1.0mmol/L（4mg/dL）时，使神经肌肉兴奋性增高而引起。婴儿体内维生素 D 缺乏早期，甲状旁腺急剧代偿分泌增加，以维持血钙正常。当维生素 D 继续缺乏，甲状旁腺功能反应过度或者疲惫，导致出现血钙降低。

二、临床表现

主要表现为惊厥、手足抽搐和喉痉挛，同时常伴有不同程度的佝偻病表现。

1. 惊厥

为最常见的表现。多见于小婴儿，表现为突发两眼上翻，面肌颤动，四肢抽动，神志不清。发作停止后多入睡，醒后活泼如常。每次发作时间数秒至数分钟不等，发作次数可多日 1 次或 1 日多次。一般无发热。轻症者仅有双眼上翻和面肌颤动，神志清。

2. 手足抽搦

多见于较大婴幼儿。表现为突发腕和掌指关节屈曲，手指伸直，拇指贴近掌心，称为"助产士手"（图 4-5）；足抽动时踝关节伸直，足趾向下弯曲呈弓状，称为"芭蕾舞足"（图 4-6）。

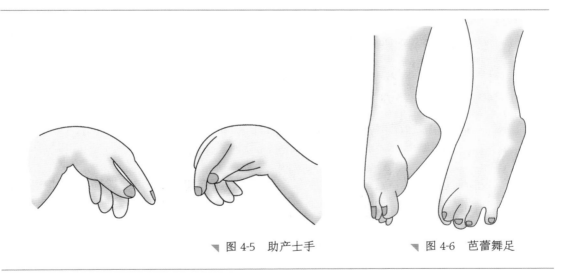

▼ 图 4-5 助产士手 　　　　▼ 图 4-6 芭蕾舞足

3. 喉痉挛

为最严重表现，多见于婴儿。突发喉部肌肉和声门痉挛，吸气性呼吸困难，吸气时可有喉鸣，严重者可窒息而死。

三、治疗要点

立即吸氧，迅速控制惊厥或解除喉痉挛。肌内注射或静脉注射地西泮注射液；静脉推注或滴注补充钙剂，惊厥停止后改为口服钙剂；症状控制后按照维生素 D 缺乏性佝偻病补充维生素 D。

四、照护措施

婴幼儿低钙惊厥绝大多数发作持续时间短，能自己恢复意识，发作停止后一般无其他异常，因此保育员不要过度惊慌，应冷静为婴幼儿实施现场初级救助。拨打 120 急救电话，尽快通知保健人员、园长和婴幼儿家长并做好记录。

（一）急救处理

1. 当婴幼儿发生惊厥时，应保持安静，就地抢救，将患儿平卧，松开衣领，头偏向一侧，及时清除口鼻分泌物，以免误吸造成窒息。患儿抽搐时不应对肢体加以约束，做好防护，避免坠床，密切观察患儿的神志和呼吸情况。

2. 当婴幼儿发生喉痉挛时，应立即将舌头拉出口外，清除口鼻分泌物，保持呼吸道通畅，进行人工呼吸。做好气管插管或气管切开前准备，必要时行气管插管或气管切开。

3. 遵医嘱使用镇静剂和钙剂。口服钙剂时注意与乳类分开服用。

（二）预防受伤

惊厥发作时应就地抢救，避免将患儿紧抱、摇晃或抱起急跑就医，以免加重惊厥。应将患儿放于床上或地上，以免摔伤。移开周围物品，避免碰伤及各种伤害。不要强压患儿肢体，不要强行撬开紧闭的牙齿，以免造成损伤。

（三）定期户外活动，补充维生素 D

晒太阳是最直接有效的补充方式，通过每天的户外活动，便可获得维生素 D。

五、预防

坚持母乳喂养，出生后及时添加富含维生素 D 和钙剂的食品如蛋黄、动物肝脏、肉类等。加强户外活动，按医嘱补充维生素 D 和钙剂。

本节内容回顾

本节内容架构		应知应会星级
一、病因		★★
二、临床表现		★★★
三、治疗要点		★
四、照护措施	（一）急救处理	★★★★★
	（二）预防受伤	★★★★★
	（三）定期户外活动，补充维生素 D	★★★★
五、预防		★★★★★

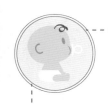

── 思考与练习 ──

一、选择题

1. 婴幼儿营养不良最常见的原因是（　　）。

　　A. 先天不足　　　　　　B. 喂养不当　　　　　　C. 缺乏锻炼

　　D. 疾病影响　　　　　　E. 免疫缺陷

2. 营养不良的预防措施中不包括（　　）。

　　A. 指导合理喂养　　　　B. 合理安排生活作息　　C. 多吃保健品

　　D. 积极治疗疾病　　　　E. 生长发育监测

3. 婴幼儿肥胖症最常见的原因是（　　）。

　　A. 长期能量摄入过多　　　B. 遗传因素　　　　　　C. 内分泌失调

　　D. 活动过少　　　　　　　E. 神经中枢调节异常

4. 人体维生素 D 主要来源于（　　）。

　　A. 蔬菜中的维生素 D　　　　　　　　　　　B. 蛋黄中的维生素 D

　　C. 猪肝中的维生素 D　　　　　　　　　　　D. 水果中的维生素 D

　　E. 皮肤合成的内源性维生素 D

5. 口服维生素 D 制剂预防佝偻病，通常开始于生后（　　）。

　　A. 1 周　　　　　　　　　B. 2 周　　　　　　　　C. 4 周

　　D. 6 周　　　　　　　　　E. 8 周

6. 患儿，女，4 个月。近 1 个月来烦躁，夜间哭闹不止，睡眠不安，易惊醒，汗多，吃奶少，大便稀，每天 2~3 次。生后一直牛奶喂养。引起患儿夜惊、睡眠不安最可能的原因是（　　）。

　　A. 生活环境不良　　　　　B. 缺少母乳喂养　　　　C. 维生素 D 缺乏

　　D. 慢性腹泻　　　　　　　E. 父母护理不当

7. 患儿 6 月龄，单纯牛乳喂养，未添加辅食，因抽搐 2 次入院，离子钙 0.8mmol/L。诊断维生素 D 缺乏性手足搐搦症，对该患儿照护措施不正确的是（　　）。

　　A. 惊厥时及时清除口鼻分泌物　　　　B. 遵医嘱应用镇静剂和钙剂

　　C. 按压、束缚患儿四肢避免抽搐　　　　D. 惊厥发作时保护患儿安全

　　E. 保持安静，减少刺激

二、判断题

1. 营养不良患儿最早出现的症状是体重下降。（　　）

2. 营养不良患儿皮下脂肪减少的顺序首先是腹部，其次为躯干、臀部、四肢，最后是面部。（　　）

3. 肥胖是指体重超过同性别、同身高健康小儿体重均值的 20% 以上。（　　）

4. 预防佝偻病应该鼓励孕妇多晒太阳，适当补充维生素 D 制剂。（　　）

5. 为了获得内源性维生素 D，冬季可以在室内隔着玻璃晒太阳。（　　）

三、思考题

1. 如何预防婴幼儿营养不良的发生？

2. 哪些食品富含丰富的维生素 D 和钙剂？

3. 维生素 D 缺乏性佝偻病如何预防？

参考答案

一、选择题

1. B　2. C　3. A　4. E　5. B　6. C　7. C

二、判断题

1. ×　2. √　3. √　4. √　5. ×

（**本章编者：丁建云　贾文燕**）

第五章

呼吸系统常见病识别与预防

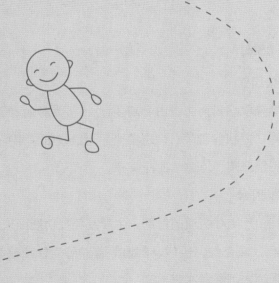
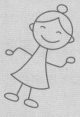

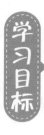

1. 了解急性上呼吸道感染、急性支气管炎、肺炎及支气管哮喘的病因及治疗要点。
2. 熟悉婴幼儿呼吸系统常见病的临床表现。
3. 掌握婴幼儿呼吸系统常见病的照护和预防措施。

第一节　急性上呼吸道感染

急性上呼吸道感染简称上感，是婴幼儿最常见的疾病，俗称"感冒"。上感主要侵犯鼻、鼻咽和咽部，一年四季均可发病，以冬春季节及气候骤变时多见。

一、病因

1. 感染因素

原发感染以病毒为主，占 90% 以上，常为鼻病毒、流感病毒、副流感病毒、腺病毒、柯萨奇病毒、冠状病毒等；病毒感染后可继发细菌感染，最常见的有 A 组溶血性链球菌，其次为肺炎链球菌、流感嗜血杆菌等。

2. 诱发因素

婴幼儿由于上呼吸道的解剖、生理及免疫功能尚未发育成熟等特点易患本病；营养不良、维生素 D 缺乏性佝偻病、贫血等营养障碍性疾病等，以及照护不当、气候改变和不良环境因素等均可诱发本病。

二、临床表现

本病起病急缓、症状轻重不一，与发病年龄、病原体及机体抵抗力不同相关。

（一）一般类型的急性上呼吸道感染

病程一般 3~5 天，如体温不退或病情加重，应考虑炎症波及其他部位或继发感染。常因受凉后 1~3 天出现症状。婴幼儿起病急，以全身症状为主，常伴有消化道症状，多有发热，体温可高达 39~40℃，热程 2 天~1 周，甚至出现热性惊厥。年长儿以局部症状为主，全身症状较轻。

1. 局部症状（图 5-1）

鼻塞、流涕、打喷嚏、干咳、咽部不适和咽痛等，可在 3~4 天内自然愈合。

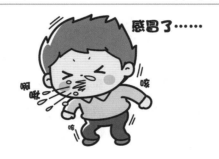

▼ 图 5-1　上感临床表现

2. 全身症状

发热高低不一。烦躁不安、头痛、全身不适、乏力、睡眠不安等。部分患儿有食欲缺乏、呕吐、腹泻、腹痛等消化道症状。腹痛多为脐周持续性疼痛，阵发性加剧，无压痛，与发热导致肠蠕动亢进或并发急性肠系膜淋巴结炎相关。

（二）两种特殊类型的上呼吸道感染（表 5-1）

表 5-1　两种特殊类型的上呼吸道感染

项目	疱疹性咽峡炎（图 5-2）	咽 - 结合膜热
病原体	柯萨奇 A 组病毒	腺病毒 3、7 型
好发季节	夏秋季	春夏季，可在托幼机构中流行
症状	起病急、高热、咽痛、流涎、拒食、呕吐等	高热、咽炎、眼结合膜炎为特征
体征	咽部充血，咽腭弓、腭垂、软腭等处有 2~4mm 疱疹，周围有红晕，破溃后形成小溃疡	咽部充血、一侧或两侧滤泡性眼结膜炎、颈部或耳后淋巴结肿大
病程	1 周左右	1~2 周

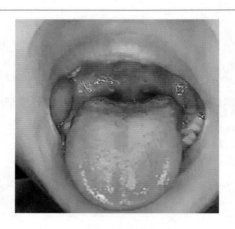

▼ 图 5-2　疱疹性咽峡炎

（三）并发症

常波及邻近组织和器官，易引起中耳炎、鼻窦炎、咽后壁脓肿、扁桃体周围脓肿、颈部淋巴结炎、喉炎、气管支气管炎、肺炎等，以婴幼儿多见。年长儿若因溶血性链球菌引起上感，可导致急性肾小球肾炎、风湿热等。病毒感染可并发急性病毒性心肌炎，可致心力衰竭、心律失常，甚至猝死。

三、治疗要点

以对症、支持治疗为主，预防并发症的发生。若为流感病毒感染，可用磷酸奥司他韦口服。如继发细菌感染或有并发症者，可选用抗生素治疗，常选用青霉素类、头孢菌素类及大环内酯类抗生素。如为链球菌感染或既往有肾炎或风湿热病史者，应用青霉素或红霉素治疗 10 ~ 14 天。

四、照护措施

建议家长暂缓上呼吸道感染的婴幼儿入托，尤其是疱疹性咽峡炎，有较强的传染性，避免交叉感染，痊愈后再入托。

（一）一般护理

婴幼儿应注意休息，减少活动。采取分室居住和佩戴口罩等方式进行呼吸道隔离。保持室内空气清新，但应避免空气对流。

（二）促进舒适

保持室温 18～22℃，湿度 50%～60%，以减少空气对呼吸道黏膜的刺激。保持口腔清洁，婴幼儿饭后喂少量的温开水以清洗口腔，年长儿饭后漱口，口唇涂油类以免干燥。及时清除鼻腔及咽喉部分泌物，保持鼻孔周围的清洁，并用凡士林、液状石蜡等涂抹鼻翼部的黏膜及鼻下皮肤，以减轻分泌物的刺激。嘱患儿不要用力擤鼻涕，以免炎症经咽鼓管向中耳发展引起中耳炎。

（三）发热护理

衣被不可过厚，以免影响机体散热。保持皮肤清洁，及时更换被汗液浸湿的衣被。每 4 小时测量体温一次，并准确记录，如为超高热或有热性惊厥史者须 1～2 小时测量一次。退热处置 1 小时后复测体温，并随时注意有无新的症状或体征，以防惊厥发生或体温骤降。如有虚脱表现，应予保暖，饮温水，严重者给予静脉补液。体温超过 38.5℃时给予药物降温。若婴幼儿虽有发热甚至高热，但精神较好，玩耍如常，在严密观察下可暂不处置。若有高热惊厥病史者则应及早给予退热处置。

儿童热性惊厥有什么特点

（四）保证充足的营养和水分

给予婴幼儿富含营养、易消化的饮食。有呼吸困难者，应少食多餐。婴儿哺乳时取头高位或抱喂，呛咳重者用滴管或小勺慢喂，以免进食用力或呛咳加重病情。因发热、呼吸增快而增加水分消耗，所以要注意常喂水，入量不足者进行静脉补液。

（五）观察病情

密切观察病情变化，注意咳嗽的性质、口腔黏膜改变及皮肤有无皮疹、神经系统症状等，以便早期发现麻疹、猩红热、百日咳、流行性脑脊髓膜炎等急性传染病。注意观察咽部充血、水肿、化脓情况，疑咽后壁脓肿时，应及时就医。

五、预防

1. 居室应宽敞、整洁、采光好。室内应采取湿式清扫，经常开窗通气，成人应避免在婴幼儿居室内吸烟，保持室内的空气新鲜。

2. 合理均衡膳食。喂养要营养平衡，纠正偏食。婴儿提倡母乳喂养，及时添加换乳期食物，保证摄入足量的蛋白质及维生素。

3. 多进行户外活动，多晒太阳，预防佝偻病的发生。加强体格锻炼，增强抵抗力，加强呼吸肌的肌力与耐力，提高呼吸系统的抵抗力与适应环境的能力。

4. 气候骤变时，应及时增减衣服，既要注意保暖、避免着凉，又要避免过多出汗，出汗后及时更换衣物。

5. 上呼吸道感染的高发季节，应避免带婴幼儿去人多拥挤、空气不流通的公共场所。体弱婴幼儿建议注射流感疫苗，增加对感染的防御能力。

本节内容回顾

本节内容架构		应知应会星级
一、病因		★★★★
二、临床表现	（一）一般类型的急性上呼吸道感染	★★★★
	（二）两种特殊类型的上呼吸道感染	★★
	（三）并发症	★★
三、治疗要点		★
四、照护措施	（一）一般护理	★★★★★
	（二）促进舒适	★★★★★
	（三）发热护理	★★★★★
	（四）保证充足的营养和水分	★★★
	（五）观察病情	★★★★
五、预防		★★★★★

第二节　急性支气管炎

案例导入

　　浩浩，男，1岁。发热、咳嗽4天入院。因受凉后出现鼻塞、流清涕、咳嗽，体温38.9℃，按上呼吸道感染治疗未见好转，咳嗽渐加重。体检：体温38.5℃，脉搏126次／分，呼吸38次／分。神志清楚，口唇无发绀，咽部充血，双肺呼吸音粗，可闻及不固定的散在干、湿啰音。

　　请思考：该患儿最可能患哪种疾病？该患儿采取的照护措施有哪些？

　　急性支气管炎是指各种病原体引起的支气管黏膜感染，因气管常同时受累，故又称为急性气管支气管炎。本病是儿童时期常见的呼吸道疾病，婴幼儿多见，常继发于上呼吸道其他部位感染，或为麻疹、百日咳等急性传染病并发症。

一、病因

　　病原体为各种病毒、细菌、肺炎支原体或混合感染。凡能引起上呼吸道感染的病原体都可引起支气管炎，病毒感染为其主要病因。特异性体质、免疫功能失调、营养不良、佝偻病及支气管局部的结构异常等均为本病的危险因素。

二、临床表现

　　大多数患儿先有上呼吸道感染症状，之后以咳嗽为主要症状，初为刺激性干咳，继之有痰。年长儿一般症状较轻，婴幼儿全身症状较重，常有发热，体温高低不一，多在38.5℃左右，可伴有呕吐、腹泻等消化道症状。双肺呼吸音粗糙，可闻及不固定散在的干啰音、痰鸣音或少量粗中湿啰音，常在体位改变或咳嗽后减轻甚至消失。

喘息性支气管炎（又名哮喘性支气管炎）是婴幼儿时期伴有喘息的支气管炎，多见于3岁以下，有湿疹或其他过敏史；有类似哮喘症状与体征；有反复发作倾向；少数可发展为支气管哮喘。

三、治疗要点

主要是控制感染和对症治疗。年幼体弱患儿或有发热、痰多而黄，考虑为细菌感染者使用抗生素控制感染；祛痰止咳、平喘等对症治疗。

四、照护措施

支气管炎患儿可居家或托育机构照护，如有支气管炎患儿入托，托育保育员应与家长配合，加强对患儿的照护工作。

（一）保持呼吸道通畅

1. 保持室内空气新鲜，温湿度适宜，一般室温 18～22℃，湿度 50%～60%。患儿应注意休息，避免剧烈的活动及游戏，以防加重咳嗽。

2. 鼓励患儿多饮水，使痰液稀释易咳出。

3. 经常变换体位，指导并鼓励患儿有效咳嗽，促使呼吸道分泌物的排出和炎症消散。对咳嗽无力的患儿，协助拍背，使呼吸道分泌物易于排出，促进炎症消散。

4. 痰液黏稠者可给予雾化吸入，以湿化气道，消除炎症，促进排痰。

5. 遵医嘱给予抗生素、祛痰止咳剂、平喘剂治疗，并密切观察药物疗效和不良反应。口服止咳糖浆后不要立即喝水，以使药物更好地发挥疗效。

6. 对哮喘性支气管炎的患儿，注意观察呼吸变化，有无缺氧症状。

（二）维持正常体温

在 38.5℃以上时可采取物理降温或遵医嘱药物降温，以防止发生热性惊厥，具体参照急性上呼吸道感染发热照护措施。

五、预防

参考急性上呼吸道感染的预防措施。另外积极预防营养不良、贫血、佝偻病及各种传染病；按时接种疫苗，增强机体的免疫力。

本节内容回顾

本节内容架构		应知应会星级
一、病因		★★★★
二、临床表现		★★★★
三、治疗要点		★
四、照护措施	（一）保持呼吸道通畅	★★★★★
	（二）维持正常体温	★★★★★
五、预防		

第三节 肺 炎

案例导入

患儿，男，8个月，因"发热、咳嗽5天，气促1天"入院。患儿5天前无明显诱因出现发热、咳嗽，体温波动在38.8～39.3℃，咳嗽呈阵发性，有痰不易咳出，伴有流涕、鼻塞，给予"感冒冲剂"口服和退热处理。近1天来，患儿咳嗽渐加重，伴有喘憋，咳嗽时有痰液咳出，痰液黏稠色黄，赶紧去医院就诊，确诊为"支气管肺炎"。

请思考：该患儿应该如何治疗？采取的照护措施有哪些？

肺炎是指不同病原体及其他因素（如吸入羊水、油类及过敏等）所引起的肺部炎症。临床以发热、咳嗽、气促、呼吸困难和肺部固定湿啰音为主要表现。肺炎好发于 3 岁以下，尤其是 2 岁以内婴幼儿，全年均可发病，以冬、春季多见，是我国婴幼儿时期的常见疾病，占 5 岁以下小儿死亡的第一位原因，也是我国儿童重点防治"四病"之一。

一、分类

目前无统一分类，常按照病理、病因、病程、病情、临床表现典型与否等分类。支气管肺炎是按照病理分类的婴幼儿最常见的肺炎类型。

本节重点讨论支气管肺炎。

知识链接

肺炎的临床分类

1. 按病理分类

分为大叶性肺炎、小叶性肺炎（支气管肺炎）、间质性肺炎。小儿以支气管肺炎最常见。

2. 按病因分类

（1）感染性肺炎：如细菌性肺炎、病毒性肺炎，真菌性肺炎、支原体肺炎、衣原体肺炎。

（2）非感染性肺炎：如吸入性肺炎、过敏性肺炎、坠积性肺炎等。

3. 按病程分类

（1）急性肺炎：病程 <1 个月。

（2）迁延性肺炎：病程 1~3 个月。

（3）慢性肺炎：病程 >3 个月。

4. 按病情分类

（1）轻症肺炎：除呼吸系统外，其他系统仅轻微受累，无全身中毒症状。

（2）重症肺炎：除呼吸系统外，出现其他系统受累表现，全身中毒症状明显，甚至会危及生命。

5. 按临床表现典型与否分类

（1）典型肺炎：由肺炎链球菌、金黄色葡萄球菌、肺炎杆菌、流感嗜血杆菌及大肠杆菌等引起的肺炎。

（2）非典型肺炎：由肺炎支原体、衣原体、军团菌、病毒等引起的肺炎。2002年冬季、2003年春季我国发生了一种传染性非典型性肺炎，世界卫生组织（WHO）将其命名为严重急性呼吸道综合征（SARS），为新型冠状病毒引起，以肺间质病变为主，传染性强，病死率高。

6. 按发生肺炎的地区进行分类

（1）社区获得性肺炎：指无明显免疫抑制的患儿在院外或住院48小时内发生的肺炎。

（2）院内获得性肺炎：指住院48小时后发生的肺炎，又称医院内肺炎。

二、病因

常见病原体为病毒和细菌，亦可为病毒和细菌的混合感染。细菌感染主要有肺炎链球菌、流感嗜血杆菌、葡萄球菌等；病毒感染主要有呼吸道合胞病毒、腺病毒、副流感病毒等。近年来支原体肺炎、衣原体肺炎及流感嗜血杆菌肺炎也日渐增多。

居室拥挤、通风不良、空气污浊等均可使机体的抵抗力降低，易患肺炎。低出生体重儿以及合并营养不良、维生素D缺乏性佝偻病、先天性心脏病、免疫缺陷者病情严重，常迁延不愈，病死率较高。

三、临床表现

（一）轻症

2岁以下的婴幼儿多见，起病多较急，发病前数日多先有上感病史，主要表现为：①发热：体温可达39～40℃，热型不定，多为不规则发热，新生儿重度营养不良可不发热或体温不升；②咳嗽：开始为刺激干咳，以后有痰，新生儿、早产儿可表现为口吐白沫；③气促：多于发热、咳嗽之后发生；④全身症状：常有精神不振、食欲减退、烦躁不安、轻度腹泻或呕吐等。

肺炎初期症状与上呼吸道感染表现相似，当患儿出现类似"感冒"症状而经过一般处理未缓解或进一步加重时，要及时就医。

（二）重症

患儿除呼吸系统外，还可出现循环、神经和消化系统等的临床表现。

知识链接

肺炎并发心力衰竭的表现有哪些？

1. 呼吸频率突然加快，安静状态下 >60 次／分。

2. 心率突然加快，安静状态下 >180 次／分。

3. 突然极度烦躁不安，明显发绀，面色苍白或发绀，指（趾）端微血管充盈时间延长。

4. 心音低钝，奔马律，颈静脉怒张。

5. 肝脏在短期内迅速增大。

6. 少尿或无尿，颜面眼睑或双下肢水肿。

具备前5项即可诊断为肺炎合并心力衰竭。

（三）并发症

若延误诊断或病原体致病力强者，可引起脓胸、脓气胸、肺不张、肺大疱、化脓性心包炎、败血症等并发症；常见病原体为金黄色葡萄球菌肺炎和某些革兰阴性杆菌肺炎，多表现为体温持续不退，或退而复升，中毒症状或呼吸困难突然加重。

四、治疗要点

宜采用综合治疗，原则为控制感染、改善通气功能、对症治疗及预防并发症。

1. 控制感染

根据病原菌选用敏感药物，用药原则为早期、足量、足疗程，重症患儿宜联合静脉给药。

2. 对症治疗

吸氧、祛痰，保持呼吸道通畅，改善肺的通气功能；镇静、止咳、平喘、退热，及时纠正水、电解质紊乱与酸碱平衡失调。

3. 防治并发症

积极防治心力衰竭、中毒性脑病等并发症。对有明显中毒症状或严重喘憋，或伴有脑水肿、感染性休克、呼吸衰竭等的患儿，在使用有效抗生素的同时，可短期应用肾上腺皮质激素。

五、照护措施

（一）一般护理

1. 环境

保持室内空气清新，室温控制在 18～20℃、湿度 60%。病室应定时通风（避免对流），不同病原体所致肺炎应分室收治，以防止交叉感染。

2. 休息

患儿卧床休息，减少活动。治疗和照护措施应集中进行，尽量使患儿安静，以减少机体的耗氧量。注意被褥要轻暖，穿衣不要过多，以免引起不安和出汗；内衣应宽松，以免影响呼吸。

3. 饮食

应给予易消化、富含足量维生素和蛋白质的营养食物及适量液体，少量多餐。

（二）改善呼吸功能

1. 氧疗。烦躁、口唇发绀等缺氧表现的患儿应及早给氧，以改善低氧血症。

2. 调节代谢。鼓励患儿多饮水使呼吸道黏膜湿润，以利于痰液的咳出，并有助于黏膜病变的修复，同时防止发热导致的脱水。

3. 遵医嘱给予抗生素治疗，促进气体交换。

（三）保持呼吸道通畅

1. 及时清除患儿口鼻分泌物，经常翻身叩背，变换相应体位，利于肺部扩张，减少肺部淤血，促使痰液排出，促进炎症吸收。

2. 指导患儿有效地咳嗽，排痰前协助转换体位，帮助清除呼吸道分泌物。必要时，可进行雾化吸入使痰液变稀薄利于咳出。

3. 用上述方法仍不能有效咳出痰液者，可用吸痰器吸出，但吸痰不能过频，否则可刺激产生更多的黏液。密切监测生命体征和呼吸窘迫程度以了解疾病的发展情况。

4. 遵医嘱给予祛痰剂、平喘剂。

（四）维持体温正常

发热者应密切监测体温变化，警惕热性惊厥的发生，采取相应的照护（参阅本章第一节发热护理）。

（五）密切观察病情

1. 注意观察患儿神志、面色、呼吸、心音、心率等变化。当患儿出现烦躁不安、面色苍白、呼吸加快 >60 次 / 分、心率 >180 次 / 分、心音低钝、奔马律、肝在短时间内急剧增大时，提示可能出现心力衰竭。

2. 密切观察意识、瞳孔、囟门及肌张力等变化，若有烦躁或嗜睡、惊厥、昏迷、呼吸不规则、肌张力增高等，提示出现颅内高压。

3. 观察有无腹胀、肠鸣音是否减弱或消失、呕吐的性质、是否有便血等，以便及时发现中毒性肠麻痹及胃肠道出血。

4. 观察患儿病情突然加重，出现剧烈咳嗽、呼吸困难、烦躁不安、面色青紫、胸痛及一侧呼吸运动受限等，提示可能出现了脓胸、脓气胸。

六、预防

1. 指导家长加强患儿的营养，培养良好的饮食和卫生习惯。从小养成锻炼身体的好习惯，经常户外活动，增强体质，改善呼吸功能。

2. 婴幼儿应少去人多的公共场所，尽可能避免接触呼吸道感染患者。

3. 有营养不良、佝偻病、贫血及先天性心脏病的患儿应积极治疗，增强抵抗力，减少呼吸道感染的发生。

4. 教会家长处理呼吸道感染的方法，使患儿在疾病早期能得到及时控制。

5. 定期健康检查，按时预防接种。

本节内容回顾

本节内容架构		应知应会星级
一、分类		★★★★
二、病因		★★★★
三、临床表现	（一）轻症	★★★★
	（二）重症	★★
	（三）并发症	★★
四、治疗要点		★★
五、照护措施	（一）一般护理	★★★★★
	（二）改善呼吸功能	★★★★★
	（三）保持呼吸道通畅	★★★★★
	（四）维持体温正常	★★★★★
	（五）密切观察病情	★★★★★
六、预防		★

第四节　支气管哮喘

● 案例导入

　　嘟嘟，3 岁，咳嗽，发热 2 周，喘息 5 天，两周前受凉后出现咽痛，以干咳为主，最高体温 37.8℃，口服"感冒药"后发热症状明显改善，但咳嗽症状改善不明显。夜间喘息明显。接触冷空气或烟味后症状加重。

　　请思考：该患儿应该如何治疗？采取的照护措施有哪些？

　　支气管哮喘简称哮喘，是由嗜酸性粒细胞、肥大细胞、中性粒细胞和 T 淋巴细胞等多种细胞共同参与的气道慢性炎症性疾病和易感个体气道高反应性为特征的异质性疾病，当接触物理、化学、生物等刺激因素时，发生不同程度、广泛多变的可逆性气流受限，从而引起反复发作的喘息、咳嗽、气促、胸闷和呼气性呼吸困难等症状，常在夜间和（或）清晨发作或加剧，多数患儿可经治疗缓解或自行缓解。

　　本病是儿童时期常见的过敏性呼吸道疾病。当前我国儿科哮喘的诊治虽已取得较大进展，但仍有约 30% 的城市儿童哮喘未能得到及时诊断，并有 20% 以上的儿童哮喘未得到良好控制，且发病率呈逐年增高的趋势。

一、病因

　　尚未完全清楚，多数学者认为与遗传和环境因素有关。遗传过敏体质与本病有密切的关系，多数患儿有婴儿湿疹、过敏性鼻炎或和食物（药物）过敏史，部分患儿伴有轻度免疫缺陷。本病为多基因遗传病，80%～90% 患儿发病于 5 岁以前，25%～50% 的患儿有家族史，同时哮喘的形成和反复发作又受环境因素的综合作用。

二、临床表现

　　哮喘的典型症状是反复喘息、气促、胸闷或咳嗽，呈阵发性反复发作，以夜间和

（或）晨起为重。各年龄均可发病，其中 80%～90% 始发于 5 岁以前。婴幼儿起病较缓，发病前 1～2 天常有上呼吸道感染；年长儿大多起病较急，且多在夜间发作。

（一）典型症状

咳嗽与喘息呈阵发性发作，以夜间和清晨为重；发作前常有刺激性干咳、喷嚏、流泪、胸闷等先兆症状，发作时有呼气性呼吸困难，呼气相延长伴有喘鸣声；严重者被迫呈端坐呼吸、恐惧不安、大汗淋漓、面色苍白，鼻翼翕动，唇甲发绀。

（二）哮喘危重状态

在合理使用常规缓解药物治疗后，仍有严重或进行性呼吸困难者，为哮喘危重状态。临床表现为哮喘急性发作，有咳嗽、喘息、呼吸困难、大汗淋漓和烦躁不安，严重时表现为端坐呼吸、语言不连贯、严重发绀、意识障碍及心肺功能不全征象。

（三）不典型症状

可表现为运动或体力活动时乏力、气促或胸闷。婴幼儿在哭闹或玩闹后出现喘息或喘鸣音，或仅有夜间和清晨的咳嗽。婴幼儿慢性或反复咳嗽可能是支气管哮喘的唯一症状。即咳嗽变异性哮喘，常在夜间和清晨发作，运动可加重咳嗽。

三、治疗要点

治疗原则：祛除诱因、控制发作和预防复发，方案宜为长期、持续、规范、个体化的治疗原则。

急性发作期重点是抗感染、平喘，以便快速缓解症状；慢性持续期和临床控制期是防止症状加重和预防复发，如避免触发因素、抗感染、降低气道高反应性、防止气道重塑，避免危险因素，并做好自我管理。

四、照护措施

托育保育员应了解每个婴幼儿健康状况。婴幼儿发生哮喘后，托育保育员应评估现场情况，如果哮喘是环境因素如花粉等导致，尽快脱离原来环境。拨打 120 急救电话，同时尽快通知保健人员、园长和幼儿家长，做好记录。有条件的尽快吸入专用气雾剂缓解症状。

（一）急性期的护理

1. 保持室内空气清新，温湿度适宜，避免有害气味及强光的刺激，给患儿提供一个安静、舒适的环境以利于休息。

2. 遵医嘱正确给予支气管扩张剂、糖皮质激素和抗生素治疗。

3. 给予雾化吸入，以促进分泌物的排出；教会患儿做深而慢的呼吸运动。

4. 保证患儿摄入足够的水分，以降低分泌物的黏稠度，防止痰栓形成。

5. 守护并安抚患儿，避免烦躁不安，缓解其恐惧心理。

6. 注意呼吸困难的表现及病情变化。若患儿出现发绀、大汗淋漓、心率增快、血压下降、呼吸音减弱等表现，应立即就医处理。

（二）慢性持续期护理

1. 局部吸入糖皮质激素是目前控制哮喘的最有效的首选药物。教育患儿及家长掌握哮喘的基本防治知识，提高用药的依从性，避免诱发因素，巩固治疗效果。

2. 通过有效的哮喘防治教育与管理，调动患儿及家属抗病的积极性，积极参加日常活动及体育锻炼，增强体质，树立战胜疾病的信心。

五、预防

1. 指导家长给患儿增加营养，多进行户外活动，多晒太阳，增强体质，预防呼吸道感染。

2. 指导患儿及家长确认哮喘发作的诱因，避免接触可能的过敏原，去除各种诱发因素（如避免寒冷刺激、避免进食鱼虾等易致过敏的蛋白质等）。

3. 教会患儿及家长对病情进行监测，辨认哮喘发作的早期征象、发作表现及掌握适当的处理方法。

4. 教会患儿及家长选用长期预防与快速缓解的药物，正确、安全用药（尤其是吸入技术，见图5-3）。

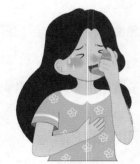

支气管哮喘

▼ 图 5-3 支气管哮喘吸入药物

5. 药物预防

色甘酸钠有抑制肥大细胞脱颗粒，降低气道高反应性的作用，故在好发季节前的 1 个月开始应用，而达到预防目的。酮替芬作用与色甘酸钠相似。病情缓解后，应继续吸入维持量糖皮质激素，至少 6 个月～2 年或更长时间。

本节内容回顾

本节内容架构		应知应会星级
一、病因		★★★
二、临床表现	（一）典型症状	★★★★
	（二）哮喘危重状态	★★★★
	（三）不典型症状	★★★
三、治疗要点		★★
四、照护措施	（一）急性期的护理	★★★★
	（二）慢性持续期护理	★★★★★
五、预防		★★★★★

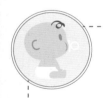

― 思考与练习 ―

一、选择题

1. 婴幼儿易患呼吸道感染的主要原因是（　　）。

　　A. 生长发育迅速　　　　B. 消化功能差　　　　C. 肝功能不成熟

　　D. 肾功能不成熟　　　　E. 免疫功能不完善

2. 婴幼儿发热最常见的原因是（　　　）。

　　A. 病毒细菌感染　　　　B. 组织严重损伤　　　　C. 恶性肿瘤

　　D. 结缔组织疾病　　　　E. 体温调节失调

3. 婴幼儿高热最常见的并发症是（　　　）。

　　A. 高热惊厥　　　　　　B. 并发肺炎　　　　　　C. 并发脑炎

　　D. 并发肠炎　　　　　　E. 休克虚脱

4. 婴幼儿急性上呼吸道感染时错误的照护是（　　　）。

　　A. 注意休息鼓励喝水　　B. 早期使用抗生素　　　C. 麻黄碱滴鼻处理鼻塞

　　D. 及时正确合理降温　　E. 密切观察病情变化

5. 婴儿急性上呼吸道感染与成人最大的区别是（　　　）。

　　A. 有发热　　　　　　　B. 鼻塞较重　　　　　　C. 咽充血明显

　　D. 全身中毒症状重及并发症较多　　　　　　　　E. 颌下淋巴结肿明显

6. 患儿，2 岁，因咳嗽、咳痰、气促 3 天入院。查体：神清，呼吸促，两肺闻
　　及哮鸣音及粗湿啰音。诊断为哮喘性支气管炎。对该患儿错误的照护措施是
　　（　　　）。

　　A. 多饮水　　　　　　　B. 勤翻身　　　　　　　C. 适度吸痰

　　D. 超声雾化吸入　　　　E. 口服可待因

7. 我国 5 岁以下小儿死亡的第一位原因是（　　　）。

　　A. 维生素 D 缺乏性佝偻病　　　　　　　　B. 婴幼儿腹泻

　　C. 支气管肺炎　　　　　　　　　　　　　　D. 营养性缺铁性贫血

　　E. 急性肾小球肾炎

8. 下列哪一项不是支气管哮喘的照护措施（　　　）。

　　A. 避免进食可能诱发哮喘的食物，如鱼、虾、蛋

　　B. 病室湿度在 50％～70％，定期空气加湿；室温维持在 18～22℃，摆放花草

　　C. 改善通气，缓解呼吸困难

D. 必要时遵医嘱给镇静剂，注意禁用吗啡和大量镇静剂，以免抑制呼吸

E. 给予在院及出院的康复指导

二、判断题

1. 疱疹性咽峡炎的病原体是柯萨奇病毒。(　　)

2. 婴幼儿患鼻咽炎易并发中耳炎的原因是咽鼓管宽、短、直。(　　)

3. 支气管肺炎最常见的病原体是呼吸道合胞病毒。(　　)

三、思考题

1. 上呼吸道感染的预防措施有哪些？

2. 肺炎的临床表现有哪些？

3. 沐沐，男，9 个月。因发热 3 天就诊。患儿因受凉后出现发热、烦躁不安、张口呼吸、拒食，体温 38.8～39.8℃区间波动。患儿精神疲倦，面色潮红，咽部充血，双肺呼吸音稍粗，未闻及干、湿啰音。该患儿最可能患哪种疾病？应采取的照护措施有哪些？

参考答案

一、选择题

1. E　2. A　3. A　4. B　5. D　6. E　7. C　8. B

二、判断题

1. √　2. √　3. ×

（**本章编者：昌大平**）

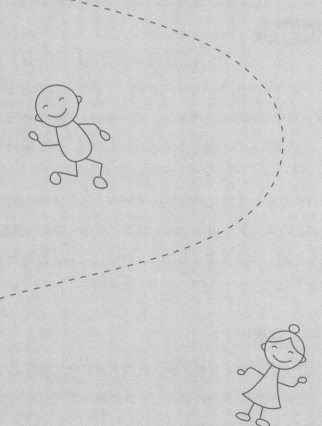

第六章

消化系统常见病识别与预防

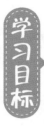

1. 了解口炎、腹泻病、肠套叠、先天性巨结肠的病因及治疗要点。
2. 熟悉上述常见消化系统疾病的临床表现。
3. 掌握上述常见消化系统疾病的照护及预防措施。

第一节　口　炎

● 案例导入

苗苗，女，1个月，妈妈带她去儿保门诊查体。医生发现宝宝舌头上有两个小片状的白色乳凝块状物，不易拭去，不影响宝宝吃奶喝水。经检查，宝宝的体温正常，淋巴结无肿大，无流涎。初步诊断为"鹅口疮"。

请思考：苗苗为什么会出现这些表现？应采取哪些照护措施？

口炎是婴幼儿消化道常见疾病之一，是指口腔黏膜的炎症。临床常见的有舌炎、齿龈炎或口角炎等。大多由微生物（细菌、病毒、真菌和螺旋体）引起，亦可因局部理化因素刺激而引起。本病多见于婴幼儿，可单独发病，亦可继发于急性感染、腹泻、营养不良、维生素 B 或维生素 C 缺乏等全身性疾病。

一、病因

由于婴幼儿口腔黏膜柔嫩，血管丰富，唾液腺分泌唾液较少，口腔黏膜较干燥，有利于微生物的繁殖，易患口腔炎。食具消毒不严、口腔不卫生或由于各种疾病导致机体抵抗力下降等因素可诱发口腔炎。

鹅口疮为白色念珠菌感染所致，多见于新生儿和营养不良、腹泻、长期应用广谱抗生素或激素患儿。疱疹性口炎为单纯疱疹病毒感染所致，多见于1~3岁幼儿。溃疡性口炎主要由金黄色葡萄球菌、链球菌、肺炎链球菌等引起，多见于婴幼儿。

二、临床表现

（一）鹅口疮（图 6-1）

口腔黏膜表面出现白色小点或小片状物，可逐渐融合成片，不易拭去，强行擦拭剥离后，局部黏膜潮红、粗糙，可伴有溢血。患处不痛，不流涎，一般不影响吃奶，无全身症状。最常见于颊黏膜，其次是舌、齿龈、上腭。重症可累及消化道或呼吸道，出现低热、拒食、呕吐、吞咽困难、声音嘶哑或呼吸困难等。

（二）疱疹性口腔炎（图 6-2）

起病时发热，体温达38~40℃，1~2天后颊黏膜、齿龈、舌、唇内、唇红部及邻近口周皮肤出现单个或成簇的小疱疹，直径2~3mm，周围有红晕，迅速破溃后形成浅溃疡，上面覆盖黄白色纤维素性渗出物。有时可波及上腭及咽部。疼痛剧烈，患儿出现拒食、流涎、烦躁、颌下淋巴结肿大。病程为1~2周。

本病需与疱疹性咽峡炎鉴别，后者由柯萨奇病毒引起，多发生于夏秋季，疱疹主要分布在咽部和软腭，但不累及齿龈和颊黏膜。

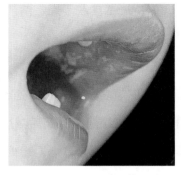

▼ 图 6-1　鹅口疮

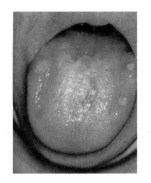

▼ 图 6-2　疱疹性口腔炎

（三）溃疡性口腔炎

也称急性球菌性口炎。本病特征是初起时口腔黏膜充血水肿，继而形成大小不等的糜烂面或浅溃疡，边界清楚，表面有灰白色假膜，为纤维素性渗出物，易拭去，拭去后遗留渗血创面。口腔的各部位均可发生，表现为局部疼痛、烦躁、拒食、流涎、哭闹，常伴发热，体温可达 39～40℃，颌下淋巴结肿大。

三、治疗要点

治疗以保持口腔清洁、局部涂药、对症处理为主，注意水分及营养的补充，严重者可全身用药。

四、照护措施

疱疹性口腔炎的婴幼儿应暂缓入托。溃疡性口腔炎的入托婴幼儿，托育保育员一定注意饮食护理，避免因口腔疼痛而引起摄入减少，同时把当天孩子在托情况反馈给家长。

（一）促进口腔黏膜愈合

1. 口腔护理

鼓励婴幼儿多喝水，进食后漱口，保持口腔黏膜湿润和清洁。疱疹性口腔炎水疱破溃形成的溃疡面可用 3% 过氧化氢溶液或 0.1% 乳酸依沙吖啶溶液清洗；鹅口疮患儿宜用 2% 碳酸氢钠溶液清洗口腔。清洗口腔每日 2～4 次，以餐后 1 小时左右为宜，动作应轻、快、准，以免引起呕吐。对流涎者，及时清除流出物，保持周围皮肤干燥、清洁，避免引起皮肤湿疹及糜烂。

2. 正确涂药

涂药前先清洗口腔，然后用无菌纱布或干棉球放在颊黏膜腮腺管口处或舌系带两侧，以隔断唾液，再用干棉球将病变部黏膜表面吸干净后方能涂药，涂药后嘱患儿闭口 10 分钟，然后取出隔离唾液的纱布或棉球，不可立即漱口、饮水或进食。鹅口疮患儿局部可涂抹制霉菌素鱼肝油混悬溶液；疱疹性口腔炎患儿局部可涂碘苷（疱疹净）抑制病毒，也可喷西瓜霜、锡类散、冰硼散等。

（二）饮食护理

以高热量、高蛋白、含丰富维生素的温凉流质或半流质饮食为宜，避免摄入刺激性食物。对口腔疼痛影响进食时，可按医嘱在进食前局部涂 2% 盐酸利多卡因凝胶。

（三）发热的护理

监测体温变化，体温超过 38.5℃时，可给予物理降温，必要时给予药物降温。

五、预防

1. 做好喂乳前母亲乳房清洁、奶具清洁消毒工作，避免鹅口疮。

2. 家长帮婴幼儿养成良好的卫生习惯，按时刷牙、饭后漱口，纠正吮指等不良习惯。

3. 婴幼儿食具要专用，做好清洁消毒工作。

4. 引导婴幼儿不偏食、不挑食，加强体格锻炼，提高身体抵抗力。

5. 疱疹性口腔炎具有较强的传染性，尽量避免带婴幼儿到人多的公共场所，避免交叉感染。

本节内容回顾

本节内容架构		应知应会星级
一、病因		★★
二、临床表现	（一）鹅口疮	★★★
	（二）疱疹性口腔炎	★★★
	（三）溃疡性口腔炎	★★
三、治疗要点		★
四、照护措施	（一）促进口腔黏膜愈合	★★★★★
	（二）饮食护理	★★★★
	（三）发热的护理	★★★★★
五、预防		★★★★

第二节　腹　泻　病

● 案例导入

　　甜甜，女，1.5 岁，腹泻伴呕吐 3 天。大便每日 10 余次，为黄色稀水样便，伴呕吐，每日 4~5 次，伴低热。曾口服"蒙脱石散"等，无明显好转。患病以来，甜甜食欲不佳，精神差。

　　请思考：甜甜的腹泻最有可能是什么原因引起的？如何预防这类腹泻病的发生？

　　腹泻病是由多病原、多因素引起的以大便性状改变和大便次数增多为特点的临床综合征，严重者可引起水、电解质及酸碱平衡紊乱和全身中毒症状，是儿科常见病。以 6 个月~2 岁婴幼儿多见。一年四季均可发病，以夏秋季发病率最高，是导致婴幼儿营养不良、生长发育障碍的主要原因之一。

一、病因

1. 易感因素

　　婴幼儿容易发生腹泻与自身消化系统特点以及机体免疫功能差密切相关，同时人工喂养儿增加了肠道感染的发生率。

2. 感染因素

　　（1）肠道内感染：可由病毒、细菌、真菌、寄生虫等引起，以前两者多见。寒冷季节婴幼儿腹泻 80% 由病毒感染引起，主要为轮状病毒。

　　（2）肠道外感染：因发热和病原体毒素作用使消化道功能紊乱而产生腹泻症状，多见于上呼吸道感染、肺炎、泌尿道感染、皮肤感染或急性传染病等。

3. 非感染因素

　　（1）饮食因素：①喂养不当：多为人工喂养儿，包括喂养不定时、饮食量不当、过早喂给大量淀粉或脂肪类食物、突然改变食物品种或骤然断乳等；②过敏因素：如对牛奶或大豆（豆浆）过敏而引起的腹泻；③原发性或继发性双糖酶（主要为乳糖酶）缺乏：肠道对糖的消化吸收不良而引起的腹泻。

（2）气候因素：腹部受凉使肠蠕动加快；天气过热使消化液分泌减少，但由于口渴又吃奶过多，增加消化道负担而致腹泻。

二、临床表现

不同病因引起的腹泻具有不同临床过程。根据病程可分为急性腹泻（病程在2周以内，最多见）、迁延性腹泻（病程在2周~2个月）和慢性腹泻（病程在2个月以上）。

（一）急性腹泻

不同病因引起的腹泻常具有相似的临床表现，又各有其特点。

1. 轻型腹泻

多由饮食因素及肠道外感染引起。起病可急可缓，以胃肠道症状为主，主要表现为食欲不振，偶有呕吐或溢乳，大便次数增多，但每次大便量不多，稀糊状或水样，呈黄色或黄绿色，有酸味，常见白色或黄白色奶瓣和泡沫。无脱水及全身中毒症状，多在数日内痊愈。

2. 重型腹泻

多由肠道内感染所致，也可由轻型腹泻发展而来。起病常比较急，除有较重的胃肠道症状外，还有较明显的水、电解质及酸碱平衡紊乱和全身中毒症状，如发热，烦躁不安或精神萎靡、嗜睡，甚至昏迷、休克等。

表 6-1　不同脱水程度的临床表现

	轻度脱水	中度脱水	重度脱水
失水占体重百分比	<5%	5%~10%	>10%
失水量（ml/kg）	30~50	50~100	100~120
精神状态	稍差、略烦躁	烦躁或萎靡	昏睡或昏迷
皮肤	稍干燥，弹性尚可	苍白干燥，弹性差	极干燥，弹性极差
口腔黏膜	稍干燥	干燥	极干燥
眼窝及前囟	稍凹陷	明显凹陷	深凹陷，眼不能闭合

续表

	轻度脱水	中度脱水	重度脱水
尿量	稍减少	明显减少	少尿或无尿
眼泪	有	少	无
周围循环衰竭	无	不明显	有明显
酸中毒	无	有	严重

3. 几种常见肠炎的临床特点

（1）轮状病毒肠炎：见第十五章第七节病毒感染性腹泻。

（2）诺如病毒肠炎：见第十五章第七节病毒感染性腹泻。

（3）大肠埃希菌肠炎：多发生在夏季，可在新生儿室、托育机构甚至病房流行。致病性大肠杆菌和产毒性大肠杆菌肠炎大便呈水样或蛋花汤样，混有黏液，量多，常伴呕吐，严重者可出现水、电解质紊乱和酸中毒。侵袭性细菌肠炎起病急，腹泻频繁，大便呈黏液样或脓血便，常伴恶心、呕吐、腹痛和里急后重；全身中毒症状重，甚至休克。

（二）迁延性腹泻和慢性腹泻

病因复杂，感染、食物过敏、酶缺陷、免疫缺陷、药物因素、先天畸形等均可引起，多与营养不良及急性腹泻未彻底治疗有关。表现为腹泻迁延不愈、病情反复、大便次数和性质不稳定，严重时出现水、电解质代谢紊乱。

> **知识链接**
>
> **生理性腹泻**
>
> 多见于6个月以下婴儿，外观虚胖，常有湿疹，生后不久即出现腹泻，除大便次数增多外，无其他症状，食欲好，生长发育正常。添加辅食后，大便即逐渐转为正常。

三、治疗要点

调整饮食，应用液体疗法，预防和纠正水、电解质及酸碱平衡紊乱，合理用药，对症治疗，加强护理，预防并发症。

四、照护措施

保育员发现婴幼儿出现腹泻时应及时通知保健人员、园长和婴幼儿家长。并向家长交代婴幼儿腹泻发生的过程及伴随症状，协助家长将婴幼儿送至医院进一步检查治疗。

（一）饮食护理

1. 母乳喂养者继续哺乳，减少哺乳次数，缩短每次哺乳时间，暂停辅食添加。

2. 人工喂养者可喂米汤、脱脂奶等，待腹泻次数减少后给予流质或半流质饮食，如粥、面条等，少量多餐，随着病情稳定或好转，逐步过渡到正常饮食。

3. 严重呕吐者，可暂时禁食 4～6 小时，不禁水，病情好转后继续喂食，由少到多，由稀到稠。

4. 病毒性肠炎多有双糖酶（主要是乳糖酶）缺乏，不宜用蔗糖，可暂停乳类喂养，改为豆类代乳品或发酵奶或去乳糖配方奶粉喂养。

5. 腹泻停止后逐渐恢复营养丰富的饮食，并每日加餐一次，共 2 周。

（二）维持水、电解质及酸碱平衡

遵医嘱补充液体，维持水、电解质及酸碱平衡。

（三）防治感染

严格执行消毒隔离措施，对感染性腹泻患儿应做好隔离消毒，食具、衣物、尿布应专用，对传染性较强的腹泻患儿最好使用一次性尿布，用后焚烧。护理患儿前后认真洗手，防止交叉感染。按医遵合理用药如抗生素、微生态制剂和肠黏膜保护剂（蒙脱石粉）等。

（四）皮肤护理

患儿便后及时清洗臀部，吸干水分，保持皮肤干燥，选用柔软布类或纸质尿布，禁用不透气塑料布或橡皮布。臀部皮肤发红可涂以 5% 鞣酸软膏或 40% 氧化锌油并按摩片刻，促进局部血液循环。局部发红有渗出或有浅溃疡者，可采用灯光照射法，促进创面干燥，但应守护在旁，避免烫伤，照射后局部涂油剂。

（五）密切观察病情

观察并记录大便次数、颜色、气味、性状及量等；监测生命体征，如神志、体温、脉搏、呼吸、血压等，观察患儿症状是否改善，如出现异常或症状加重时，及时处理。

（六）家庭照护指导

关心爱护患儿，对家长做好腹泻相关知识的宣教，提高家长的疾病照护能力，消除家长的紧张、焦虑情绪。尤其对慢性腹泻患儿，治疗应以家庭为中心，得到家长的支持与配合。

五、预防

宣传母乳喂养的优点，指导合理喂养，注意食物要新鲜、清洁。奶瓶和食具每次用后要洗净、煮沸或高温消毒，教育婴幼儿饭前、便后要洗手。加强体格锻炼，适当户外活动，气候变化时防止受凉或过热，夏天多喝水，及时治疗营养不良、佝偻病，避免长期滥用广谱抗生素。

本节内容回顾

本节内容架构		应知应会星级
一、病因		★★
二、临床表现	（一）急性腹泻	★★★★
	（二）迁延性腹泻和慢性腹泻	★★★
三、治疗要点		★
四、照护措施	（一）饮食护理	★★★★★
	（二）维持水、电解质及酸碱平衡	★★★
	（三）防治感染	★★★★★
	（四）皮肤护理	★★★★★
	（五）密切观察病情	★★★★
	（六）家庭照护指导	★★★★
五、预防		★★★★★

第三节　肠套叠

肠套叠是指部分肠管及其肠系膜套入其相邻的肠腔内（图6-3），并引起肠内容物通过障碍所致的肠梗阻，是婴幼儿时期最常见的急腹症之一。肠套叠多发于2岁以下的婴幼儿，男孩多于女孩，健康肥胖儿童多见。

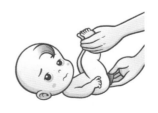

▼ 图 6-3　肠套叠

一、病因

分为原发性和继发性两种。95%为原发性，多见于婴幼儿，具体病因不明，可能与婴儿回盲部系膜固定未完善、活动度大有关；少数为继发性，多为年长儿，发生肠套叠的肠管可见明显的机械原因，如与肠息肉、肠肿瘤等牵拉有关。此外，饮食改变、腹泻及病毒感染等导致肠蠕动紊乱，从而诱发肠套叠。

二、临床表现

（一）急性肠套叠（图6-4）

是一种婴幼儿期特有疾病，2岁以内多见（尤其是4~10个月婴儿），2岁以后随年龄增长，发病率降低。典型症状为：腹痛、呕吐、果酱样血便、腹部腊肠样包块。有10%~15%的患儿缺乏典型的临床表现，只有其中1~2个症状。

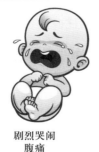

剧烈哭闹
腹痛

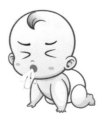

呕吐

血便

▼ 图 6-4　急性肠套叠

1. 腹痛

为最早症状，90% 以上患儿有腹痛。既往健康肥胖的婴儿突然发作剧烈的、有规律的、阵发性绞痛，患儿哭闹不安、面色苍白，持 10～20 分钟后腹痛缓解，安静或入睡，间歇 5～10 分钟或更长时间后又反复发作。

2. 呕吐

80% 患儿有呕吐。早期为胃内容物，如乳汁、乳块和食物残渣等；晚期可吐粪便样液体。

3. 血便

为重要症状，也是肠套叠最典型表现。出现症状的最初几小时大便可正常，以后大便少或无便。约 85% 的病例在发病后 6～12 小时排出果酱样黏液血便，或肛门指检时发现血便。

4. 腹部包块

多数病例在右上腹部可触及有轻微触痛的套叠肿块，呈腊肠样，光滑不太软，稍可移动。晚期病例发生肠坏死或腹膜炎时，出现腹胀、腹腔积液、腹肌紧张和压痛，不易扪及肿块。

5. 全身情况

患儿在早期一般情况尚好，体温正常，无全身中毒症状。随着病程延长，病情加重，并发肠坏死或腹膜炎时，全身情况恶化，常有严重脱水、高热、嗜睡、昏迷及休克等中毒症状。

（二）慢性肠套叠

以阵发性腹痛为主要表现，腹痛时上腹或脐周可触及肿块，不痛时腹部平坦、柔软、无包块，病程有时长达十余日。可无梗阻现象，肠管亦不易坏死。呕吐少见，血便发生也较晚。

三、治疗要点

急性肠套叠是急症，其复位是紧急的治疗措施，一旦确诊应立即进行。对一般状况较好的患儿可进行灌肠复位治疗。肠套叠超过 48～72 小时、虽时间不长但病情严重疑有肠坏死或穿孔者，灌肠治疗失败者以及小肠型肠套叠均需手术治疗，进行肠套叠复位、肠切除吻合术或肠造瘘术等。

四、照护措施

如果婴幼儿发生疑似肠套叠的表现，托育保育员一定及时通知保健人员、园长和婴幼儿家长，并向家长交代疾病发生的过程，协助家长将婴幼儿送至医院进一步检查治疗。若情况危急及时拨打 120 急救电话。

（一）密切观察病情

1. 观察患儿腹痛、呕吐、腹部包块情况。患儿经灌肠复位治疗后症状缓解，常表现为：①安静入睡，不再哭闹，停止呕吐；②腹部肿块消失；③拔出肛管后排出大量臭味的黏液血便，继而变为黄色粪水。如患儿仍然烦躁不安，阵发性哭闹，腹部包块仍存在，应怀疑是否套叠还未复位或再次发生套叠，应做进一步处理。

2. 密切观察生命体征、意识状态，特别注意有无出血、腹膜炎及水、电解质紊乱等征象。

（二）家庭照护指导

1. 向家长说明选择治疗方法的目的，解除家长心理负担，争取对肠套叠治疗和护理的支持与配合。

2. 患儿排气、排便，证明胃肠功能恢复正常后开始由口进食。饮食要清淡、易消化，避免吃辛辣、刺激性食物，可添加新鲜果蔬和杂粮等食物。

3. 不要让婴幼儿吃得过饱，按时按量进食。进食过饱会影响患儿的肠道消化功能，不利于患儿恢复。

4. 遵医嘱定期带患儿去医院做相应的检查，查看患儿病情的恢复情况。

五、预防

1. 给婴儿添加辅食时要循序渐进，逐渐添加，避免过量饮食，防止肠道异常蠕动。

2. 饭后避免立即剧烈活动，剧烈活动可能导致肠道蠕动异常。

3. 避免腹部着凉，适时增添衣物，预防因气候变化引起的肠功能失调。

4. 发现肠道炎症、息肉、肿瘤等疾病，要积极治疗。

本节内容回顾

本节内容架构		应知应会星级
一、病因		★★
二、临床表现	（一）急性肠套叠	★★★
	（二）慢性肠套叠	★★★
三、治疗要点		★
四、照护措施	（一）密切观察病情	★★★★★
	（二）家庭照护指导	★★★★★
五、预防		★★★★

第四节　先天性巨结肠

● 案例导入

涛涛，男，28 天。从出生开始，身体状况一直不是很好，精神差。不仅经常吐奶，体重也不见有明显增长，让涛涛的家人感到奇怪的是，孩子四肢越来越纤细的同时肚子却越来越大了。

请思考：涛涛怎么啦？为什么会出现这样的情况？

先天性巨结肠又称先天性无神经节细胞症，是由于直肠或结肠远端的肠管持续痉挛，粪便淤滞在近端结肠，使该段肠管肥厚、扩张（图 6-5）。它是婴儿常见的先天性肠道畸形，发病率为 1/5000~1/2000。

一、病因

尚未完全明确，目前认为主要由于多基因遗传和环境因素共同作用的结果。也有人认为，先天性巨结肠是由于胚胎时期肠道神经发育出现内在环境的缺陷造成的。

二、临床表现

（一）新生儿期肠梗阻

表现为胎便排出延迟、胆汁性呕吐以及喂养困难等。新生儿出生后 48 小时内未排出墨绿色胎便者占 50% 左右，24 小时内未排胎便者占 94%~98%。

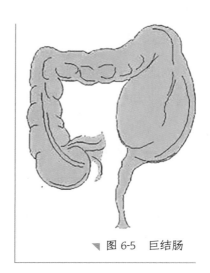

▼ 图 6-5 巨结肠

（二）顽固性便秘

大多数患儿在发病初期每周排便少于 2 次，往往 3 天以上才排便，而且排便异常费力，大便排出特别困难，排便持续时间明显延长。如果未加干预，便秘症状逐渐加重，逐渐出现顽固性便秘。

（三）呕吐、营养不良、发育迟缓

由于功能性肠梗阻，可出现呕吐，量不多，呕吐物含少量胆汁，严重者可见粪液。由于腹胀、呕吐、便秘使患儿食欲下降，进而引起营养不良、发育迟缓。

三、治疗要点

少部分慢性以及轻症患儿可选用灌肠等保守治疗；体重 >3kg、全身情况较好的婴幼儿，一经确诊，应尽早进行根治手术，切除无神经节细胞肠段和部分扩张结肠；对于新生儿，年龄稍大但全身情况较差，或并发小肠结肠炎的患儿，先行结肠造瘘术，待全身情况、肠梗阻及小肠结肠炎症状缓解后再行根治手术。

四、照护措施

对于先天性巨结肠患儿，家长应注意患儿的术后及日常照护，包括排便、洗肠、扩肛、用药等，可起到辅助治疗作用，减少术后相关并发症，促进病情恢复，提高远期生活质量。

（一）术后护理

1. 观察伤口敷料。保持敷料干燥，若有粪汁样液体污染，及时更换。

2. 观察体温、大便情况，如出现体温升高、大便次数增多、肛门处有脓液流出、腹胀且无排气、排便等情况，及时告知医护人员处理。

（二）用药护理

家长应协助并监督患儿完成每日的用药，并注意观察用药后的不良反应。

（三）家庭照护指导

1. 为患儿创造安静、舒适的居住环境，定期开窗通风。

2. 在医生指导下，协助患儿进行每日的排便功能训练，每天定时、定点规律排便。

3. 注意天气变化，及时增减衣物，预防感冒。

4. 家长应给予患儿更多的支持与陪伴，帮助患儿稳定情绪。

五、预防

先天性巨结肠的病因尚未完全明确，暂无有效的预防措施。鉴于本病存在家族遗传倾向，有家族史者应做好遗传咨询和产前诊断。

本节内容回顾

本节内容架构		应知应会星级
一、病因		★
二、临床表现	（一）新生儿期肠梗阻	★★★
	（二）顽固性便秘	★★★
	（三）呕吐、营养不良、发育迟缓	★★★

续表

本节内容架构		应知应会星级
三、治疗要点		★★
四、照护措施	（一）术后护理	★★★
	（二）用药护理	★★★★
	（三）家庭照护指导	★★★★★
五、预防		★

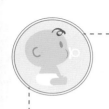

── 思考与练习 ──

一、选择题

1. 婴幼儿腹泻的最常见病原是（　　　）。

　　A. 腺病毒　　　　　　　B. 诺沃克病毒　　　　　C. 轮状病毒

　　D. 埃可病毒　　　　　　E. 柯萨奇病毒

2. 婴儿肠套叠临床表现不包括（　　　）。

　　A. 阵发性腹痛　　　　　B. 抽搐　　　　　　　　C. 腹部包块

　　D. 果酱样血便　　　　　E. 呕吐

3. 婴儿腹泻的饮食治疗，下述哪项不正确（　　　）。

　　A. 腹泻严重者应禁食

　　B. 母乳喂养者可继续哺乳，暂停辅食

　　C. 双糖酶显著缺乏者慎用糖类食品

　　D. 病毒性肠炎应暂停乳类，改为豆制代乳品

　　E. 人工喂养者，可给等量米汤或水稀释的牛奶，或脱脂奶

4. 婴儿腹泻的易感因素，不包括（　　　）。

A. 消化系统发育不成熟

B. 母乳喂养儿的发生率高

C. 婴儿胃酸偏低，胃排空快

D. 胃酸和消化酶分泌少，酶活力偏低

E. 生长发育快，所需营养物质较多，胃肠道负担重

二、判断题

1. 小儿秋季腹泻的治疗最合理的是广谱抗生素的使用。（　　）

2. 轮状病毒性肠炎好发年龄是青壮年期。（　　）

3. 鹅口疮的病原体是白色念珠菌。（　　）

4. 疱疹性口腔炎有较强的传染性，婴幼儿应注意避免交叉感染。（　　）

三、思考题

1. 几种常见口腔炎临床特点有何不同？

2. 春秋季节如何预防婴儿腹泻？

3. 试述急性肠套叠的临床表现。

参考答案

一、选择题

1. C　2. B　3. A　4. B

二、判断题

1. ×　2. ×　3. √　4. √

（本章编者：周小利）

第七章

血液系统常见病识别与预防

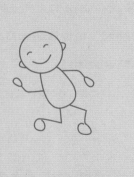

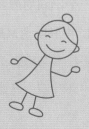

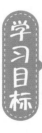

1. 了解婴幼儿造血和血液特点及缺铁性贫血、巨幼红细胞性贫血、血友病、血小板减少性紫癜的病因及治疗要点。
2. 熟悉上述常见营养性贫血、出血性疾病的临床表现。
3. 掌握上述常见营养性贫血、出血性疾病的照护与预防措施。

第一节　婴幼儿造血和血液特点

案例导入

　　牛牛，16 个月，一直以母乳和奶粉为主，上呼吸道感染 3 天，医院查体：眼睑、口唇黏膜苍白，伴有肝脾肿大，初步诊断为贫血。

　　请思考：牛牛为什么会出现这些体征？

一、造血特点

婴幼儿时期的造血分为胚胎期造血和出生后造血两个阶段。

（一）胚胎期造血

胚胎期造血始于中胚叶的卵黄囊，然后在肝、脾、胸腺、淋巴结，最后在骨髓，因而形成三个不同的造血期。

1. 中胚叶造血期

最早参与造血的部位是中胚叶的卵黄囊，在胚胎第 3 周开始出现造血，在胚胎第 6 周后，中胚叶造血开始退化，至第 12～15 周消失，代之以肝脾造血。

2. 肝脾造血期

肝脏在胚胎第 6~8 周时，出现活动的造血组织，主要产生有核红细胞、少量粒细胞和巨核细胞，至胚胎第 4~5 个月达到高峰，6 个月后逐渐减退，于出生时停止。脾脏在胚胎第 8 周开始造血，主要产生红细胞、粒细胞、淋巴细胞和单核细胞，5 个月后脾脏造红细胞和粒细胞的功能逐渐减退至消失，仅保留造淋巴细胞的功能并维持终身。

3. 骨髓造血期

胚胎第 6 周开始出现骨髓，胎儿 4 个月时开始造血活动，6 个月后迅速成为主要的造血器官，直至出生 2~5 周后成为唯一的造血场所。

（二）生后造血

1. 骨髓造血

出生后主要是骨髓造血，婴幼儿所有骨髓为红髓，红髓造血功能活跃，全部参与造血才能满足婴幼儿生长发育的需要。但由于缺少黄髓，导致造血的代偿潜力不足，当造血需要增加时，容易出现髓外造血。

2. 骨髓外造血

婴幼儿期由于溶血、严重感染、贫血等造血需求增加时，肝、脾、淋巴结可恢复至胎儿时期的造血状态，出现肝、脾、淋巴结肿大，外周血中可出现有核红细胞和（或）幼稚的中性粒细胞，称为"骨髓外造血"，是小儿造血器官的一种特殊反应。当病因祛除后，即可恢复正常的骨髓造血。

二、血液特点

（一）红细胞数和血红蛋白量

胎儿期处于相对缺氧的状态，红细胞生成素合成增加，故红细胞数和血红蛋白量较高，出生时红细胞数为（5.0~7.0）×10^{12}/L，血红蛋白量为 150~220g/L；出生后由于自主呼吸的建立，血流动力学的改变，血氧含量增加，骨髓造血功能暂时下降，加上新生儿生理性溶血、婴儿期生长发育迅速、循环血量迅速增加，使红细胞的数量和血红蛋白的含量逐渐下降，2~3 个月时红细胞数约为 3.0×10^{12}/L，血红蛋白量为 100g/L，称为

"生理性贫血"。早产儿此现象出现早，程度重。生理性贫血呈自限性，3个月后，红细胞数和血红蛋白量逐渐恢复至正常，约于12岁时达成人水平。

（二）白细胞数及分类

出生时白细胞数为（15~20）×10^9/L，婴儿期维持在10×10^9/L左右，8岁后接近成人水平。

白细胞分类主要为中性粒细胞与淋巴细胞比例的变化，出生时中性粒细胞所占比例约0.60~0.65，淋巴细胞所占比例约为0.35；生后4~6天，两者比例相等（第一次交叉）；随后淋巴细胞比例上升达0.60，中性粒细胞比例约0.35；4~6岁时两者比例再次相等（第二次交叉），此后白细胞分类达成人水平。

（三）血小板数

出生后血小板数量与成人接近，为（150~250）×10^9/L。

（四）血容量

新生儿血容量约占体重的10%，婴幼儿占8%~10%，成人占6%~8%。

本节内容回顾

本节内容架构		应知应会星级
一、造血特点	（一）胚胎期造血	★★★
	（二）生后造血	★★★
二、血液特点	（一）红细胞数和血红蛋白量	★★★
	（二）白细胞数及分类	★★★
	（三）血小板数	★★
	（四）血容量	★

第二节　营养性贫血

一、营养性缺铁性贫血

案例导入

患儿，多多，11个月，一直以母乳和奶粉喂养为主，妈妈发现近1个月来孩子面色不好，不如以前爱笑、活泼，带孩子到儿保门诊咨询，初步诊断为营养性缺铁性贫血。

请思考：多多为什么会出现这些表现？如何避免这种情况的发生？

营养性缺铁性贫血是由于体内铁缺乏，导致血红蛋白合成减少，以小细胞低色素性贫血、血清铁蛋白减少和铁剂治疗有效为特点的贫血。营养性缺铁性贫血是小儿最常见的一种贫血，以6个月~2岁的婴幼儿发病率最高，是我国重点防治的小儿"四病"之一。

（一）病因

1. 先天储铁不足

胎儿可从母体内获得铁，其中以孕期的后3个月获得的铁量最多，孕期影响胎儿储铁量的因素主要有早产、双胎或多胎、胎儿失血和孕母严重缺铁等。

2. 铁摄入量不足

铁摄入量不足，是导致营养性缺铁性贫血的主要原因。婴儿的食物中，如母乳、牛奶、谷物，含铁量均较低，4月龄后，从母体获得的铁逐渐耗尽，如未及时添加含铁丰富的辅食，而是单以母乳、牛奶、谷物喂养，不能满足生长发育的需要；年长儿如有偏食、挑食等，可影响铁的摄入。

3. 生长发育因素

婴儿期为生后第一个生长高峰，生长发育快，3个月和1岁时的体重分别为出生时的2倍和3倍。随着体重的增加，血容量也相应增高，1岁时血液循环中的血红蛋白会增加2倍，而早产儿的体重及血红蛋白增加倍数更高，此期机体对铁的需要量增加，如不及时添加含铁量丰富的食物，很容易发生缺铁。

4. 铁吸收障碍

饮食搭配不当，如牛奶等可抑制铁的吸收；肠道疾病，如慢性腹泻可使铁吸收减少、排出量增加。

5. 铁丢失过多

婴儿每天排泄铁量相对比成人多；长期慢性失血，如消化道畸形、肠息肉、钩虫病等，可致铁丢失过多；如用未经煮沸处理的鲜牛奶喂养婴儿，可因其对蛋白过敏而发生肠出血，造成铁的丢失。

（二）临床表现

任何年龄均可发病，以 6 个月～2 岁的婴幼儿最多见。发病缓慢，临床表现随病情的轻重而有不同。

1. 一般表现

起病缓慢，患儿口唇、口腔黏膜及甲床逐渐苍白，肌肉松软，不爱活动，易疲乏。年长儿可诉头晕、耳鸣、眼前发黑等。

2. 骨髓外造血表现

肝、脾可轻度肿大。年龄越小，病程越久，贫血越重，肝脾肿大越明显。

3. 非造血系统表现

（1）消化系统表现：食欲减退，少数有异食癖，如喜食泥土、煤渣、墙皮等；可有呕吐、腹泻；可有口腔炎、舌炎和舌乳头萎缩；严重者可出现萎缩性胃炎或吸收不良综合征。

（2）神经系统表现：烦躁不安或萎靡不振，常有精神不集中，记忆力减退，伴学习成绩下降，智力低于同龄儿，进而影响心理的正常发育。

（3）心血管系统表现：明显贫血时心率增快，严重者心脏扩大甚至发生心力衰竭。

（4）其他表现：可出现皮肤干燥、毛发枯黄；因细胞免疫功能降低，常并发感染；因上皮组织异常，指甲变得粗糙、薄、脆，部分患儿可出现反甲（舟状指）。

（三）治疗要点

治疗原则是祛除病因和铁剂治疗。

1. 祛除病因

科学喂养，及时添加含铁丰富的辅食，纠正不良饮食习惯，积极治疗原发病。

2. 铁剂治疗

铁剂是治疗缺铁性贫血的特效药，分口服铁剂和注射铁剂两种。多用口服二价铁剂，易吸收。口服铁剂宜在两餐之间，既有利于吸收，又可减少对胃黏膜的刺激；口服铁剂应至血红蛋白达正常水平后 2 个月左右再停药，目的是补足储存铁量。口服铁剂后吸收不良或胃肠道不耐受者，可采用注射铁剂，但要注意其不良反应及过敏现象的发生，故应慎用。

（四）照护措施

轻度缺铁性贫血患儿可正常入托，托育保育员和家长共同做好婴幼儿的照护工作。

1. 合理安排饮食（图 7–1）

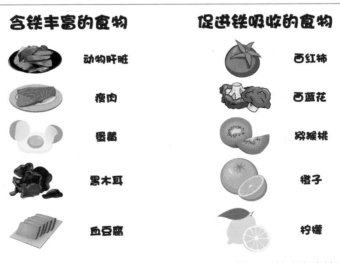

▼ 图 7-1　补充富含铁和维生素 C 的食物

咨询营养师，制订饮食计划，为患儿提供其喜爱的含铁丰富且易吸收的食物，如瘦肉、鱼类、动物血、动物肝脏、豆制品等。与维生素 C、氨基酸、果糖同时服用可促进铁的吸收。

2. 合理安排休息与活动

贫血患儿应生活规律，保证睡眠。轻至中度贫血患儿，不必限制日常活动，但应避免剧烈运动；为重度患儿制订合理的活动计划，以不感到疲劳为度；对活动后有明显气促、心悸表现者，应严格控制活动量，必要时卧床休息。

3. 预防感染

保证室内阳光充足，温、湿度适宜，空气新鲜；勤洗手，保持患儿皮肤、口腔清洁；避免去人多的公共场所；必要时对患儿进行保护性隔离，避免交叉感染。

（五）预防

1. 提倡母乳喂养，做好喂养指导，4 个月后婴儿要及时添加含铁丰富的辅食，如强化铁米粉。

小儿缺铁性贫血应该怎么预防

2. 鲜牛乳必须加热处理后才能喂养婴儿。

3. 合理安排膳食，多食新鲜蔬菜，提高铁的吸收率。及时纠正年长儿偏食、挑食的不良习惯。

4. 早产儿及低体重儿宜自 2 个月左右给予铁剂预防。

二、营养性巨幼红细胞性贫血

● 案例导入

患儿，涵涵，13 个月，1 个月前出现皮肤苍白，逐渐加重，伴食欲减退，精神萎靡，不喜运动，少哭不笑，双手持物无法站立。今面色苍白加重，来院就诊，初步诊断为营养性巨幼红细胞性贫血。

请思考：涵涵为什么会出现这些表现？如何进行照护？

营养性巨幼红细胞性贫血是由于缺乏维生素 B_{12} 和（或）叶酸导致的一种大细胞性贫血，多见于婴幼儿。表现为贫血、神经精神症状、红细胞胞体变大、红细胞数较血红蛋白量减少更为明显、骨髓中出现巨幼红细胞，维生素 B_{12} 和（或）叶酸治疗有效。

（一）病因

1. 先天储存量不足

胎儿可通过胎盘从母体内获得维生素 B_{12} 和叶酸，储存于肝脏供生后所需。若孕母缺

乏维生素 B_{12}，可致婴儿储存不足。

2. 摄入量不足

生长发育所需的维生素 B_{12} 主要从食物中获取，出生后单纯母乳喂养未及时添加辅食者，可引起维生素 B_{12} 和叶酸的缺乏；单纯羊乳喂养者，可致叶酸缺乏；乳母长期素食者，可致维生素 B_{12} 缺乏。

3. 需要量增加

婴儿生长发育快，维生素 B_{12} 和叶酸的需要量较多；严重感染时维生素 B_{12} 和叶酸的消耗增多。

4. 吸收或代谢障碍

食物中的维生素 B_{12} 与胃底壁细胞分泌的糖蛋白结合后，在回肠末端被吸收入血，在血液循环中与转钴蛋白结合，送入肝脏储存。在此过程中任何环节出现异常都可导致维生素 B_{12} 缺乏。慢性腹泻可使叶酸吸收障碍，叶酸代谢障碍也可导致叶酸缺乏。

5. 药物影响

长期或大量应用广谱抗生素可抑制肠道菌群合成叶酸；一些药物如抗叶酸制剂（甲氨蝶呤）、抗癫痫药物（苯妥英钠、苯巴比妥）也可致叶酸缺乏。

（二）临床表现

1. 一般表现

患儿多虚胖，疲乏无力，口唇、指甲、眼睑黏膜苍白，毛发稀疏，贫血严重时面色蜡黄，严重病例可有皮肤出血点或皮肤瘀斑。

2. 神经精神症状

患儿可出现烦躁、易怒等症状，维生素 B_{12} 缺乏者可表现出表情呆滞、少哭不笑、反应迟钝、动作和智力发育落后甚至倒退。严重患儿可出现肢体、躯干、头部和全身不规则震颤，甚至抽搐、共济失调、感觉异常、腱反射亢进等。

3. 其他系统表现

可有食欲减退、厌食、恶心、呕吐、腹泻和舌炎、舌下溃疡等；重症者可有心脏扩大、心力衰竭等；因免疫力低下，易发生感染。

（三）治疗要点

祛除病因，补充维生素 B_{12} 和叶酸。维生素 B_{12} 肌内注射，叶酸口服。有明显神经、精神症状的患儿，以维生素 B_{12} 治疗为主。

（四）照护措施

1. 合理指导营养

改善乳母营养状况；及时添加富含叶酸和维生素 B_{12} 的食物，如新鲜绿叶蔬菜、水果、果仁、酵母、谷类和肉类、动物肝、肾、海产食物及蛋类等；合理搭配；培养良好的饮食习惯；提高烹调技术，注意食物的色、香、味、形的调配，激发患儿的食欲。

2. 合理安排休息和活动

根据患儿的耐受情况制订活动计划，以不感到疲劳为宜。有震颤、抽搐的婴幼儿要限制活动，防止发生外伤。

3. 监测生长发育

做好患儿体格、运动、智力的发育情况的监测，耐心教育和训练（如指导家长为患儿做被动体操），促进动作和智能的发育。

（五）预防

加强孕期保健，改善孕母营养状况；及时添加富含叶酸和维生素 B_{12} 的辅食，如瘦肉类、动物肝脏及绿色蔬菜；合理安排膳食，及时纠正年长儿偏食、挑食的不良习惯。

本节内容回顾

本节内容架构		应知应会星级
一、营养性缺铁性贫血	（一）病因	★★
	（二）临床表现	★★★★
	（三）治疗要点	★
	（四）照护措施	★★★★★
	（五）预防	★★★★★

续表

本节内容架构		应知应会星级
二、营养性巨幼红细胞性贫血	（一）病因	★★
	（二）临床表现	★★★★
	（三）治疗要点	★
	（四）照护措施	★★★★★
	（五）预防	★★★★★

第三节　出血性疾病

一、血友病

血友病是一组遗传性凝血功能障碍的出血性疾病，临床上分为血友病甲、血友病乙和血友病丙三种类型，以血友病甲最为常见。共同特点为终生轻微损伤后发生长时间的出血。目前血友病还是不可治愈的遗传性疾病，但通过积极的预防和处理，可使患者获得接近正常人的生活质量与生存期。

（一）病因

血友病甲、乙为 X-连锁隐性遗传，由女性传递，多数为男性发病，女性为缺陷基因携带者。多有家族史，约 30% 无明确家族史，可能为基因突变所致。血友病丙为常染色体不完全性隐性遗传，两性均可发病，双亲均可传递。

（二）临床表现

患儿大多在 1 岁左右发病，也可在新生儿期发病。终生出血为血友病重要的特征，表现为自发性、轻微外伤后不易止血，创伤或手术后严重出血。其中关节出血是血友病患儿最常见且最具特征性表现，也是患儿致残的主要原因，常见于负重的大关节，如膝、肘、踝、腕、髂和肩关节；发生率仅次于关节出血的是深部肌肉软组织出血，常发生于用力肌群，如腰大肌、臀部肌群、腹膜后肌群；皮肤黏膜也是较常见的出血部位，但不具特征性；拔牙后延迟出血是血友病另一特征性表现；颅内出血少见，但常危及生命。

血友病丙轻型患者较多，重型患者少。

（三）治疗要点

尚无根治方法，主要是替代治疗、血友病抑制物的诊治、辅助治疗和预防出血。

（四）照护措施

如有血友病婴幼儿入托，托育保育员必须特别注意婴幼儿的个人安全，避免各种损伤，饮食应单人应用，加强照护，一旦发生出血情况及时通知保健人员、园长和婴幼儿家长，及时送医，妥善处理。

1. 避免损伤，预防出血

养成安静的生活习惯，动作轻柔、衣着宽松、及时剪指甲；不过度负重或做剧烈的运动；使用尖锐工具（如刀、剪等）时戴手套；不吃带骨、刺及油炸食物，以免刺伤消化道黏膜；注意口腔卫生，预防龋齿，避免拔牙。

2. 局部止血

皮肤、口腔及鼻腔黏膜出血可局部加压或冷敷止血；关节出血时嘱患儿停止活动，卧床休息，局部冷敷止血，将肢体固定在功能位置，抬高患肢。

3. 预防致残

关节出血停止，肿痛消失后，应逐渐增加活动，防止畸形发生。反复关节出血致慢性关节损害者，应进行康复指导与训练。严重关节畸形可进行手术矫正。

（五）预防

1. 增强家长及患儿的保护意识，为患儿提供安全的家庭环境，让患儿养成良好的生活习惯；告知患儿所在托育机构其病情及应限制的活动。

2. 教会家长和年长患儿必要的应急方法，以便在家能得以适宜的处理。

3. 鼓励患儿进行适度的体格锻炼和运动，逐渐增强关节周围肌肉的力量和强度。

4. 加强产前遗传咨询，宣传本病的遗传规律及筛查基因携带者的重要性，控制患儿及携带者的出生，降低发病率。

二、特发性血小板减少性紫癜

特发性血小板减少性紫癜又称免疫性血小板减少症，是小儿最常见的出血性疾病，高发年龄为 1~5 岁，主要表现为自发性的皮肤、黏膜、内脏出血，束臂试验阳性，血小板减少，出血时间延长，血块收缩不良，骨髓巨核细胞数正常或减少。

（一）病因

尚未完全清楚，可能与感染因素、免疫因素、脾脏功能、雌激素等有关。急性病例在发病前 1~3 周通常有呼吸道病毒感染史，病毒感染后刺激机体产生相应的血小板相关抗体，其与血小板膜发生反应，使血小板受到损伤而被清除，血小板减少是出血的主要原因。

（二）临床表现

分为急性型和慢性型。

1. 急性型

较常见，多见于婴幼儿。特点是：起病急，常有发热，发病前有前驱病毒感染史（主要为上呼吸道感染，其次是风疹、水痘、麻疹、流行性腮腺炎、传染性肝炎及疫苗注射）和化脓感染；以自发性皮肤和黏膜出血为主，多为皮内和皮下出现针尖大小的出血点，皮疹以四肢较多，在易于碰撞的部位更多见，常伴有鼻出血或牙龈出血；病程多为自限性，80%~90% 患儿在 1~6 个月内自然痊愈，病死率约为 1%，主要死因为颅内出血。

2. 慢性型

儿童较少见，以青年女性多见。特点是：病程长，往往超过 6 个月；起病隐匿，多无前驱感染症状；合并病毒感染时可加重病情；出血症状较轻，重者可发生瘀斑、血肿及颅内出血。

（三）治疗要点

1. 一般治疗

适当限制活动，血小板明显减少和严重出血者应卧床休息，避免外伤，避免使用抑制血小板功能的药物，积极预防和控制感染。

2. 免疫抑制

免疫抑制是治疗特发性血小板减少性紫癜的重要措施，常用药物有糖皮质激素和丙种球蛋白。

3. 脾切除术

适用于病情超过 1 年，内科治疗效果不好者。

（四）照护措施

1. 避免损伤

急性发作期应减少活动，避免受伤；有明显出血时应卧床休息；禁食有刺、骨及坚果类的食物，防止损伤口腔、消化道黏膜和牙龈而引起出血；多食高蛋白、高维生素、少渣的食物，保持大便通畅，避免因用力排便而诱发颅内出血；家具的尖角用软布包扎，禁玩锐利玩具，以免碰伤、刺伤而引起出血；尽量避免肌内注射，必要时延长压迫时间，防止发生深部血肿。

2. 预防感染

居住环境多通风，保持空气新鲜、温湿度适宜。注意个人卫生，保持出血部位清洁。避免到人多的公共场所活动，必要时对患儿进行保护性隔离。

3. 消除恐惧心理

出血及止血操作都可使患儿产生恐惧心理，进而加重出血，应多关心、鼓励患儿，向其讲明道理，取得信任，消除恐惧。

（五）预防

1. 日常生活中不玩尖利的玩具，不使用锐利的工具，不做剧烈的、有对抗性的运动，照护人帮助婴幼儿经常修剪指（趾）甲，选用软毛牙刷刷牙。

2. 忌服用阿司匹林类抑制血小板功能的药物。服药治疗期间避免与感染患儿接触；去公共场所时应戴好口罩；随温度变化，及时增减衣物，尽量避免感冒，以防加重病情。

3. 脾切除的患儿在术后 2 年内，易发生呼吸道和皮肤化脓性感染，应定期随诊，遵医嘱用药，增强抗感染能力。

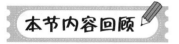

本节内容回顾

本节内容架构		应知应会星级
一、血友病	（一）病因	★★
	（二）临床表现	★★★
	（三）治疗要点	★
	（四）照护措施	★★★★★
	（五）预防	★★★★★
二、特发性血小板减少性紫癜	（一）病因	★★
	（二）临床表现	★★★
	（三）治疗要点	★
	（四）照护措施	★★★★★
	（五）预防	★★★★★

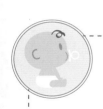

― 思考与练习 ―

一、选择题

1. 婴儿期"生理性贫血"发生在（　　　）。

    A. 生后 15 天 ~1 个月　　　B. 生后 1~2 个月　　　C. 生后 2~3 个月

    D. 生后 3~4 个月　　　E. 生后 4~5 个月

2. 营养性巨幼红细胞性贫血的主要原因是缺乏（　　　）。

    A. 铁剂　　　B. 维生素 B_{12} 及叶酸　　　C. 维生素 C

    D. 维生素 B_6　　　E. 维生素 D

3. 营养性缺铁性贫血最主要的病因是（　　　）。

    A. 储铁不足　　　B. 铁摄入不足　　　C. 生长发育快

    D. 铁的吸收利用障碍　　　E. 铁丢失过多

4. 营养性巨幼红细胞性贫血有明显精神神经症状者治疗宜用（　　　）。

  A. 叶酸、输血　　　　　　　　　B. 维生素 B_{12}、维生素 B_6

  C. 叶酸、维生素 C　　　　　　　D. 叶酸、维生素 B_6

  E. 叶酸、铁剂

5. 口服铁剂的最佳时间是（　　　）。

  A. 餐前　　　　　　　B. 餐时　　　　　　　C. 餐后

  D. 两餐之间　　　　　E. 随意

6. 血小板减少性紫癜的主要致死原因是（　　　）。

  A. 呼吸衰竭　　　　　B. 心力衰竭　　　　　C. 感染

  D. 颅内出血　　　　　E. 肾衰竭

二、判断题

1. 羊乳最大的缺点是叶酸和维生素 B_{12} 含量低。（　　　）

2. 治疗贫血的关键是加强营养。（　　　）

3. 预防小儿营养性缺铁性贫血应强调预防性服用铁剂。（　　　）

三、思考题

1. 哪些食品富含丰富的铁、维生素 B_{12} 和叶酸？

2. 营养性缺铁性贫血如何预防？

3. 特发性血小板减少性紫癜的患儿日常生活中应注意哪些问题？

参考答案

一、选择题

1. C　2. B　3. B　4. B　5. D　6. D

二、判断题

1. √　2. ×　3. ×

（**本章编者：许绍春**）

第八章

循环系统常见病识别与预防

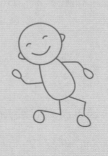

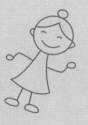

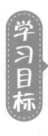

1. 了解婴幼儿循环系统解剖生理特点及先天性心脏病的病因。
2. 熟悉先天性心脏病的临床表现。
3. 掌握先天性心脏病的照护及预防措施。

第一节　婴幼儿循环系统解剖生理特点

一、心脏的胚胎发育

心脏于胚胎的第 2 周开始形成，约在第 4 周时有循环作用，至第 8 周，完整房室间隔形成，发育为具有四腔的心脏。因此，妊娠第 2~8 周是心脏胚胎发育的关键时期，先天性心血管畸形的形成主要在这一时期。

二、正常胎儿血液循环

胎儿时期的营养代谢和气体交换通过脐血管连接胎盘与母体之间，以弥散的方式完成。来自胎盘的含氧量较高的动脉血经脐静脉进入胎儿体内，在肝脏下缘分流为两支。一支流入肝脏与门静脉汇合，后经肝静脉流入下腔静脉；另一支经静脉导管直接进入下腔静脉，与来自下半身的静脉血混合（以动脉血为主），流入右心房。右心房的血液，约 1/3 经卵圆孔流入左心房，再经左心室流入升主动脉，主要供应心脏、脑及上肢（上半身），其余流入右心室。从上腔静脉回流的来自上半身的静脉血进入右心房后，流入右心室，与来自下腔静脉的血液共同流入肺动脉。由于胎儿肺脏处于压缩状态无呼吸功能，肺血管阻力高，故肺动脉中的血液只有少量进入肺循环，经肺静脉回到左心房；大部分的血液经动脉导管与来自升主动脉的血液汇合，流入降主动脉（以静脉血为主），供应腹腔器官和下肢（下半身），同时血液经脐动脉回到胎盘，再次换取营养和氧气（图 8-1）。

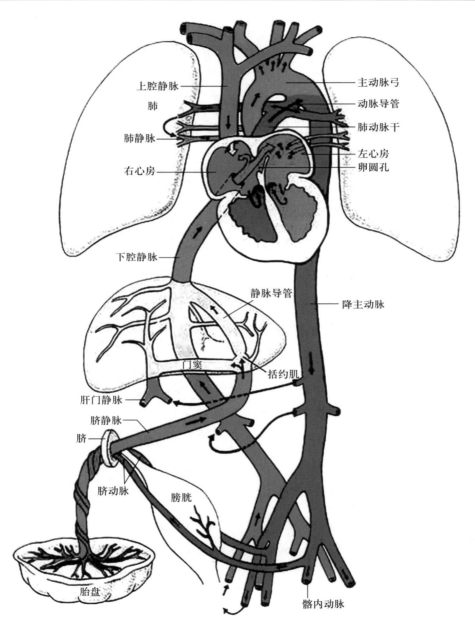

上腔静脉

肺

肺静脉

右心房

下腔静脉

静脉导管

肝门静脉

脐静脉

脐

脐动脉

膀胱

胎盘

门窦

括约肌

降主动脉

主动脉弓

动脉导管

肺动脉干

左心房

卵圆孔

髂内动脉

▼ 图 8-1　胎儿血液循环模式图

由此可知，胎儿血液循环有以下特点：

1. 胎儿的营养和气体代谢是通过脐血管、胎盘与母体进行交换的。

2. 肺循环只有少量血液流经而基本无呼吸功能，因此只有体循环而无有效的肺循环。

3. 胎儿血液循环存在静脉导管、卵圆孔和动脉导管等特殊通路。

4. 除脐静脉内是动脉血外，其余都是混合血。

5. 肝脏是血氧含量最高的器官，其次为心脏、脑及上肢，而腹腔器官及下肢血氧含量最低。

三、胎儿出生后血液循环的改变

胎儿出生后血液循环的主要改变是胎盘血液循环停止而肺循环建立，血液气体交换由胎盘转移至肺。

1. 脐血管的改变

出生后新生儿脐血管被阻断，胎盘血液循环终止，脐血管在脐带结扎 6～8 周完全闭锁，形成韧带。

2. 卵圆孔关闭

随着自主呼吸的建立，肺泡扩张，肺脏开始进行有效的气体交换，肺循环压力下降，肺血流量明显增多，由肺静脉回到左心房的血液增多，左心房压力增高。当左心房压力超过右心房压力时，卵圆孔形成功能性关闭，生后 5～7 个月形成解剖性闭合。

3. 动脉导管关闭

出生后，由于肺循环压力降低，体循环压力增高，使流经动脉导管内的血流逐渐减少，生后 15 小时形成动脉导管功能性关闭，约有 80% 的婴儿生后 3 个月、95% 的婴儿生后 1 年内形成解剖性闭合。

四、婴幼儿心脏、心率、血压的特点

（一）心脏

婴幼儿心脏在胸腔的位置随年龄的增长而改变，小于 2 岁的正常婴幼儿心脏多呈横位，心尖搏动位于左侧第 4 肋间，最远点可达锁骨中线外 1.0cm，心尖部分主要为右心室。以后心脏逐渐由横位转为斜位，5~6 岁心尖搏动已位于左侧第 5 肋间锁骨中线上，心尖部分主要为左心室。7 岁以后心尖位置逐渐移到左侧锁骨中线内 0.5~1.0cm 处。

（二）心率

婴幼儿的心率相对较快，主要是由于新陈代谢旺盛，身体组织需要更多的血液供给，通过增加心脏的搏动次数，来满足身体生长发育的需要。随年龄增长心率逐渐减慢，新生儿时期为 120~140 次 / 分，1 岁以内 110~130 次 / 分，2~3 岁 100~120 次 / 分，4~7 岁 80~100 次 / 分，8~14 岁 70~90 次 / 分。一般体温每升高 1℃，心率增加 10~15 次 / 分。

（三）血压

新生儿收缩压平均为 60~70mmHg，1 岁时为 70~80mmHg，2 岁以后小儿收缩压可用（年龄 ×2+80）mmHg 公式计算，小儿舒张压 = 收缩压 ×2/3。收缩压高于此标准 20mmHg 为高血压，低于此标准 20mmHg 为低血压。正常情况下，下肢的血压比上肢约高 20mmHg。测量血压应在安静时进行，血压计袖带的宽度以小儿上臂长度的 1/2~2/3 为宜，过宽测得血压偏低，过窄测得血压偏高。

本节内容回顾

本节内容架构		应知应会星级
一、心脏的胚胎发育		★★★
二、正常胎儿血液循环		★★
三、胎儿出生后血液循环的改变		★★
四、婴幼儿心脏、心率、血压的特点	（一）心脏	★★★★
	（二）心率	★★★★
	（三）血压	★★★★

第二节　先天性心脏病

● **案例导入**

　　乐乐，女，7个月，出生后4个月出现口唇、指甲青紫，并逐渐明显。经医院诊断为法洛四联症。今晨，乐乐哭闹后气急，青紫加重，突然出现晕厥，被其父母紧急送入医院。

　　请思考：乐乐为什么会出现这些表现？如何给其父母讲解晕厥的预防？

　　先天性心脏病简称先心病，是胎儿时期心脏血管发育异常而导致的畸形，是小儿最常见的心脏病。近40~50年来，由于心血管检查、心血管造影和超声心动图、磁共振等的应用，以及在低温麻醉和体外循环下心脏直视手术、心脏导管介入手术的开展，术后监护技术的提高，使临床上对先天性心脏病的诊断、治疗和预后都有了显著的进步。

一、病因

　　先天性心脏病的病因尚未完全明确，现已了解遗传和环境因素能影响心脏的胚胎发育，使心脏某一部分发育停顿或异常而引起先天性畸形。

1. 遗传因素

大多数先心病是多基因的遗传缺陷，也可能是单基因的遗传缺陷或染色体畸变。

2. 环境因素

重要的原因有孕早期宫内病毒感染，如风疹、流行性感冒、流行性腮腺炎和柯萨奇病毒感染等；孕妇与大剂量放射线接触和药物影响；孕妇患有代谢性疾病或引起宫内缺氧的慢性疾病等。

二、分类

根据左、右心腔及大血管间有无分流和临床有无青紫，可分为 3 类：

1. 左向右分流型（潜伏青紫型）

在左、右心之间或主动脉与肺动脉之间具有异常通路和分流，平时不出现青紫。当屏气、剧烈哭闹或任何原因使肺动脉或右心压力增高并超过左心时，血液自右向左分流，可出现暂时性青紫。当分流量大或病程较长，出现持续性肺动脉高压，可产生右向左分流而呈现持久性青紫，即称艾森门格综合征。常见的有

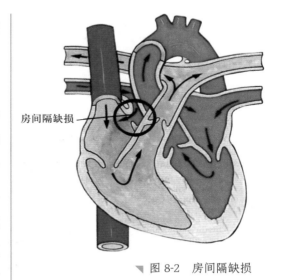

▼ 图 8-2　房间隔缺损

房间隔缺损（图 8-2）、室间隔缺损（图 8-3）和动脉导管未闭（图 8-4）等。

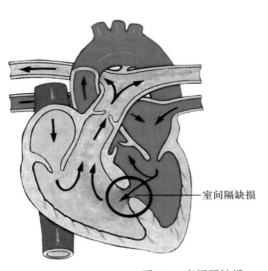

▼ 图 8-3　室间隔缺损

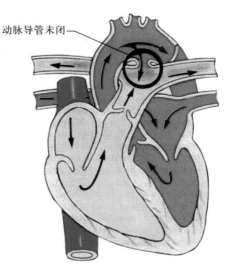

▼ 图 8-4　动脉导管未闭

2. 右向左分流型（青紫型）

为先天性心脏病最严重的一组，因心脏结构的异常，静脉血流入右心后不能全部流入肺循环达到氧合，而直接进入体循环，出现持续性青紫。如法洛四联症（图8-5）和大动脉错位等。

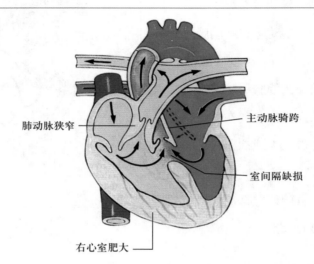

肺动脉狭窄

主动脉骑跨

室间隔缺损

右心室肥大

▼ 图 8-5　法洛四联症

3. 无分流型（无青紫型）

心脏左、右两侧或动、静脉之间无异常通路或分流，通常无青紫。如主动脉缩窄和肺动脉狭窄等。

三、临床表现

（一）房间隔缺损

原始心房间隔发育异常，占小儿先心病总数的 5%~10%，女性较多见，男女比为 1 : 2，按缺损部位可分为原发孔缺损（一孔型）和继发孔缺损（二孔型）。

临床表现随缺损的大小而不同。缺损小者可无症状。缺损大者由于体循环血量减少、肺循环血量增多而表现为乏力、喂养困难、面色苍白、活动后气促、易患呼吸道感染，当哭闹、患肺炎或心力衰竭时，右心房压力可超过左心房，出现暂时性青紫。查体可见生长发育落后、消瘦，心前区隆起，心尖搏动弥散，心浊音界扩大，胸骨左缘 2～3 肋间可闻及 Ⅱ～Ⅲ 级收缩期喷射性杂音，肺动脉瓣区第二心音增强或亢进并呈固定分裂。

（二）室间隔缺损

由胚胎期室间隔发育不全导致，是最常见的先心病，发病率约占我国先天性心脏病的 50%。根据缺损的位置不同分为膜周部缺损、漏斗部缺损和肌部缺损 3 种类型。根据缺损的大小可分为小型缺损（缺损 <0.5cm）、中型缺损（缺损为 0.5～1.0cm）和大型缺损（缺损 >1.0cm）。

临床表现取决于缺损的大小和肺循环的阻力。小型室间隔缺损，患儿可无明显症状，生长发育不受影响。大、中型室间隔缺损，左向右分流较多，体循环血流量减少，影响生长发育，患儿多有乏力、气短、多汗、生长发育缓慢，易患肺部感染，婴幼儿常出现心力衰竭、喂养困难。当出现肺动脉高压右向左分流时，患儿可出现活动能力下降及青紫。查体可见心前区隆起，胸骨左缘 3～4 肋间可闻及 Ⅲ～Ⅳ 级粗糙的全收缩期杂音，向心前区广泛传导，肺动脉第二心音增强或亢进。

（三）动脉导管未闭

出生后动脉导管应自行关闭，若持续开放，并产生病理生理改变，称为动脉导管未闭。血流从主动脉经导管分流至肺动脉，进入左心，占先天性心脏病的 9%～12%。根据未闭的动脉导管大小、长短和形态，一般分为三型：管型、漏斗型、窗型。患儿女多于男，比例为（2～3）∶1。

临床症状的轻重，取决于动脉导管的粗细和分流量的大小。动脉导管较细者，症状较轻或无症状。导管粗大者，分流量大，表现为气急、咳嗽、乏力、多汗、生长发育落后，患儿易发生反复呼吸道感染和充血性心力衰竭。偶见扩大的肺动脉压迫喉返神经而引起声音嘶哑。严重肺动脉高压时，产生差异性发绀，下肢青紫明显，杵状趾。查体可见患儿多消瘦，轻度胸廓畸形，心前区隆起，心尖搏动增强，胸骨左缘第 2 肋间有响亮的连续性机器样杂音，占据整个收缩期和舒张期，伴震颤，传导广泛。肺动脉第二心音（P_2）亢进。由于肺动脉分流使动脉舒张压降低，收缩压多正常，脉压增大（>40mmHg），可出现周围血管征阳性，如毛细血管搏动、水冲脉及闻及股动脉枪击音等。

上述左向右分流型先心病患儿可出现支气管肺炎、充血性心力衰竭、亚急性细菌性心内膜炎等并发症。

（四）法洛四联症

是最常见的青紫型先天性心脏病，占先天性心脏病的 10%~15%，男女发病比例接近。法洛四联症包括以下四种畸形：肺动脉狭窄、室间隔缺损、主动脉骑跨和右心室肥厚。其中以肺动脉狭窄为重要畸形，对患儿的病理生理和临床表现有重要影响。

临床表现：①青紫：为主要症状，其程度和出现早晚与肺动脉狭窄程度有关。多于出生后 3~6 个月逐渐出现青紫，随年龄增加而加重，见于毛细血管丰富的部位，如唇、指（趾）、口腔黏膜、耳垂、甲床、球结膜等处。由于血含氧量下降而致患儿活动耐力差，吃奶哭闹或走动时即可出现呼吸急促和青紫加重。②缺氧发作：表现为呼吸急促、烦躁不安、发绀加重。重者发生晕厥、抽搐、意识丧失，甚至死亡，这是由于在肺动脉漏斗部狭窄的基础上，突然发生该处肌肉痉挛引起的一时性肺动脉梗阻，使脑缺氧加重所致。每次发作可持续数分钟或数小时，常能自行缓解。哭闹、排便、感染、贫血或睡眠苏醒后均可诱发。③蹲踞现象：即患儿活动后，常主动蹲踞片刻，是法洛四联症患儿活动后常见的症状。蹲踞时下肢屈曲受压，体循环阻力增加，静脉回心血流量减少，使右向左分流减少，从而缺氧症状暂时得到缓解。④杵状指（趾）：由于长期缺氧，指（趾）端毛细血管扩张增生，局部软组织和骨组织也增生肥大，随后指（趾）末端膨大如槌状，称杵状指（趾）。⑤查体可见患儿发育落后，有青紫、舌色发暗、杵状指（趾）。心前区略隆起，胸骨左缘 2~4 肋间有 II~III 级收缩期喷射性杂音，杂音响度与狭窄程度成反比；伴有 P_2 减弱。

常见并发症为脑血栓、脑脓肿、感染性心内膜炎、红细胞增多症等。

四、治疗要点

1. 内科治疗

目的在于维持患儿正常生活，使之能安全达到手术年龄。主要措施是建立合理的生活制度、加强营养、对症治疗、预防感染和防治并发症。

2. 导管介入封堵治疗

已成为动脉导管未闭患儿的首选治疗方法；部分房间隔缺损、室间隔缺损患儿也可采用介入封堵治疗。

3. 外科手术治疗

房间隔缺损及室间隔缺损可在3~5岁行修补术，但分流量大、症状明显或并发心功能衰竭者，手术时间可不受年龄限制。动脉导管未闭患儿主张及早手术或经介入方法予以关闭。法洛四联症轻症者可于5~9岁行一期根治手术，但临床症状明显者应在出生后6~12个月内行根治术；重症患儿可先行姑息性分流术，待一般情况改善，肺血管发育好转后，再实施根治术。

五、照护措施

病情较轻的先天性心脏病婴幼儿可以入托，托育保育员应特别加强日常照护，发现有心率增快、呼吸困难等表现时，及时通知保健人员、园长和婴幼儿家长，妥善处理。

（一）休息

根据具体情况，合理安排患儿作息时间，保障睡眠、休息和适当的活动。无症状或轻症患儿可不必限制活动；有症状者适当限制活动，以患儿自觉不累为原则，避免剧烈运动；重症患儿应卧床休息，避免刺激患儿，以防情绪激动和哭闹。

（二）合理喂养

为患儿提供充足能量、蛋白质和维生素，保证营养需要。对喂养困难的患儿应耐心喂养，可根据患儿具体情况合理安排进餐，少量多餐；避免呛咳和呼吸困难。心力衰竭发生时，根据患儿病情提供无盐或低盐饮食，防止水钠潴留，使病情加重。多食蔬菜、水果等粗纤维食物，有利于保持大便通畅。

（三）预防感染

根据气温的变化及时增减衣服，避免受凉引起呼吸道感染。注意保护性隔离，避免交叉感染。先天性心脏病患儿，除严重心力衰竭者，均需按时进行预防接种。做小手术时（如拔牙），给予抗生素预防感染，防止感染性心内膜炎发生。一旦发生感染应积极治疗。

（四）对症照护

1. 阵发性缺氧发作

法洛四联症患儿应避免剧烈活动、哭闹、便秘等，预防缺氧发作。一旦发生缺氧，应立即将患儿置于膝胸卧位（此体位可增加体循环阻力，减少右向左分流的血量），同时给予吸氧，遵医嘱给予盐酸吗啡注射液及盐酸普萘洛尔注射液等药物。法洛四联症患儿在游戏或走路时出现蹲踞现象，不要强行拉起，应让患儿自然蹲踞和站起。

2. 脑血栓

法洛四联症患儿血液黏度高，发热、出汗、呕吐、腹泻时，体液量减少，会加重血液浓缩易形成脑血栓，因此要注意供给充足液体，必要时可静脉输液。

3. 观察心力衰竭表现

注意观察婴幼儿有无心率增快、呼吸困难、端坐呼吸、咳泡沫样痰、水肿、肝大等心力衰竭的表现，如出现上述表现，应立即置患儿于半卧位，给予吸氧，及时与医生取得联系，并按心力衰竭处理。

4. 水肿

给予无盐或少盐、易消化饮食；尿少者，遵医嘱给予利尿剂；每周测量体重2次，严重水肿者，每日测体重1次；每日做皮肤护理2次，动作要轻，毛巾要柔软，如皮肤有破损应及时处理；定时翻身，预防压疮的发生。

5. 注意保持大便通畅，防止便秘

多食含纤维素丰富的食物。患儿超过2天无大便时，应立即报告医生处理，遵医嘱给予缓泻剂，禁止下地独自排便，防止发生意外。

（五）家庭照护指导

指导家长掌握先天性心脏病患儿的日常护理，合理安排患儿适当活动，注意劳逸结合。合理用药，避免并发症。强调预防感染的重要性，尽量少去人多拥挤的公共场合，避免交叉感染。指导家长带患儿定期复查，使患儿安全到达手术最佳年龄。

六、预防

虽然大多数先天性心脏病的病因尚不清楚，但加强孕妇保健工作，特别是在妊娠早期积极预防风疹、流行性感冒等病毒性疾病，避免与发病有关的高危因素接触和慎用药物，对预防先天性心脏病具有重要意义。

本节内容回顾

本节内容架构		应知应会星级
一、病因		★★★★
二、分类		★★★★
三、临床表现	（一）房间隔缺损	★★★★
	（二）室间隔缺损	★★★★
	（三）动脉导管未闭	★★★★
	（四）法洛四联症	★★★★
四、治疗要点		★
五、照护措施	（一）休息	★★★★★
	（二）合理喂养	★★★★★
	（三）预防感染	★★★★★
	（四）对症照护	★★★★★
	（五）家庭照护指导	★★★★★
六、预防		★★★★★

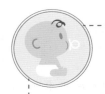

一 思考与练习 一

一、选择题

1. 胚胎发育中，心脏形成的关键期是（　　）。

A. 10～20 周　　　　B. 8～18 周　　　　C. 5～12 周

D. 3～10 周　　　　E. 2～8 周

2. 胎儿期供血供氧最丰富的脏器是（　　）。

A. 肝脏　　　　B. 心脏　　　　C. 大脑

D. 腹腔脏器　　　　E. 上肢

3. 目前认为先天性心脏病的病因主要是（　　）。

A. 宫内细菌感染　　　B. 胎盘早剥　　　C. 宫内支原体感染

D. 母亲妊娠高血压综合征　E. 宫内病毒感染

4. 右向左分流型心脏病有（　　）。

A. 房间隔缺损　　　B. 室间隔缺损　　　C. 动脉导管未闭

D. 主动脉狭窄　　　E. 法洛四联症

5. 患儿男，4 个月，因室间隔缺损并发肺炎入院。入院第 2 天出现面色苍白、呼吸困难、三凹征。呼吸 60 次 / 分，心率 180 次 / 分，心音低钝。肝肋下 4cm，质地中等，边缘锐利。该患儿首选的体位是（　　）。

A. 平卧位　　　　B. 半卧位　　　　C. 头低足高位

D. 膝胸卧位　　　　E. 端坐卧位

二、判断题

1. 95% 的婴幼儿动脉导管解剖闭合的年龄是 1 岁。（　　）

2. 法洛四联症患儿病理生理改变与临床表现主要取决于肺动脉狭窄程度。（　　）

3. 法洛四联症患儿喜蹲踞主要是因为这能减少体循环阻力。（　　）

4. 左向右分流型先天性心脏病最常见的并发症是脑栓塞。（　　）

三、思考题

1. 法洛四联症患儿日常护理需要注意哪些问题？

2. 谈谈先天性心脏病如何预防？

3. 莹莹，女，9 个月，生长发育落后，平时进乳后间歇喘息、多汗。今日因妈妈要出门上班，突然出现剧烈哭闹，呼吸急促、颜面和口唇青紫，期间意识清楚，肌张力正常。莹莹发生青紫的原因可能是什么？该如何处理？

参考答案

一、选择题

1. E　2. A　3. E　4. E　5. B

二、判断题

1. √　2. √　3. ×　4. ×

（**本章编者：曾建芳**）

第九章

泌尿系统常见病识别与预防

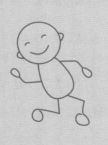

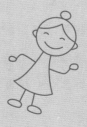

1. 了解小儿急性肾小球肾炎、肾病综合征、泌尿道感染的病因及治疗要点。
2. 熟悉上述常见泌尿系统疾病的临床表现。
3. 掌握上述常见泌尿系统疾病的照护及预防措施。

第一节　急性肾小球肾炎

急性肾小球肾炎简称急性肾炎，是儿科常见的免疫反应性肾小球疾病。临床以急性起病，水肿、少尿、血尿和高血压为主要表现。多见于 5~14 岁儿童，男女之比为 2∶1，预后大多良好。本病占小儿泌尿系统疾病的首位。本节主要介绍链球菌感染后肾炎。

一、病因

本病有多种病因，最常见的是 A 组 β 溶血性链球菌感染引起的免疫复合物性肾小球肾炎，其前驱感染以上呼吸道感染最常见，其次为皮肤感染。

知识链接

急性肾炎好发的季节

急性肾炎多为链球菌感染后引起，因此，链球菌感染的好发季节也就是急性肾炎的好发季节。在我国北方，冬春季是咽炎、扁桃体炎的好发季节，因此，90% 以上的急性肾炎都发生在这两个季节。而在南方，夏天气候湿热，蚊虫多，叮咬皮肤后播痒容易引起皮肤感染，也容易发生皮肤疖肿。所以在南方，30%~80% 的急性肾炎多发生在夏秋季节。

二、临床表现

（一）前驱症状

发病前1~3周婴幼儿多有上呼吸道或皮肤感染史，如急性咽炎、扁桃体炎、皮肤脓疱疮、偶见猩红热等，部分患者可无前驱症状。呼吸道感染至肾炎发病为1~2周，而皮肤感染则稍长，为2~3周。

（二）典型表现

起病时可有低热、疲倦、乏力、头晕、食欲减退、恶心、呕吐等一般症状。

1. 水肿、少尿

水肿为就诊的主要原因，70%患儿有水肿。初为晨起双眼睑及颜面部水肿，2~3天发展到下肢及全身；一般为轻、中度非凹陷性水肿。水肿的同时伴尿量减少。水肿于病程2~3周内随尿量增多消退。

2. 血尿

起病时几乎均有肾小球源性血尿。轻者仅有镜下血尿；50%~70%患儿有肉眼血尿，酸性尿呈浓茶色或烟蒂水样，中性或弱碱性尿可呈洗肉水样，持续1~2周转为镜下血尿。镜下血尿持续数月。

3. 高血压

见于30%~80%的病例，系因水钠潴留、血容量扩大所致，一般为轻或中度增高。于病程1~2周后随尿量增多降至正常。

知识链接

小儿各年龄期尿量及少尿、无尿的标准

小儿尿量个体差异较大，尿量与液体摄入量、气温、食物种类、活动量及精神因素等有关。新生儿正常尿量为每小时1~3mL/kg，婴幼儿每日尿量为400~600mL，学龄前儿童为600~800mL，学龄儿童为800~1400mL。若新生儿尿量每小时 <1.0mL/kg 为少尿，每小时 <0.5mL/kg 为无尿。当婴幼儿每日排尿量 <200mL，学龄前儿童 <300mL，学龄儿童 <400mL 时为少尿；每日尿量 <50mL 为无尿。

（三）严重表现

部分患儿在病期 1~2 周内出现下列严重症状，若不早期发现和及时治疗，常可危及生命。

1. 严重循环充血

由于水钠潴留、血容量增加而出现循环充血。当患儿出现呼吸急促和肺部闻及湿啰音时，应警惕急性循环充血的发生。严重者表现为呼吸困难、端坐呼吸，频繁咳嗽、咳粉红色泡沫痰，双肺布满湿啰音；心脏扩大，心率增快，甚至出现奔马律；颈静脉充盈或怒张，肝肿大，肝颈静脉回流征阳性。

2. 高血压脑病

常发生在疾病早期，血压骤升达 150~160/100~110mmHg 或更高。临床上出现剧烈头痛、烦躁不安、恶心呕吐、复视或一过性失明，严重者出现惊厥和昏迷等症状。如能及时控制高血压，脑病症状可迅速缓解。

3. 急性肾功能不全

常发生在疾病初期，由于少尿、无尿，使代谢产物潴留于体内，出现暂时性氮质血症、电解质紊乱和代谢性酸中毒，临床表现有头晕、头痛、恶心、呕吐、呼吸深快、疲乏无力等。严重者可发生惊厥或昏迷。一般持续 3~5 天，随尿量增多，病情可迅速好转，若持续数周仍不恢复，则提示预后严重。

三、治疗要点

本病为自限性疾病，无特异治疗，主要是对症治疗和做好照护。急性期应卧床休息，限制液体和钠盐的摄入，遵医嘱早期使用青霉素，以清除病灶内残存的链球菌。正确使用利尿剂、降压药，观察药物的不良反应。重症病例应及时救治，降低病死率。

四、照护措施（图 9-1）

（一）卧床休息

可减轻心脏负担，改善心功能，增加心排血量，从而使肾血流量增加，肾小球滤过率

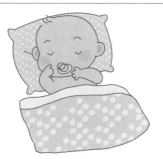

卧床休息　低盐饮食　清淡饮食

▼ 图 9-1　急性肾炎护理

也随之增加，故可减少钠、水潴留，减轻水肿，并能减少并发症的发生。因此 2 周内应绝对卧床休息，待水肿消退、血压正常、肉眼血尿消失，方可下床轻微活动；血沉正常可上托儿所，但应避免体育活动；待 Addis 计数恢复正常后才能正常活动。

知识链接

Addis 计数（溶酶体）

　　尿阿迪氏计数又名艾迪氏计数，即 12 小时尿细胞排泄数是诊断尿路感染传统的、常用的尿细胞学检查方法，临床常用于慢性肾盂肾炎尿常规无明显异常者。该实验是测定夜间 12 小时浓缩尿液中的红细胞、白细胞（包括肾小管上皮细胞）及管型的数量，以此了解肾脏损害的程度。12 小时尿细胞计数（Addis 计数）：红细胞 <50 万个，白细胞 <100 万个，管型 <5000 个。

（二）饮食管理

　　应给予清淡、易消化的高热量、高维生素、低盐饮食。限制钠盐的摄入，一般每日食盐摄入量为 1~2g，严重病例钠盐限制于每日 60~120mg/kg；严重水肿、尿少时还应限制水的摄入，每天进入人体内的液体量为前一天的出量加 500mL；要准确记录 24 小时液体出入量。有氮质血症时应限制蛋白质的入量，给予优质动物蛋白，每日 0.5g/kg。少尿期应少食含钾多的食物及水果，以防止高钾血症。待水肿消退、血压正常后可过渡到正常饮食，以保证小儿生长发育的需要。

（三）观察病情

1. 计算和记录 24 小时的液体出入量，了解每日液体平衡状况。

2. 观察水肿的消退情况：①测体重每日 1 次。测量体重是观察水肿消长的最有价值的指标；②检查水肿的部位，注意分布和程度的变化；③观察尿量、尿色，定期进行尿常规检查。持续少尿提示可能有急性肾功能不全；尿量增加、肉眼血尿消失提示病情好转。

3. 观察血压变化

每日测血压 1~2 次，遵医嘱使用降压药。严密观察有无高血压脑病的表现，若突然出现血压升高、剧烈头痛、烦躁、恶心、呕吐、一过性失明、惊厥等，提示高血压脑病的发生，应立即让患儿卧床，头稍抬高，监测生命体征，配合医生救治，可静脉点滴硝普钠。

4. 观察患儿是否有严重循环衰竭的发生

注意观察呼吸、脉搏、血压变化及相应的症状，如有烦躁不安、呼吸困难、心率增快、不能平卧、肺底湿啰音、肝脏增大、颈静脉怒张等，提示并发严重循环充血，应及时处理，帮患儿取半卧位并吸氧，遵医嘱给予利尿剂或酚妥拉明，降低循环血量，减轻心脏负荷，必要时给予洋地黄制剂。

5. 观察有无急性肾功能不全的发生

观察有无高钾血症、氮质血症及酸中毒的表现，一旦出现上述症状，及时采取相应治疗措施。

五、预防

本病预防的根本是防治链球菌感染。平日应加强锻炼，注意皮肤清洁卫生，以减少呼吸道及皮肤感染，如一旦感染则应及时彻底治疗。感染后 2~3 周时应检查尿常规以及时发现异常。

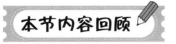
本节内容回顾

本节内容架构		应知应会星级
一、病因		★★★★
二、临床表现	（一）前驱症状	★★★
	（二）典型表现	★★★★
	（三）严重表现	★★★★
三、治疗要点		★
四、照护措施	（一）卧床休息	★★★★★
	（二）饮食管理	★★★★★
	（三）观察病情	★★★★
五、预防		★★★★★

第二节 肾病综合征

案例导入

　　一患儿因颜面水肿 5 天入院，查体：体温 36.5℃，脉搏 90 次／分，呼吸 25 次／分，血压 100/70mmHg。发育正常，营养稍差；颜面及下肢明显水肿，呈凹陷性；心肺听诊无异常。尿液检查：尿常规：尿蛋白（＋＋＋＋）。血液检查：血浆白蛋白 20g／L，胆固醇 10.8mmol／L。入院诊断"肾病综合征"。

　　请思考：该患儿是什么类型的肾病？如何做好休息和饮食调理？

　　肾病综合征简称肾病，是由多种病因引起的肾小球基底膜通透性增高，使大量血浆蛋白从尿液中丢失而引起的一组临床综合征。临床特征为大量蛋白尿、低蛋白血症、高脂血症和不同程度水肿，以前两项为必备条件。本病发病率仅次于急性肾炎，居儿科泌尿系统疾病第二位。多发生于 2~7 岁小儿，男孩多见。

按病因分为原发性、继发性和先天性三种类型。婴幼儿时期以原发性肾病最常见，原发性肾病病因不明，按其临床表现又分为单纯性肾病和肾炎性肾病两型，其中以单纯性肾病多见。本节重点介绍原发性肾病综合征。

一、病因

原发性肾病综合征的病因尚不明确，可能与下列因素有关。

1. 免疫因素

单纯性肾病可能与 T 细胞功能紊乱有关，肾炎性肾病患儿的肾组织发现免疫球蛋白和补体成分沉积，提示与免疫病理损伤有关。

2. 遗传因素

婴幼儿肾病综合征有家族性表现，在同胞及双胞胎中的发病率占 2%~6%。流行病学调查发现，本病发病与人种及环境有关。

二、临床表现

（一）单纯性肾病

发病年龄多为 2~7 岁，起病缓慢。主要表现为全身凹陷性水肿，以颜面、下肢、阴囊明显，严重者两眼难以睁开，阴囊水肿使表皮紧张、变薄、透明，甚至有液体渗出，可伴有腹水或胸水，胸、腹水较多时可致呼吸困难。水肿可反复出现，迁延很久。病后出现面色苍白、精神萎靡、厌食，水肿严重者可有少尿，一般无血尿和高血压。

（二）肾炎性肾病

发病年龄多在学龄期，水肿一般不严重，除具备肾病四大特征外，尚有明显血尿、高血压、血清补体下降和氮质血症四项中的一项或多项。

知识链接

肾病综合征的诊断标准

大量蛋白尿（尿蛋白 +++ ～ ++++）；1 周内 3 次，24 小时尿蛋白定量 ≥ 50mg/kg；血浆白蛋白 <30g/L；血浆胆固醇 >5.7mmol/L；不同程度的水肿。以上四项中以大量蛋白尿和低蛋白血症为必备条件。

（三）并发症

肾病综合征患儿可引起感染、电解质紊乱和低血容量、高凝状态及血栓形成、急性肾衰竭、发育迟缓等各种并发症，感染是最常见的并发症，常见的有呼吸道、皮肤、泌尿道及原发性腹腔感染，以上呼吸道感染最多见，占 50% 以上。

三、治疗要点

小儿肾病综合征病程长，易复发，肾上腺糖皮质激素为治疗首选药物，目前多采用中、长程疗法。对于激素耐药、频复发、激素依赖者，可使用环磷酰胺等免疫抑制剂。注意观察药物的不良反应。对于水肿较重者可配合使用利尿剂。抗生素不作为预防用药，一旦出现感染应及时治疗。预防接种需在病情完全缓解且停用激素 3 个月后进行。

知识链接

糖皮质激素疗效判断

1. 激素敏感：激素治疗后 8 周内尿蛋白转阴，水肿消退。

2. 激素部分敏感：治疗 8 周内水肿消退，但尿蛋白仍为 + ～ ++。

3. 激素耐药：治疗满 8 周，尿蛋白仍在 ++ 以上。

4. 激素依赖：激素治疗后尿蛋白转阴，但停药或减量后又出现"+"以上，再次用药或恢复用量后尿蛋白转阴两次以上者（除感染或其他因素）。

5. 复发或反复：尿蛋白已转阴，停药 4 周以上，尿蛋白又 ≥ ++ 为复发；如在用激素治疗过程中出现上述变化为反复。

四、照护措施

（一）适当休息

一般不必严格限制活动。但严重水肿和高血压患儿需卧床休息，以减轻心脏和肾脏负担。卧床期间应经常变换体位，以防止肢体血栓形成。病情缓解后逐渐增加活动量，但不可过累，以免病情复发。

（二）调整饮食、减轻水肿

应给予婴幼儿易消化、足量碳水化合物、丰富的维生素、低脂及适量优质蛋白（如乳类、蛋、鱼、家禽等）的饮食。明显水肿或高血压时应限制钠盐摄入，症状消失后则不应长期限盐，以免影响患儿食欲及引起低钠血症。在大量蛋白尿期间蛋白摄入量控制在每日 2g/kg 左右为宜，尿蛋白转阴后逐渐增加蛋白质量。要注意补充含钾、钙和维生素 D 等丰富的食物，有利于减轻激素的部分不良反应。

（三）预防感染

病房每日进行空气消毒，用物保持清洁，减少探视人数，避免交叉感染。由于皮肤水肿使皮肤的张力增加，局部血液循环不良，加之长期应用激素等原因，皮肤容易受损及继发感染，因此应做好皮肤护理。

1. 保持床铺清洁、平整、柔软。每日清洗皮肤，及时更换内衣。

2. 卧床患儿定时翻身，每 2 小时一次，防止局部受压过久而产生压疮。

3. 臀部和四肢水肿严重时，可垫橡皮气垫或棉垫圈或用气垫床，以免受压部位因循环障碍而发生感染。

4. 阴囊水肿可用棉垫或吊带托起，局部保持干燥。

5. 皮肤破损处可涂碘伏消毒预防感染，并盖上消毒敷料；嘱咐患儿勿抓伤皮肤，并帮助患儿勤剪指（趾）甲。

6. 严重水肿者尽量避免肌内注射，以防药液从注射部位外渗，导致局部潮湿、糜烂或感染。

（四）观察病情

1. 观察水肿的消退情况（见本章第二节）

2. 观察是否有感染

最常见的是呼吸道感染，其次为皮肤疖疮和蜂窝织炎以及自发性腹膜炎，注意检测体温及白细胞计数。

3. 观察有无电解质紊乱

观察有无低钠、低钾、低钙的临床表现，定期监测血电解质浓度。

4. 观察是否有血栓形成

临床上以肾静脉血栓最常见，应注意观察患儿是否有腰痛、腹痛、肉眼血尿等表现。

5. 观察激素的不良反应

如库欣综合征、高血压、消化性溃疡、骨质疏松、高血糖、高凝状态、生长停滞等；警惕感染发生和潜伏病灶的扩散；注意肾上腺皮质危象、戒断综合征的征象。

五、预防

重点强调预防感染的重要性，感染是本病最常见的并发症及复发的诱因，因此采取有效措施预防感染至关重要，尤其是呼吸道、皮肤感染的预防。平时注意加强锻炼，增强免疫力；加强护理，避免到人多的公共场所等。

本节内容回顾

本节内容架构		应知应会星级
一、病因		★★★
二、临床表现	（一）单纯性肾病	★★★★★
	（二）肾炎性肾病	★★★★★
	（三）并发症	★★★★
三、治疗要点		★★★★

续表

本节内容架构		应知应会星级
四、照护措施	（一）适当休息	★★★★★
	（二）调整饮食、减轻水肿	★★★★★
	（三）预防感染	★★★★★
	（四）观察病情	★★★★
五、预防		★★★★

第三节　泌尿道感染

案例导入

患儿，男，2.5岁。因"尿频、尿痛3天"为主诉入院。患儿3天前无明显诱因出现尿痛，为全程尿痛，伴尿频，每日排尿20余次。无肉眼血尿、排尿中断、腰痛、腹痛。查体：体温37.5℃，脉搏118次／分，呼吸29次／分，血压90/60mmHg。神志清楚，精神差，心肺无异常，双肾区无叩击痛。尿道口稍充血，无脓性分泌物。尿常规：白细胞（＋＋＋），红细胞（＋），尿蛋白（＋）。

请思考：该患儿可能是什么疾病？如何预防本病？

泌尿道感染是指病原体直接侵入尿路，在尿液中生长繁殖，并侵犯尿路黏膜或组织而引起损伤。临床特征为细菌尿和（或）白细胞尿。本病可发生于任何年龄，多见于2岁以下婴幼儿，女孩多于男孩，发病率居婴幼儿泌尿系统疾病的第三位。婴幼儿泌尿道感染常会反复迁延，新生儿及婴幼儿泌尿道感染易全身播散，威胁患儿生命。

一、病因

任何致病菌均可引起泌尿道感染，但以革兰阴性杆菌感染多见，80% 为大肠埃希菌，其次为变形杆菌、克雷伯杆菌、铜绿假单胞菌等，少数为肠球菌和葡萄球菌。感染途径主要有上行性感染、血源性感染、淋巴感染和直接蔓延，其中上行性感染最常见。

二、临床表现

（一）急性感染

指病程在 6 个月以内，不同年龄表现不同。

1. 新生儿

多以全身症状为主，如发热、体温不升、吃奶差、呕吐、腹泻、体重不增等，常伴黄疸。一般局部症状不明显，因此要提高警惕。

2. 婴幼儿

临床症状也不典型，全身症状重，局部症状不明显。主要表现为高热、呕吐、腹胀、腹泻、面色苍白，甚至精神萎靡、易激惹和惊厥等。若排尿时哭闹不安、排尿中断、尿布有臭味和顽固性尿布疹等应考虑本病。膀胱刺激征随年龄增长而逐渐明显。

3. 年长儿

表现与成人相似。上泌尿道感染以全身症状为主，如发热、寒战、腰痛和肾区叩击痛等。下泌尿道感染以膀胱刺激症状如尿频、尿急、尿痛为主。

（二）慢性感染

病程多在 6 个月以上。常有贫血、消瘦、生长迟缓，重者可出现高血压及肾功能减退等。

三、治疗要点

治疗目的是控制感染、祛除病因、缓解症状、防止复发和保护肾功能。抗生素用药原则：上泌尿道感染应选择血浓度高的药物，下泌尿道感染应选择尿浓度高的药物；按致病菌及药物敏感性选择；选择对肾损害小的药物，常用复方磺胺甲噁唑分散片（SMZ co）或呋喃妥因肠溶片，疗程 10~14 天。

四、照护措施

（一）休息

急性期卧床休息，保持室内空气新鲜，维持室温在 18~22℃，相对湿度 55%~65%。鼓励患儿大量饮水，促进病原菌及毒素的排出。

（二）饮食

给予足够热量、富含蛋白质和维生素、易消化的食物。

（三）降温

监测体温变化，高热者给予物理降温或药物降温。退热处理后如有大量出汗、虚脱等表现，应及时采取相应的处理。

（四）减轻排尿异常

1. 保持会阴部清洁，便后冲洗外阴，清洗时应从前向后擦洗，避免污染尿道口。小婴儿要勤换尿布，尿布用开水烫洗晒干或高压消毒；幼儿应勤换内裤。

2. 婴幼儿哭闹、膀胱刺激征明显时，可应用消旋山莨菪碱等抗胆碱药解痉，也可用煮沸的湿热毛巾热敷外阴。

3. 遵医嘱应用药物，注意药物的不良反应。服药时应多饮水，并口服碳酸氢钠碱片化尿液，减轻药物的不良反应，增加疗效。

五、预防

婴儿勤换尿布，消毒尿布；便后洗净臀部，小儿尽量不穿开裆裤，保持卫生；女婴单独使用洁具，保持外阴清洁；及时处理男婴的包茎、女婴的处女伞及蛲虫病；加强营养，增强体质，积极治疗感染性疾病。

本节内容回顾

本节内容架构		应知应会星级
一、病因		★★★★★
二、临床表现	（一）急性感染	★★★★
	（二）慢性感染	★★★
三、治疗要点		★
四、照护措施	（一）休息	★★★★★
	（二）饮食	★★★★
	（三）降温	★★★★
	（四）减轻排尿异常	★★★★★
五、预防		★★★★

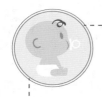

一 思考与练习 一

一、选择题

1. 婴幼儿少尿的标准是昼夜尿量少于（   ）。

   A. 100mL   B. 200mL   C. 300mL

   D. 400mL   E. 500mL

2. 急性肾炎的主要临床表现是（   ）。

   A. 水肿、蛋白尿、高血压、高脂血症

   B. 高血压、血尿、蛋白尿、低蛋白血症

   C. 水肿、少尿、血尿、高血压

   D. 少尿、水肿、蛋白尿、高脂血症

   E. 少尿、水肿、血尿、低蛋白血症

3. 急性肾炎严重病例常发生在（   ）。

   A. 起病的 1～2 周内   B. 起病的 2～3 周内   C. 起病的 1 个月内

   D. 起病的 4～5 周内   E. 起病的 3～4 周内

4. 肾炎性肾病与单纯性肾病的区别在于（   ）。

   A. 水肿更严重   B. 高胆固醇血症   C. 有血尿或高血压

   D. 对激素不敏感   E. 低蛋白血症更明显

5. 肾病综合征最常见的并发症为（   ）。

   A. 低钠、低钾、低钙血症   B. 呼吸道感染

   C. 高凝状态及血栓形成   D. 低血容量性休克

   E. 急性肾功能不全

6. 肾病综合征治疗的首选药物是（　　　）。

　　A. 青霉素　　　　　　　B. 糖皮质激素　　　　　C. 环磷酰胺

　　D. 白蛋白　　　　　　　E. 利尿剂

7. 引起婴幼儿泌尿道感染的主要病原是（　　　）。

　　A. 金黄色葡萄球菌　　　B. 变形杆菌　　　　　　C. 铜绿假单胞菌

　　D. 大肠埃希菌　　　　　E. 克雷伯杆菌

8. 婴幼儿泌尿道感染最常见的感染途径是（　　　）。

　　A. 血行感染　　　　　　B. 淋巴道感染　　　　　C. 组织直接扩散

　　D. 尿路机械引流　　　　E. 上行性感染

9. 患儿，女，3 岁。因高热、尿频、尿急、尿痛 2 天来门诊就诊，无水肿、尿少、血尿。查体：体温 38.4℃，发育正常，心、肺无异常。首先考虑下列哪种疾病（　　　）。

　　A. 泌尿道感染　　　　　B. 急性肾小球肾炎　　　C. 肾病综合征

　　D. 慢性肾炎　　　　　　E. 急进性肾炎

二、判断题

1. 婴幼儿年龄越小肾脏相对越大，位置越高。（　　　）

2. 引起婴幼儿急性肾小球肾炎的病原体主要为 A 组 β 溶血性链球菌。（　　　）

3. 急性肾小球肾炎患儿肉眼血尿的颜色变化与尿的酸碱度有关。（　　　）

4. 单纯性肾病患儿主要表现为全身非凹陷性水肿，颜面、下肢、阴囊处明显。（　　　）

5. 感染是肾病综合征最常见的并发症。（　　　）

6. 肾病患儿应严格限制活动，严格限制蛋白质摄入。（　　　）

7. 婴幼儿急性泌尿道感染主要临床表现为全身症状轻，局部症状重。（　　　）

8. 婴幼儿易发生泌尿道感染与其泌尿系统解剖生理特点有关。（   ）

9. 膀胱刺激征主要包括尿急、尿频、尿痛。（   ）

三、思考题

1. 急性肾小球肾炎患儿如何做好休息和饮食管理？

2. 如何做好肾病患儿的皮肤护理？

3. 如何减轻婴幼儿泌尿道感染时的排尿异常？

4. 如何预防婴幼儿泌尿道感染？

参考答案

一、选择题

1. B   2. C   3. A   4. C   5. B   6. B   7. D   8. E   9. A

二、判断题

1. ×   2. √   3. √   4. ×   5. √   6. ×   7. ×   8. √   9. √

（本章编者：朱青芝）

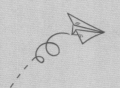

第十章

神经系统常见病识别与预防

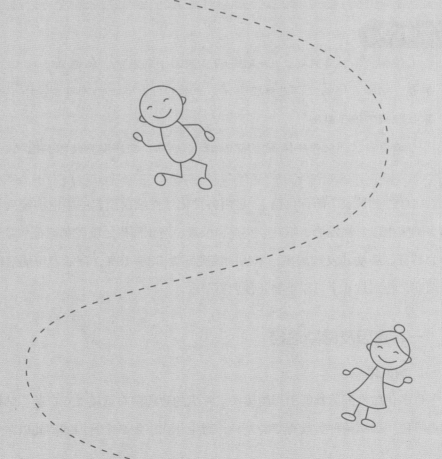

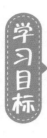

1. 了解化脓性脑膜炎、脑性瘫痪、惊厥的病因及治疗要点。

2. 熟悉上述疾病的临床表现。

3. 掌握上述疾病的照护与预防措施。

第一节　化脓性脑膜炎

● **案例导入**

　　牛牛，2个月男婴，1天前无明显诱因出现发热，体温39～40℃，无寒战，精神差，嗜睡，伴呕吐，进食后明显，非喷射性，呕吐物为胃内容物，每日3～4次，家长赶紧带孩子就医。

　　请思考：评估牛牛情况可能发生什么疾病？应采取哪些照护措施？

　　化脓性脑膜炎（简称化脑），是由各种化脓性细菌引起的中枢神经系统急性感染性疾病。临床上以急性发热、呕吐、头痛、惊厥、意识障碍、脑膜刺激征和脑脊液化脓性改变等为特征。婴幼儿发病居多，本病的病死率为5%～15%，存活者可能遗留各种神经系统后遗症，特别是6个月以下婴儿预后更严重。

一、病因及感染途径

1. 病原体

　　许多化脓性细菌都能引起脑膜炎。常见的致病菌有脑膜炎双球菌、肺炎链球菌和流感嗜血杆菌。致病菌种类具有年龄差异，新生儿和出生2个月内的婴儿以革兰阴性杆菌（最常见的为大肠杆菌）和金黄色葡萄球菌为主，3 个月至 3 岁婴幼儿以流感嗜血杆菌为主，年长儿以肺炎链球菌或脑膜炎双球菌多见。

2. 感染途径

通过血行播散是最常见的途径，细菌常经呼吸道侵入，也可经皮肤、新生儿脐部、胃肠道黏膜等部位感染进入血循环到达脑膜；少数也可由邻近组织感染，如乳突炎、鼻窦炎、中耳炎波及脑膜；此外，颅骨骨折、皮肤窦道等，细菌可直接进入蛛网膜下腔导致脑膜炎症。

3. 易感因素

新生儿缺乏免疫球蛋白 M（IgM）易致革兰阴性杆菌感染；婴幼儿血 – 脑屏障功能差，3 个月开始发育，1 岁逐渐接近成人。

二、临床表现

婴幼儿化脓性脑膜炎的主要表现为感染中毒症状、颅内压增高表现及脑膜刺激征。

（一）典型症状

1. 感染中毒症状

起病较急，突发高热、进行性意识障碍、烦躁不安、易激惹等。少数患儿可有局部抽搐或全身性惊厥发作。脑膜炎球菌所致的流行性脑脊髓膜炎易发生皮肤瘀点、瘀斑及休克。

2. 颅内压增高表现

年长儿较为明显，表现为剧烈头痛、喷射性呕吐。婴儿前囟饱满、张力增高、颅缝增宽、头围增大。严重者合并脑疝时有呼吸不规则、突然意识障碍加重、双侧瞳孔不等大等。

3. 脑膜刺激征

以颈项强直最常见，Kernig 征和 Brudzinski 征阳性。1 岁以下婴儿不明显。

（二）不典型症状

新生儿和 3 个月以下婴儿化脓性脑膜炎表现常不典型，起病比较隐匿，体温可高可低，甚至体温不升；颅内压增高表现不明显；可有少动、不哭或哭声微弱、吸吮无力、拒食、吐奶、尖叫或颅缝裂开等；一般无典型惊厥；脑膜刺激征不明显。

（三）并发症

硬脑膜下积液、脑室管膜炎、脑积水、脑神经损伤和肢体瘫痪等。

三、治疗要点

本病预后较严重，主要应用抗生素治疗，原则上做到早期、足量、足疗程、联合、静脉用药，选择对病原菌敏感，可通过血－脑屏障的抗生素，力求 24 小时内杀灭致病菌控制感染。在使用抗生素的同时，可用肾上腺糖皮质激素抑制炎症因子产生，减轻脑水肿和颅内高压。

四、照护措施

化脓性脑膜炎可引起神经系统后遗症发生，如果婴幼儿出现发热，同时伴随神经系统症状、体征时，托育保育员一定及时通知保健人员、园长和婴幼儿家长，并做好记录，协助家长及时送医，必要时拨打 120 急救电话。

（一）维持正常体温

1. 保持室内安静，空气新鲜，温湿度适宜。

2. 高热患儿绝对卧床休息，每 4 小时测体温 1 次，观察热型及伴随症状。发热时给予物理或药物降温，并观察降温效果。体温不升者应注意保暖。

3. 鼓励多饮水，必要时静脉补液。及时更换汗湿的衣被，注意皮肤和口腔护理。

4. 遵医嘱应用抗生素。

（二）保证营养摄入

1. 根据患儿的需要制订饮食计划，给予高热量、高蛋白、高维生素饮食。

2. 对神志清醒患儿给予流质或半流质、易消化的饮食，少食多餐，防止呕吐的发生，注意食物的调配，增加患儿食欲。

3. 对频繁呕吐或昏迷不能进食者，可鼻饲或静脉补充营养，以维持水、电解质平衡，保证热量和液体的摄入。

（三）防止外伤

1. 协助患儿日常生活护理。做好口腔护理，及时清除呕吐物，保持呼吸道通畅，防止食管反流或误吸窒息。

2. 保持安静，减少刺激，烦躁不安或频繁抽搐者应注意防止坠床、舌咬伤等。

3. 昏迷卧床患儿应注意防止发生压疮，做好皮肤护理，及时清除大小便，保持臀部干燥。

（四）观察病情

1. 若患儿烦躁不安、剧烈头痛、意识障碍、频繁呕吐、肌张力增高、前囟膨隆或紧张等，表示有颅内压升高。

2. 若呼吸不规则、瞳孔不等大或忽大忽小、对光反应迟钝或消失、血压升高，提示有脑疝及中枢性呼吸衰竭。

（五）家庭照护指导

1. 多关心、安慰和爱护患儿，使患儿树立战胜疾病的信心。及时解除患儿的不适，促进舒适。

2. 向家长普及相关疾病知识，消除家长焦虑。指导家长观察患儿是否发生后遗症，如观察患儿的反应和肢体活动情况，及早发现有无智力障碍、耳聋、肢体瘫痪等。

3. 对恢复期或有神经系统后遗症的患儿，指导家长掌握功能训练方法，以促使患儿尽快恢复，并鼓励家长坚持，做好心理支持。

五、预防

1. 加强卫生知识宣传，增强体质，预防感染。重视婴幼儿呼吸道感染，对呼吸道感染、中耳炎、鼻窦炎、皮肤感染等及时、彻底治疗。

2. 采用脑膜炎双球菌荚膜多糖疫苗在流行地区进行预防接种。

3. 与流感嗜血杆菌性脑膜炎接触的易感儿应服用利福平 4 天，每日 20mg/kg；脑膜炎双球菌性脑膜炎的全部易感者均应服用利福平（每日 20mg/kg）或磺胺类药物 2 日。

本节内容回顾 ✎

本节内容架构		应知应会星级
一、病因及感染途径		★★★★
二、临床表现	（一）典型症状	★★★
	（二）不典型症状	★★★
	（三）并发症	★
三、治疗要点		★
四、照护措施	（一）维持正常体温	★★★★★
	（二）保证营养摄入	★★★★★
	（三）防止外伤	★★★★★
	（四）观察病情	★★
	（五）家庭照护指导	★★★
五、预防		★★★★★

第二节　脑性瘫痪

脑性瘫痪（简称脑瘫），是指由于各种原因造成发育期胎儿或婴儿非进行性的脑损伤。临床以运动发育和姿势异常为主要特征，常伴有智力、感觉、行为异常，是引起小儿机体运动残疾的主要疾病之一。

一、病因

引起脑性瘫痪的原因很多，可发生在出生前、出生时和出生后。早产和低体重是目前最公认的主要引起脑瘫的原因。

1. 宫内因素

孕母的异常均可能导致婴幼儿脑性瘫痪。包括母体感染，尤其是风疹病毒感染；母亲摄入药物、接触放射线、缺氧和毒血症；母亲患糖尿病和营养不良等疾病；母亲多胎妊娠和胎儿脑发育畸形等是引起脑性瘫痪的重要原因。

2. 围生期因素

围生期异常和难产增加了婴幼儿脑性瘫痪的危险，如缺氧、窒息、产伤；早产、低体重、颅内出血也是造成脑性瘫痪的重要原因。

3. 感染和其他因素

婴儿颅内感染、头部创伤和长期缺氧均可导致脑部循环障碍；遗传因素在脑瘫中的作用逐渐被人们重视。近亲结婚出生的婴幼儿中脑瘫发生率高。

总之，脑瘫的高危因素主要发生在缺氧缺血性脑病、早产、高胆红素血症、颅内出血等一项或多项因素的新生儿，其中部分可能发展为脑性瘫痪。

二、临床表现

（一）运动障碍

脑瘫的主要临床表现以运动障碍和姿势异常为主。根据患儿脑瘫不同表现，分为以下七种类型：

1. 痉挛型

占全部患儿的 60%~70%，病变主要累及锥体束系统，是脑瘫中最严重的类型，四肢运动可严重受累，合并智力低下或惊厥比较多。

2. 手足徐动型

占脑瘫的 20%，主要病变在锥体外系统。表现为难以用意志控制的不自主运动，当进行有意识运动时，不自主、不协调、无效运动增多，紧张时明显加重，安静时减轻，入睡时消失。

3. 肌张力低下型

病变在锥体和锥体外系。多见于婴幼儿期，主要表现为肌张力显著降低呈软瘫状，自主运动很少，关节活动范围增大，腱反射存在。

4. 强直型

此类型比较少见。患儿出现全身肌肉张力显著增高、身体异常僵硬、运动减少，腱反射正常，常伴有严重智力低下。

5. 共济失调型

此型较少见。病变部位在小脑，婴幼儿期表现为肌张力低下，肌腱反射不易引出。2岁左右逐渐出现身体稳定性差，上肢有意向性震颤，肌张力低下，步态不稳，走路时两足间距加宽及四肢动作不协调。

6. 震颤型

此型很少见，表现为四肢静止性震颤。

7. 混合型

同时具有两种或两种以上类型的表现。临床以手足徐动型与痉挛型并存多见。

（二）伴随症状

除运动障碍外，脑性瘫痪患儿约 50% 以上可伴有智力低下，听力、语言、视力障碍，认知和行为异常以及癫痫等一系列发育异常的症状。

三、治疗要点

1. 早期诊断、早期治疗。先天性脑瘫患儿如果能在 6～8 个月时明确诊断并及时治疗，将会取得满意的效果。

2. 综合治疗、持之以恒。利用各种有益的手段，如运动疗法、物理疗法、针灸、按摩、推拿、心理治疗等进行综合治疗，并且要循序渐进，不可操之过急，要持之以恒，不可半途而废。

四、照护措施

（一）生活护理

1. 根据患儿年龄及进食困难程度实施饮食护理，婴幼儿应注意辅食添加。为患儿制订高热量、高蛋白及富含维生素、容易消化的饮食计划，鼓励多活动，以使其适应高代谢的需求。

2. 为患儿选择穿脱方便的衣服，更衣时注意患儿体位，一般病重侧肢体先穿后脱。

3. 保持患儿皮肤清洁、干燥，防止发生压疮或继发感染。协助长时间卧床的患儿翻身，保证衣服被褥平整，及时清理大小便。

4. 保证环境安全，做到专人护理，防止患儿损伤。

（二）功能训练

患儿一经确诊，应立即开始功能训练。

1. 体能运动训练

针对运动障碍和异常姿势进行物理学手段训练。

2. 技能训练

根据患儿年龄制订各种功能训练计划，并选择适当的康复方法。要注意培养患儿生活自理的能力，帮助和训练患儿上肢和手的精细运动（如用手抓玩具、餐具和翻滚物品，穿脱衣服，加强患儿对衣、裤、鞋、袜的认知）。选择正确抱患儿的姿势，既要使患儿舒服、又要防止肢体畸形和萎缩的发生，持之以恒逐步达到与患儿年龄适应的肢体动作和独立生活能力。

3. 语言训练

对伴有听力、语言障碍的患儿，应按照语言发育规律制定相应的个体训练方案，多给患儿丰富的语言刺激，矫正其听力、发音、语言表达等方面的缺陷。

4. 进食训练

对独立进食困难的患儿进行进食训练。选择有把手、勺表面浅平、勺柄长的餐具，尽量鼓励患儿自我进食。保证正确的进食姿势，使患儿脊柱伸直，头肩稍前倾，收下颌使其贴近胸部；桌椅高度要合适，使患儿双足能够着地，增加稳定性，尽量抑制异常姿势。用冰块冷刺激口唇舌，进行口唇闭合锻炼，提高下颌随意运动，减少流涎的发生；定时做舌的上下左右运动，促进闭合动作，以减少不随意运动，逐渐形成自我控制。饭前先用手在患儿面部两侧咬肌处轻轻按摩或热敷，帮助咀嚼肌松弛便于进食。饭后清洁口腔。功能训练要从简单到复杂、从被动到主动，以促进肌肉、关节活动和改善肌张力。

脑瘫患儿为何要早期进行功能训练?

　　一般来说,正常儿童到了 6 岁,中枢神经系统的各种功能已基本发育完善并专一化。因此,超过 6 岁再开始各种功能的训练就可能有较大的困难。对于那些年龄较大,又未接受过早期康复治疗的脑瘫患儿,由于长期的异常姿势和反射的影响,使他们形成了顽固的、难以纠正的异常运动模式。特别是那些重度痉挛的患儿,异常的姿势和运动模式常常使其痉挛进一步加剧,最后导致不可逆的肌腱挛缩和骨关节畸形,给康复治疗造成极大的困难。故患儿一经确诊,应立即开始功能训练。

(三)家庭照护指导

　　1. 指导家长照顾患儿的方法,如用药管理、身体康复及癫痫病发作的处理等。

　　2. 帮助家长制订切实可行的康复计划,如患儿刺激计划、残疾患儿康复计划等。

　　3. 家庭应给患儿更多的关爱与照顾,耐心指导,积极鼓励,注意挖掘其自身潜力,使患儿有成就感并不断进步。切不可歧视或过于偏爱,以免造成性格缺陷。鼓励患儿与正常儿童一起参加集体活动,调动其积极性,克服自卑、孤独心理,促进其健康成长。

脑瘫康复治疗知识

　　脑瘫的康复治疗需要一个长期的过程,许多训练动作必须在一对一,即一个治疗师训练一个患儿,有些甚至要二对一的情况下才能完成。而且仅仅靠治疗师在康复机构内每天 1~2 小时的训练,不可能解决患儿的全部问题。所以应该把训练贯穿日常家庭生活中,以保证患儿在家庭中也能得到长期的、系统的、合理的训练。

要达到这个目的，必须强调家长参与治疗。家庭是孩子最熟悉的环境，家长是孩子的第一任老师，父母对患儿做训练最易消除其心理障碍，使患儿积极配合，取得良好的训练效果。因此，家长必须掌握基本的训练方法和原则，了解疾病治疗的长期性和艰巨性，了解家庭康复的优点和意义。家长和治疗师的密切配合，对脑瘫患儿的康复治疗是极为重要的。

五、预防

1. 做好产前保健，在妊娠早期预防感染性疾病，如风疹、弓形虫等感染。

2. 加强围生期保健，避免早产及低出生体重，是防止脑性瘫痪的重要途径。

3. 做好新生儿期的预防，主要是预防新生儿呼吸暂停、低血糖、胆红素脑病及颅内出血、感染等疾病。

本节内容回顾

本节内容架构		应知应会星级
一、病因		★★
二、临床表现	（一）运动障碍	★★★
	（二）伴随症状	★★
三、治疗要点		★
四、照护措施	（一）生活护理	★★★★★
	（二）功能训练	★★★★★
	（三）家庭照护指导	★★★★
五、预防		★★★★★

第三节　小儿惊厥

案例导入

　　患儿，男，1岁，既往有高热惊厥史。今日突然出现流涕、鼻塞、发热，体温38.8℃，伴有咳嗽、烦躁哭闹，于30分钟前突然出现抽搐、两眼上翻、口吐白沫。家长慌忙送患儿到医院，途中不停摇晃、呼叫患儿。

　　请思考：家长处理的方式有哪些不妥？为防止患儿发生外伤，应如何处理？

　　惊厥是多种原因所致的暂时性脑功能障碍，是大脑神经元异常放电的结果。临床表现为全身或局部骨骼肌群突然发生不自主收缩，多伴有意识障碍、两侧眼球上翻、凝视或斜视。有时伴有口吐白沫或嘴角抽动，呼吸暂停，面色青紫。是儿科常见急症，多见于婴幼儿，反复发作可引起脑组织缺氧性损害，影响小儿的智力发育和健康。

一、病因

1. 感染性疾病

　　（1）颅内感染：见于脑膜炎、脑炎、脑脓肿等，以化脓性脑膜炎和病毒性脑炎为多。小婴儿宫内感染（TORCH 感染）、巨细胞病毒感染也可以出现惊厥。

　　（2）颅外感染：急性胃肠炎、中毒型细菌性痢疾、脓毒症、中耳炎、破伤风、百日咳、重症肺炎等急性严重感染，以热性惊厥最为常见。

2. 非感染性疾病

　　（1）颅内疾病：各型癫痫，占位性疾病如肿瘤、囊肿、血肿等，颅脑损伤，先天发育异常如头小畸形、脑积水、脑血管畸形等。

　　（2）颅外疾病：各类代谢性疾病（水电解质紊乱、肝肾衰竭、中毒、遗传代谢性疾病如苯丙酮尿症等）、窒息、缺氧缺血性脑病等。

> **知识链接**
>
> ### 引起惊厥的颅外疾病有哪些？
>
> **1. 代谢性疾病**
>
> 如半乳糖血症、糖原病、遗传性果糖不耐受症等先天性糖代谢异常；尼曼匹克病、高雪氏病、黏多糖病、脑白质营养不良等先天性脂肪代谢紊乱；苯丙酮尿症、枫糖尿病、组氨酸血症、鸟氨酸血症等先天性氨基酸代谢失调病；铜代谢障碍如肝豆状核变性也可致惊厥发作；水电解质紊乱：如严重脱水、低血钙、低血镁、低血钠、高血钠。
>
> **2. 中毒**
>
> 儿童常因误服毒物、药物或药物过量，毒物直接作用或中毒所致代谢紊乱、缺氧等间接影响脑功能而致惊厥。常见毒物有：一氧化碳、有机磷农药、有机氯杀虫剂、灭鼠药、金属（铅、汞、铊）、植物（毒蕈、曼陀罗、苍耳子）、食物（白果、苦杏仁）等；常见药物有：阿托品、樟脑、氯丙嗪、异烟肼、类固醇、氨茶碱、马钱子等。
>
> **3. 其他**
>
> 如阿斯综合征、缺血缺氧性脑病、溺水、窒息和水、电解质紊乱等。

二、临床表现

惊厥发作前少数可有先兆。如见到下列临床征象的任何一项，应警惕惊厥的发作：极度烦躁或不时"惊跳"、精神紧张、神情惊恐，四肢肌张力突然增加，呼吸突然急促、暂停或不规律，体温骤升，面色剧变等。

（一）抽搐

1. 典型表现

惊厥大多数为突然发作。典型临床表现是意识突然丧失，双眼凝视、斜视或上翻，伴有不同程度的意识改变，局部以面部（特别是眼睑、口唇）和拇指抽搐为突出表现，全身或局部肌群强直性或阵发性抽搐。咽喉肌抽搐可致口吐白沫、喉头痰响，甚至窒息；呼吸肌抽搐可致屏气、发绀，导致缺氧；膀胱、直肠肌、腹肌抽搐可致大小便失禁；此外，严重的抽搐可致舌咬伤、肌肉关节损害、跌倒外伤等。惊厥发作每次持续数秒至数分钟不等。部分患儿发作后肌肉软弱无力、嗜睡，甚至醒后仍然乏力。

2. 局限性抽搐

新生儿期的惊厥发作往往表现不典型，可表现为轻微的局限性抽搐如凝视、眼球偏斜、眼睑颤动、面肌抽搐、呼吸不规则等。由于幅度轻微，表现不典型，常常易被忽视。

（二）惊厥持续状态

严重持续惊厥或频繁惊厥中间无清醒期，持续超过 30 分钟，称为惊厥持续状态，有时还伴有暂时性瘫痪（Todd 氏瘫痪）。

> **相关知识**
>
> ### Todd 氏瘫痪
>
> 又称 Todd's 麻痹，Robert Bentley Todd 在 1849 年首先描述了该疾病，并以他的名字命名。Todd's 麻痹是一种发生在癫痫患者身上的神经系统的异常，即在癫痫发生时出现的短暂瘫痪。该瘫痪可以是局部的也可以是全身的，但通常只发生在身体的一侧。它最常见于全身强直阵挛发作（大发作）以后，并在癫痫的发作过后，可能会持续几个小时或偶尔持续几天（一般 0.5～36 个小时）。

（三）热性惊厥

是婴幼儿最常见的惊厥，多见于 6 个月～3 岁婴幼儿，常发生于急性上呼吸道感染或其他感染性疾病初期，体温骤然升高（大多 39℃）时；持续时间短，较少连续发作；发作后意识恢复，无神经系统异常体征；约半数患儿会在以后疾病发热时再次或多次发作（图 10-1）。

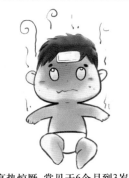

高热惊厥　常见于6个月到3岁小儿

▼ 图 10-1　小儿高热惊厥

三、治疗要点

迅速控制惊厥是首要处理，祛除病因是控制惊厥的根本。惊厥发作时，患儿应取侧卧位，松解衣领，轻扶肢体，避免关节损伤和摔倒。可将头偏向一侧，防止唾液或呕吐物吸入气管引起窒息。有条件者可应用止惊、退热、防治脑水肿的药物进行治疗。

四、照护措施

婴幼儿惊厥一般发作持续时间较短，如果入托婴幼儿发生惊厥，托育保育员应冷静为婴幼儿实施现场初级救助，保护婴幼儿安全，避免外伤。通知保健人员、园长和婴幼儿家长，并向家长交代惊厥发生过程，协助及时就医。

（一）急救时处理（内容见第四章第四节）

（二）防止外伤（内容见第四章第四节）

（三）转运患儿

惊厥停止后，应立即将婴幼儿送往附近的医院，做进一步检查，及早查明原因，针对病因进行治疗，宜就近求治。在运送医院的途中，应密切观察婴幼儿，注意将口鼻暴露在外，伸直颈部保持气道通畅。不要将患儿严密包裹在被子里，这样很容易使婴幼儿口鼻堵塞，头颈前倾，气道弯曲，造成呼吸道不通畅，甚至窒息死亡。

（四）降温

监测体温变化，高热时给予物理或药物降温，并观察降温效果。

（五）家庭照护指导

向患儿及家长讲解惊厥的有关知识，指导家长对患儿急救的处理、预防再发、避免受伤和后遗症的观察。惊厥发作时不要抱着患儿往医院跑，以免加重惊厥或造成机体损伤，应就地急救，发作缓解后应迅速将患儿送往医院。

五、预防

1. 有高热惊厥史者，注意锻炼身体，提高健康水平；预防上呼吸道感染等疾病；高热惊厥患儿在以后发热时还可能出现惊厥，控制体温是预防惊厥的关键，这对降低热性惊厥的复发率有重要意义。

2. 癫痫患儿生活应有规律，保证足够的休息与睡眠，避免情绪紧张，遵医嘱按时给患儿服药，勿自行减量或停药，并定期门诊随访。

本节内容回顾

本节内容架构		应知应会星级
一、病因		★★
二、临床表现	（一）抽搐	★★★
	（二）惊厥持续状态	★★
	（三）热性惊厥	★★★
三、治疗要点		★
四、照护措施	（一）急救时处理	★★★★★
	（二）防止外伤	★★★★★
	（三）转运患儿	★★★
	（四）降温	★★★
	（五）家庭照护指导	★★★
五、预防		★★★★★

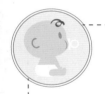

— 思考与练习 —

一、选择题

1. 新生儿化脓性脑膜炎最常见的病原菌是（　　　）。

　　A. 大肠杆菌　　　　　　B. 脑膜炎奈瑟菌　　　　　C. 肺炎链球菌

　　D. 铜绿假单胞菌　　　　E. 流感嗜血杆菌

2. 患儿，女，5 岁，诊断为化脓性脑膜炎伴营养不良，对其照护措施下列哪项不正确（　　　）。

　　A. 根据患儿体重及营养状态评估患儿的营养需要量

　　B. 给予高蛋白、高维生素、低糖、易消化饮食

　　C. 不能进食者按医嘱用鼻饲

　　D. 对不能鼻饲或有体液不足者，应按医嘱给予静脉补液或静脉高营养

　　E. 严格控制输入量

3. 哪一项不是脑瘫发生的危险因素（　　　）。

　　A. 孕龄 37～38 周　　　B. 窒息、缺氧　　　　　　C. 胎盘早剥

　　D. 胎儿畸形　　　　　　E. 胎儿窒息

4. 婴幼儿惊厥最常见的原因是（　　　）。

　　A. 低血糖　　　　　　　B. 低血镁症　　　　　　　C. 低血钙症

　　D. 高热　　　　　　　　E. 脑炎和脑膜炎

二、判断题

1. 2 个月婴幼儿化脓性脑膜炎的重要体征为前囟紧张或隆起。（　　　）

2. 患儿患中耳炎，不会引起化脓性脑膜炎。（　　　）

3. 给脑瘫的患儿喂药时，应让患儿平躺预防呛咳。（　　）

4. 照顾脑瘫的患儿时家长要包办其所有，以免发生危险。（　　）

5. 惊厥持续状态是指惊厥持续 30 分钟以上。（　　）

6. 高热惊厥多见于 3~6 岁的小儿。（　　）

三、思考题

1. 试述脑瘫患儿的家庭照护指导措施有哪些？

2. 婴幼儿热惊厥有哪些特点？

3. 患儿，女，3 岁，发热、咳嗽、流涕 3 天入院，入院后体温持续不退，达 40℃左右，呕吐、嗜睡、抽搐 2 次，胸、腹部及四肢皮肤有瘀斑，前囟隆起，双肺呼吸音粗糙，可闻及少许干湿啰音，医生诊断为化脓性脑膜炎。对患儿即刻的处理应采取什么措施？

参考答案

一、选择题

1. A　2. B　3. A　4. D

二、判断题

1. √　2. ×　3. ×　4. ×　5. √　6. ×

（本章编者：蒋　丹）

第十一章

免疫系统常见病识别与预防

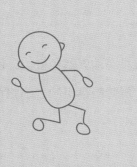

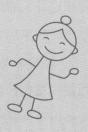

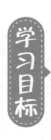

1. 了解风湿热、过敏性紫癜、川崎病的病因及治疗要点。
2. 熟悉上述免疫系统常见疾病的临床表现。
3. 掌握上述免疫系统常见疾病的照护与预防措施。

第一节　婴幼儿免疫系统特点

免疫是机体的生理性保护机制，具体功能包括防御感染；清除衰老、损伤或死亡的细胞；识别和清除突变细胞。人体的免疫包括非特异性免疫及特异性免疫。

一、非特异性免疫特点

非特异性免疫是人一出生就具有的天然免疫力，作为机体的第一道防线，当病原体入侵时首先发挥作用，主要包括：屏障防御机制、细胞吞噬系统、补体系统和其他免疫分子作用。

（一）屏障防御机制

主要包括由皮肤－黏膜屏障、血－脑屏障、血－胎盘屏障、淋巴结过滤作用等构成的解剖屏障和由溶菌酶、乳铁蛋白、胃酸等构成的生化屏障。婴幼儿皮肤角质层薄嫩，易破损而继发感染；肠道通透性高，胃酸少，杀菌力低；血－脑屏障、淋巴结功能未发育成熟，呼吸道纤毛细胞发育不完善等，均导致婴幼儿的非特异性免疫功能较差，易患急性感染性疾病，随年龄增长屏障防御的非特异性免疫功能逐步发育健全。

（二）细胞吞噬系统

血液中具有吞噬功能的细胞主要是单核／巨噬细胞和中性粒细胞。新生儿的各种吞噬细胞功能可呈暂时性低下，这与新生儿时期缺乏血清补体、调理素、趋化因子等有关。

（三）补体系统

由于母体的补体不能转输给胎儿，故新生儿期补体经典途径成分（CH50、C3、C4、C5）活性是其母亲的 50%～60%，出生后 3～6 个月达到成人水平；旁路途径的各种成分发育更为落后。

二、特异性免疫特点

特异性免疫反应是机体在后天生活过程中与抗原物质接触后产生的，是一种后天获得性免疫，包括细胞免疫和体液免疫。特异性免疫是在非特异性免疫的基础上，由免疫器官和免疫活性细胞完成的。前者包括骨髓、胸腺、脾、淋巴结；后者主要是 T 淋巴细胞和 B 淋巴细胞，T 淋巴细胞主要参与细胞免疫，B 淋巴细胞主要参与体液免疫。

（一）特异性细胞免疫

足月新生儿外周血中 T 细胞绝对数已达到成人水平，但 T 细胞的分类比例和功能与成人不同。由于从未接触抗原，需在较强抗原刺激下才有反应，随着与多种抗原接触 T 细胞更趋完善。新生儿时期 CD4 细胞辅助功能低，而且有较高的抑制活性，可使 B 细胞产生免疫球蛋白受抑制，一般在 6 月龄时 CD4 辅助功能才趋于正常。新生儿时期 T 细胞产生的干扰素 - γ（IFN- γ）和白细胞介素 -4（IL-4）为成人的 10%～20%，约 3 岁达到成人水平。

（二）特异性体液免疫

1. B 细胞

胎儿的 B 细胞在抗原的刺激下，可产生相应的 IgM 类抗体，有效的 IgG 类抗体应答在出生 3 个月后才能出现。

2. 免疫球蛋白

具有抗体活性的免疫球蛋白（Ig）是 B 细胞最终分化为浆细胞的产物，它们的主要功能是参与体液免疫。

（1）IgM：婴幼儿出生后 3～4 个月时 IgM 在血清中的含量为成人的 50%，1 岁时达成人的 75%。IgM 是抗革兰氏阴性杆菌的主要抗体，因新生儿血中的含量低，故新生儿易患革兰阴性杆菌感染，尤其是易患大肠埃希菌败血症。

（2）IgG：IgG是唯一可以通过胎盘的免疫球蛋白。新生儿血液中的IgG主要是通过胎盘从母体获得，它对婴儿生后数月内防御白喉、脊髓灰质炎、麻疹等感染起着重要作用。来自母体的IgG于出生后6个月时几乎全部消失，故此时婴儿容易发生感染。而自身合成的IgG含量从3个月后才逐渐增加，到6～7岁时在血清中的含量接近成人水平。

（3）IgA：胎儿期不产生IgA，且不能通过胎盘获得IgA，故新生儿血清中IgA含量极少。至青春后期或成人期才达成人水平。婴儿出生后可从母亲初乳中获得部分分泌型免疫球蛋白A（SIgA），在呼吸道、肠道发挥作用。2～4岁时SIgA达成人水平。而新生儿、婴幼儿含量均较低，因此新生儿和婴幼儿易患呼吸道和胃肠道感染。

（4）IgD和IgE：两者均难以通过胎盘。IgD在新生儿血中含量极少，5岁时达到成人水平的20%，其生物学作用目前尚不清楚。IgE是血清含量最低的一种，约7岁时达到成人水平，主要参与Ⅰ型超敏反应。

本节内容回顾

本节内容架构		应知应会星级
一、非特异性免疫特点	（一）屏障防御机制	★★
	（二）细胞吞噬系统	★★
	（三）补体系统	★★
二、特异性免疫特点	（一）特异性细胞免疫	★★
	（二）特异性体液免疫	★★

第二节　风　湿　热

风湿热是一种与A组乙型溶血性链球菌感染密切相关的免疫炎性疾病。临床表现以游走性关节炎和心脏炎为主，可伴有发热、皮疹、皮下结节、舞蹈症等。发病可见于任何年龄，好发于 5～15 岁的儿童和青少年。一年四季均可发病，以冬春季节发病多见。

一、病因

风湿热是 A 组乙型溶血性链球菌咽峡炎后的自身免疫性疾病。在该菌引起的咽峡炎患儿中，0.3%～3% 于 1～4 周后发生风湿热。

二、临床表现（图 11-1）

急性风湿热发生前 1～6 周常有链球菌感染的咽峡炎病史，如发热、咽痛、颌下淋巴结肿大、咳嗽等症状。多呈急性起病，临床表现轻重不一，取决于疾病侵犯的部位和程度。发热和关节炎是最常见的症状。

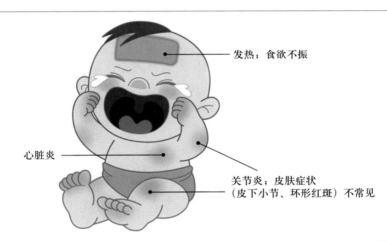

发热；食欲不振

心脏炎

关节炎；皮肤症状
（皮下小节、环形红斑）不常见

▼ 图 11-1　风湿热临床表现

（一）一般表现

急性起病者发热在 38～40℃，热型不定，1～2 周后转为低热。其他表现有精神不振、食欲下降、面色苍白、多汗、疲倦、关节痛、腹痛等症状，个别患儿有胸膜炎和肺炎表现。

（二）心脏炎

本病最严重的表现占风湿热患儿的 40%～50%，以心肌炎及心内膜炎多见，也可发生全心炎。轻者症状不明显，重者可致心力衰竭，甚至死亡。

1. 心肌炎

轻者可无症状，重者可伴有不同程度的心力衰竭。可表现为心率增快，与体温升高不成比例；心尖区第一心音减弱，可出现期前收缩、心动过速等心律失常。

2. 心内膜炎

主要侵犯二尖瓣和／或主动脉瓣，造成关闭不全。二尖瓣关闭不全表现为心尖部全收缩期吹风样杂音，向腋下传导。主动脉瓣关闭不全时胸骨左缘第三肋间可闻及舒张期叹气样杂音。急性期瓣膜损害多为充血水肿，恢复期可渐消失。多次复发可使心瓣膜形成永久性瘢痕，导致风湿性心瓣膜病。

3. 心包炎

患儿可有心前区疼痛、心动过速、呼吸困难，有时心底部能听到心包摩擦音，可伴有呼吸困难、颈静脉怒张等心包填塞表现。

（三）关节炎

占风湿热患儿的 50%～60%，以游走性和多发性为特点，主要累及膝、踝、肩、肘、腕等大关节，局部出现红、肿、热、痛，活动受限，经治疗后关节功能可恢复，不留畸形。

（四）舞蹈症

占风湿热患儿的 3%～10%，表现为全身或部分肌肉的不自主快速运动，如挤眉弄眼、伸舌歪嘴、耸肩缩颈、语言障碍、细微动作不协调等，在兴奋或注意力集中时加剧，入睡后消失。

（五）皮肤症状

（1）皮下小结：常见于复发病例，好发于肘、腕、膝、踝等关节伸侧，呈无痛的结节，皮下小结常与心脏炎并存，为风湿活动的显著标志。

（2）环形红斑：发生率为 6%～25%。环形或半环形边界明显的淡色红斑，大小不等，中心苍白。出现在躯干和四肢近端，呈一过性，或时隐时现呈迁延性，可持续数周。

三、治疗要点

卧床休息，保护心脏功能；青霉素抗链球菌感染治疗、抗风湿热治疗以及其他对症支持治疗。

四、照护措施

（一）生活护理

1. 限制活动

卧床休息至急性症状消失，无心脏炎者需 1 个月左右，合并心脏炎者需至少 2~3 个月。心脏炎伴心力衰竭者应绝对卧床至少 6 个月后逐渐恢复正常活动。

2. 饮食护理

给予易消化、营养丰富的饮食，有心力衰竭的患儿适当限制盐和水，少量多餐，详细记录出入水量，保持大便通畅。

（二）减轻关节疼痛

关节疼痛时，可让患儿保持舒适体位，避免患肢受压，移动肢体时动作轻柔，可用热水袋热敷局部关节，减轻疼痛，注意患肢保暖。

（三）观察病情

1. 观察患儿面色、呼吸、心率、心律及心音的变化，如有烦躁不安、面色苍白、多汗、气急等表现，可能出现心力衰竭，应及时处理。

2. 观察体温变化，高热时采用物理降温，按医嘱药物降温。

（四）用药护理

1. 遵医嘱抗风湿治疗，有心力衰竭者加用洋地黄，同时配合吸氧、利尿、维持水电解质平衡等治疗。

2. 服药期间注意观察药物不良反应，如阿司匹林可引起胃肠道反应、肝功能损害和出血，可饭后服药以减少对胃的刺激。

（五）心理护理

关心爱护患儿，及时解除各种不适，如发热、疼痛等，以缓解急躁情绪，增强战胜疾病的信心。

五、预防

风湿热的初级预防和二级预防能够明显减少风湿热与风湿性心脏病的患病率以及患病的严重程度。初级预防是预防"危险因子"，即加强婴幼儿、青少年的保健和卫生宣教工作，积极锻炼身体，增强体质，预防上呼吸道感染，发生链球菌感染，应及时彻底治疗。二级预防是预防风湿热复发或继发性风湿性心脏病，合理安排患儿的日常生活，定期到医院门诊复查。

本节内容回顾

本节内容架构		应知应会星级
一、病因		★
二、临床表现	（一）一般表现	★★★★
	（二）心脏炎	★★★★
	（三）关节炎	★★★★
	（四）舞蹈症	★★★
	（五）皮肤症状	★★★
三、治疗要点		★
四、照护措施	（一）生活护理	★★★★★
	（二）减轻关节疼痛	★★★
	（三）观察病情	★★★
	（四）用药护理	★★
	（五）心理护理	★★
五、预防		★★★★★

第三节　过敏性紫癜

过敏性紫癜，又称亨 - 舒综合征，是以全身小血管炎为主要病变的系统性血管炎。临床表现为非血小板减少性紫癜，伴关节肿痛、腹痛、便血和血尿、蛋白尿等。主要见于学龄儿童，1 岁以内婴儿少见，男孩多于女孩，四季均可发病，以春秋季多见。

一、病因

病因尚不明确，目前认为与某种致敏因素引起的自身免疫反应有关。

二、临床表现

多为急性起病，病前 1~3 周常有上呼吸道感染史，约半数患儿伴有低热、乏力、食欲缺乏等全身症状。

（一）皮肤紫癜（图 11-2）

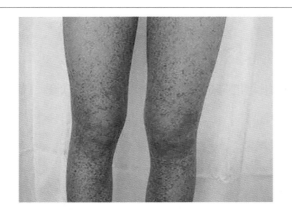

▼ 图 11-2　皮肤紫癜

常为首发症状，反复出现为本病特征，多见于四肢和臀部，对称分布，下肢伸侧较多，严重者累及上肢，分批出现，面部及躯干少见。初起为紫红色斑丘疹，高出皮肤，压之不褪色，数日后加深呈暗紫色，最终呈棕褐色而消退。皮肤紫癜一般在 4~6 周后消退，部分患儿间隔数周、数月后又复发。

（二）胃肠道症状

约见于 2/3 病例。一般以阵发性剧烈腹痛为主，常位于脐周或下腹部，可伴呕吐。部分患儿有黑便或血便。偶可发生肠套叠、肠梗阻或肠穿孔。

（三）关节症状

约 1/3 病例可出现膝、踝、肘、腕等大关节肿痛和活动受限。于数日内消失，不遗留关节畸形。

（四）肾脏症状

30%～60% 病例有肾脏损害的临床表现。肾脏症状多发生于起病 1 个月内，症状轻重不一。多数患儿出现血尿、蛋白尿及管型尿，伴血压增高和水肿，称为过敏性紫癜肾炎。少数呈肾病综合征表现。一般患儿肾损害较轻，大多数能完全恢复，少数发展为慢性肾炎，死于慢性肾衰竭。

（五）其他表现

出血倾向包括鼻出血、牙龈出血、咯血等。偶可发生颅内出血，导致失语、瘫痪、昏迷、惊厥。

三、治疗要点

本病无特效疗法，急性期卧床休息，控制感染，对症处理，重症可加免疫抑制剂，同时积极寻找和去除致病因素。

四、照护措施

（一）生活护理

急性期卧床休息，衣着宽松、柔软，保持皮肤清洁、干燥，预防患儿抓伤，如有破溃及时处理，防止出血和感染。

（二）缓解关节疼痛

观察患儿关节疼痛及肿胀程度，协助患肢采取不同的功能位置。根据病情通过热敷、转移患儿注意力等方法，减轻疼痛，并做好日常生活护理。按医嘱使用糖皮质激素，缓解关节疼痛。

（三）观察病情

1. 观察患儿皮疹的形态、颜色、数量、分布，详细记录皮疹变化情况。

2. 观察有无腹痛、便血等情况，注意腹部体征并及时处理。有消化道出血时，应卧床休息，限制饮食，予无渣流食，出血量多时要考虑输血并禁食，经静脉补充营养。

3. 观察患儿尿色、尿量，定时做尿常规检查，若有血尿、蛋白尿及管型，提示紫癜性肾炎，按肾炎护理。

（四）家庭照护指导

帮助家长和患儿树立战胜疾病的信心；指导家长和患儿学会观察病情，合理调配饮食；指导其尽量避免接触各种可能的过敏原以及定期去医院复查。

五、预防

近年来研究表明：A 组溶血性链球菌感染是导致过敏性紫癜的重要原因，本病以春、秋季好发，故在春、秋季节向婴幼儿及家长宣传预防感染的重要性，避免去人群集中的公共场所，防止受凉。

本节内容回顾

本节内容架构		应知应会星级
一、病因		★
二、临床表现	（一）皮肤紫癜	★★★★
	（二）胃肠道症状	★★★★
	（三）关节症状	★★★★
	（四）肾脏症状	★★★
	（五）其他表现	★★

续表

本节内容架构		应知应会星级
三、治疗要点		★
四、照护措施	（一）生活护理	★★★★★
	（二）缓解关节疼痛	★★★★★
	（三）观察病情	★★★★★
	（四）家庭照护指导	★★★
五、预防		★★★★★

第四节　皮肤黏膜淋巴结综合征

● 案例导入

　　妞妞，女，2.5 岁，家人陪伴其在公园游玩一天后，夜间出现发热，体温最高39.5℃，服用退热药及抗生素，2 天后仍高热不退，口唇干裂、皮肤有红斑，就诊当地医院，初步诊断：皮肤黏膜淋巴结综合征。

　　请思考：妞妞为什么会出现这些表现？照护措施有哪些？

　　皮肤黏膜淋巴结综合征又称川崎病，是一种以全身中、小动脉炎性病变为主要病理改变的急性发热出疹性疾病。临床特点为发热、皮肤黏膜损害和淋巴结肿大。一年四季均有发病，以春秋二季居多。本病以婴幼儿多见，男孩多于女孩，男：女之比为 1.5：1。

一、病因

　　本病病因不明，可能与立克次体、丙酸杆菌、链球菌等多种病原体感染有关，但均未能证实。发病机制不清，目前认为川崎病是一定易患宿主对多种感染病原触发的一种免疫介导的全身性血管炎。

二、临床表现

（一）主要表现（图 11-3）

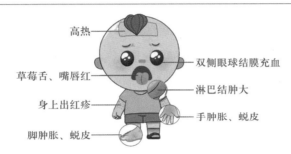

高热

草莓舌、嘴唇红

身上出红疹

脚肿胀、蜕皮

双侧眼球结膜充血

淋巴结肿大

手肿胀、蜕皮

▼ 图 11-3　皮肤黏膜淋巴结综合征的临床表现

1. 发热

为患儿最早出现的症状，体温常高达 39℃以上，呈稽留热或弛张热，持续 1~2 周或更长，抗生素治疗无效。

2. 双眼球结膜充血

起病 3~4 天出现，无脓性分泌物，热退后消散。

3. 唇及口腔表现

口唇充血皲裂，口腔黏膜弥漫充血，舌乳头突起、充血，呈草莓舌。

4. 手足症状

为本病的特征之一，急性期手足硬性水肿和掌趾红斑，恢复期指（趾）端甲床和皮肤交界处出现膜状脱皮，指（趾）甲有横沟，重者指（趾）甲亦可脱落，此为川崎病的典型临床特点。

5. 皮肤表现

常在第 1 周出现全身皮肤多形性红斑和猩红热样皮疹，躯干部多见。肛周皮肤发红、脱皮。发热后 2~4 天出疹，持续 4~5 天后消退。

6. 颈淋巴结肿大

发热 3 天后出现颈淋巴结肿大。单侧或双侧，压痛轻，质较硬，不化脓，热退后消散。

（二）心脏受累表现

为该病最严重的表现。常于病程 1~6 周出现心包炎、心肌炎、心内膜炎。冠状动脉损害（如冠脉扩张、冠状动脉瘤）多发生于病程 2~4 周。发生冠状动脉瘤或狭窄者，可无临床表现，少数可有心肌梗死的症状。

（三）其他

可有腹痛、呕吐、腹泻、麻痹性肠梗阻、肝大、黄疸等消化系统症状及间质性肺炎、无菌性脑膜炎、关节疼痛和肿胀。

三、治疗要点

主要是对症和支持疗法，包括减轻血管炎症和对抗血小板凝集。尽早使用阿司匹林和丙种球蛋白控制炎症、预防或减轻冠状动脉病变及血管内血栓形成，病情严重者可用糖皮质激素。血小板显著增多或冠状动脉病变、血栓形成者加用双嘧达莫。

四、照护措施

（一）生活护理

1. 急性期患儿应绝对卧床休息，维持病室适当的温湿度。

2. 给予患儿清淡的高热量、高维生素、高蛋白质的流质或半流质饮食，鼓励患儿多饮水。

（二）皮肤护理

保持皮肤清洁，每天清洗患儿皮肤，剪短指甲，以免抓伤和擦伤；衣被质地柔软而清洁，减少对皮肤的刺激；肛周红肿有脱皮者，每次便后清洗臀部；对半脱的痂皮用干净剪刀剪除，切忌强行撕脱，防止出血和继发感染。

（三）黏膜护理

观察口腔黏膜病损情况，保持口腔清洁，防止继发感染。口唇干裂者可涂护唇油；禁食生、辛、硬的食物，必要时遵医嘱给予药物涂擦口腔创面；每日用生理盐水溶液洗眼

1~2次，也可涂眼膏，以保持眼的清洁，预防感染。

（四）观察病情

观察患儿有无心血管损害的表现，如面色、精神状态、心率、心律、心音、心电图异常，一旦发现及时采取相应的护理措施；观察体温变化、观察热型及伴随症状，及时降温，警惕热性惊厥的发生。

（五）家庭照护指导

1. 本病为自限性疾病，多数预后良好，给予家长心理支持，协助家长帮患儿制订合理的活动与休息计划，多给其精神安慰，减少各种不良刺激。

2. 指导家长观察病情，定期带患儿复查，对于无冠状动脉病变患儿，于出院后1个月、3个月、6个月及1年全面检查1次。有冠状动脉损害者密切随访。

五、预防

川崎病的病因不明，考虑与免疫反应及病原体感染有关，提高婴幼儿抵抗力是主要预防措施。

1. 婴幼儿要合理饮食，多吃富含维生素和蛋白质的食物。

2. 养成良好的生活习惯，要保证婴幼儿充足的睡眠，充足睡眠可以有效地增强抵抗力。

3. 积极参加体育锻炼，多进行户外活动，要劳逸结合，可以提高免疫力。

4. 加强婴幼儿日常生活照护，避免上呼吸道感染；积极防治各种传染病。

本节内容回顾

本节内容架构		应知应会星级
一、病因		★★
二、临床表现	（一）主要表现	★★★★
	（二）心脏受累表现	★★★
	（三）其他	★★

续表

本节内容架构		应知应会星级
三、治疗要点		★
四、照护措施	（一）生活护理	★★★★★
	（二）皮肤护理	★★★★
	（三）黏膜护理	★★★★
	（四）观察病情	★★
	（五）家庭照护指导	★★★
五、预防		★★★★★

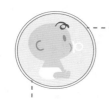

— 思考与练习 —

一、选择题

1. 下列哪项不符合急性风湿热关节炎的表现（　　　）。

   A. 急性期可有红、肿、热、痛　　　B. 常为游走性、多发性

   C. 常侵犯大关节　　　D. 炎症消退后功能完全恢复

   E. X 线检查有关节破坏

2. 3 岁女童。4 周前"咽峡炎"病史，治疗后好转。2 周后出现高热不退，四肢关节酸痛，查体：体温 39℃，精神好，无皮疹，心率 160 次 / 分，奔马律，血培养（-），临床上首先考虑患儿的诊断是（　　　）。

   A. 扁桃体炎　　　B. 肺炎　　　C. 败血症

   D. 风湿热　　　E. 伤寒

3. 紫癜伴腹痛、关节痛、肾脏病变是下列哪种疾病的特征（　　）。

　　A. 过敏性紫癜　　　　　　　　　　B. 单纯性紫癜

　　C. 血友病　　　　　　　　　　　　D. 原发性血小板减少性紫癜

　　E. 血栓性血小板减少性紫癜

4. 过敏性紫癜最严重的是下列哪一型（　　）。

　　A. 紫癜型　　　　　　　B. 腹型　　　　　　　　C. 关节型

　　D. 肾性　　　　　　　　E. 紫癜型关节型并存

5. 皮肤黏膜淋巴结综合征最早出现的症状是（　　）。

　　A. 发热　　　　　　　　B. 皮肤黏膜病损　　　　C. 淋巴结肿大

　　D. 心肌梗死　　　　　　E. 以上均是

6. 下列是皮肤黏膜淋巴结综合征的临床表现，但应除外（　　）。

　　A. 发热体温达 38～40℃以上　　　　B. 皮疹呈向心性、多形性、可见水疱

　　C. 手足皮肤广泛硬性水肿　　　　　　D. 双眼结膜充血

　　E. 口腔黏膜充血，唇干红皲裂

二、判断题

1. 与急性风湿热发病密切相关的病原是金黄色葡萄球菌。（　　）

2. 过敏性紫癜患儿发病过程中均伴有血小板显著下降。（　　）

3. 皮肤黏膜淋巴结综合征对患儿最严重的危害是冠状动脉损伤所致的冠脉扩张
　　和冠状动脉瘤形成。（　　）

三、思考题

1. 风湿热患儿的照护措施要点有哪些?

2. 过敏性紫癜患儿有哪些临床表现?

3. 皮肤黏膜淋巴结综合征患儿护理方面有哪些注意事项?

参考答案

一、选择题

1. E　2. D　3. A　4. D　5. A　6. B

二、判断题

1. √　2. ×　3. √

（**本章编者：金建文**）

第十二章

内分泌与遗传性疾病
识别与预防

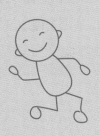

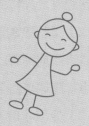

1. 了解先天性甲状腺功能减退症、21- 三体综合征、苯丙酮尿症的病因及治疗要点。
2. 熟悉上述常见内分泌与遗传性疾病的临床表现。
3. 掌握上述常见内分泌与遗传性疾病的照护与预防措施。

第一节　先天性甲状腺功能减退症

先天性甲状腺功能减退症简称先天性甲低，是由于先天性或遗传因素引起甲状腺激素合成不足所造成的一种疾病。根据病因的不同可分为两类：①散发性系因先天性甲状腺发育不良、异位或甲状腺激素合成途径中酶缺陷所造成，发生率为 14/10 万 ~20/10 万；②地方性多见于甲状腺肿流行的山区，是由于该地区水、土和食物中碘缺乏所致，随着我国碘化食盐的广泛应用，其发病率明显下降。

一、病因

1. 散发性先天性甲低

（1）甲状腺不发育、发育不全或异位：是造成先天性甲低最主要的原因，约占90%，亦称原发性甲低。多见于女孩，女：男为 2：1，其中 1/3 病例为甲状腺完全缺如，其余为发育不全或在下移过程中停留在异常部位形成异位甲状腺，部分或完全丧失其功能。造成甲状腺发育异常的原因尚未阐明，可能与遗传因素与免疫介导机制有关。

（2）甲状腺激素合成障碍：是导致甲状腺功能低下的第二位常见原因。亦称家族性甲状腺激素生成障碍。多见于甲状腺激素合成和分泌过程中酶（过氧化物酶、偶联酶、脱碘酶及甲状腺球蛋白合成酶等）的缺陷，造成甲状腺素不足。多为常染色体隐性遗传病。

（3）促甲状腺激素（TSH）缺乏亦称下丘脑 - 垂体性甲低或中枢性甲低：是因垂体

分泌 TSH 障碍而引起的,常见于特发性垂体功能低下或下丘脑、垂体发育缺陷,其中因下丘脑促甲状腺激素释放激素(TRH)不足所致者较多见。TSH 单一缺乏者甚为少见,常与生长激素(GH)、催乳素(PRL)、黄体生成素(LH)等其他垂体激素缺乏并存。

(4)甲状腺或靶器官反应低下:均为罕见病。

(5)母亲因素:母亲服用抗甲状腺药物或母亲患自身免疫性疾病,存在抗甲状腺抗体,均可通过胎盘,影响胎儿,造成甲低,亦称暂时性甲低,通常 3 个月内消失。

2. 地方性先天性甲低

多因孕妇饮食缺碘,致使胎儿在胚胎期即因碘缺乏而导致甲状腺功能低下。

知识链接

甲状腺的功能及甲状腺激素的生理作用

甲状腺的主要功能:是合成甲状腺激素,甲状腺激素在甲状腺滤泡上皮细胞中合成,其主要原料为碘和酪氨酸,碘离子在一系列酶的作用下与酪氨酸结合,生成甲状腺素(T_4)和三碘甲状腺原氨酸(T_3)。

甲状腺激素的生理作用:加速细胞内氧化反应,释放热量;促进生长发育和组织分化;促进新陈代谢,增高基础代谢率;促进蛋白质、糖和脂肪的代谢;促进钙、磷在骨质中的合成代谢和骨、软骨生长;促进神经系统的发育及功能调节。当甲状腺功能不足时,可引起代谢障碍、生理功能低下、生长发育迟缓、智能障碍等。

二、临床表现

甲状腺功能减退症患儿症状出现的早晚及轻重程度与患儿残留的甲状腺组织量及功能有关。无甲状腺组织的患儿在出生 1~3 个月内出现症状,有少量腺体者多在 6 个月后至 4~5 岁才渐显症状。

(一)新生儿期表现

患儿多为过期产,出生体重超过正常新生儿,身长和头围可正常,前、后囟大;胎便排出延迟，生后常有腹胀、便秘、脐疝，易被误诊为先天性巨结肠；生理性黄疸期延长（>2周）；患儿常处于睡眠状态，对外界反应低下、肌张力低、吸吮差、呼吸慢、哭声低且少、体温低（常 <35℃）、四肢冷、末梢循环差、皮肤出现斑纹或有硬肿现象等。

（二）典型症状

多数先天性甲低患儿常在出生半年后出现典型症状。

1. 特殊面容和体态

表现为头发少而干枯，头大颈短，皮肤粗糙，面色苍黄，眼睑水肿，眼距宽，鼻梁低平，舌大而宽厚，常伸出口外，身材矮小，上部量 / 下部量 > 1.5，囟门闭合延迟，出牙延迟。

2. 神经系统症状

表现为动作发育迟缓，智能发育低下，表情呆板，对外界环境不感兴趣或根本无反应，哭、爬、走、说话均落后于正常同龄儿。

3. 生理功能低下

表现为精神、食欲差，少动，安静少哭，嗜睡，体温低，怕冷，脉搏与呼吸缓慢，心音低钝，腹胀，便秘，第二性征出现迟缓。

（三）地方性甲低临床表现

临床表现为两种不同的类型，但可相互交叉重叠。

1."神经性"综合征

以共济失调、痉挛性瘫痪、聋哑和智力低下为特征，但患儿身材正常且甲状腺功能正常或仅轻度减低。

2."黏液水肿性"综合征

以显著的生长发育和性发育落后、黏液水肿、智能低下为特征，血清 T_4 降低、TSH 增高。约 25% 患儿有甲状腺肿大。

三、治疗要点

先天性甲低一经确诊，应立即开始治疗，治疗越早对脑发育越有利，终身服用甲状腺制剂，不能中断。目前临床上治疗先天性甲低的最有效药物是左甲状腺素钠片（优甲乐），开始剂量应根据患儿病情轻重及年龄大小而不同，并根据甲状腺功能及临床表现随时调整剂量，预防剂量不足或过量，直至临床症状改善，血清 T_4、TSH 正常，即将此时的剂量作为维持量。

四、照护措施

（一）保暖与预防感染

由于患儿基础代谢低下，活动量少，体温低且怕冷，应注意保持合适的室内温度，适时增减衣服，避免受凉。由于患儿免疫力较低，应注意环境卫生，勤洗澡，防止皮肤感染，避免与感染性疾病患儿接触。

（二）保证营养供给

给予患儿高蛋白、高维生素、富含钙及铁剂的易消化的食物。对吸吮困难、吞咽缓慢患儿要耐心喂养，提供充足的进餐时间，不能吸吮者用滴管喂奶或鼻饲，以保证生长发育需要。

（三）保持大便通畅

便秘是患儿常见症状，甚至是首发症状。照护人员应采取正确的防治措施：每日保证患儿充足的液体摄入量，早餐前半小时喝一杯温开水，刺激肠道蠕动；添加辅食后可多吃水果、蔬菜及富含纤维素的食物，以刺激排便；照护人员每日顺肠蠕动方向按摩患儿腹部数次；适当增加患儿活动量，如简单的体操、户外散步；引导患儿养成定时排便习惯；必要时使用开塞露软化大便，促进排便。

（四）加强行为训练、提高自理能力

对智力发育不良、缺乏自理能力的儿童，应多给予鼓励，不应歧视。家长应重视对患儿的早期康复训练，进行智力测试，根据智力水平选择游戏、玩具、讲故事、音乐、语言、认知行为、指导学习等训练方法，以促进智力发育。评估体格发育状况，对患儿进行体操和全身运动的训练，帮助其掌握基本生活技能和社交技能。

（五）指导用药

让家长了解终生用药的必要性，并掌握药物的服用方法和疗效的观察。

1. 正确给药

熟悉常用药物种类、规格、药物反应和副作用，掌握在家给药剂量、方法和时间，做到按时按剂量喂药；用药剂量应由小到大，随小儿年龄增长而逐渐增加，临床好转而无甲亢表现时，改用维持量。维持量应随年龄每 1~2 年调整一次，至青春期以后酌减；家长定期带孩子随访复查，监测 T_4 和 TSH 变化，治疗开始时每 2 周随访 1 次；血清 TSH 和 T_4 正常后，每 3 个月 1 次；服药 1~2 年后，每 6 个月 1 次。

2. 熟悉药物疗效及不良反应

甲状腺制剂作用较慢，用药 1 周左右达最佳疗效，故服药期间要密切观察患儿疗效反应，是否食欲好转、腹胀消失、活动量增加、每日排大便、智力进步。用药期间若患儿出现烦躁、多汗、发热、消瘦、腹泻、脱水、痉挛等疑似药物过量的症状，应及时送医疗机构就诊。

五、预防

应从围生期保健做起，重视新生儿筛查，筛查的最佳时间是新生儿出生后 72 小时，采脐血或足跟血做甲状腺功能减退症的筛查。该法采集标本简便，假阳性和假阴性率较低，能早期诊断，早期治疗，避免严重神经系统功能损害，提高患儿的治疗效果。

知识链接

先天性甲状腺功能减退症新生儿筛查

我国 1995 年 6 月颁布的《中华人民共和国母婴保健法》已将本病列入筛查的疾病之一。目前多采用出生后 2~3 天的新生儿干血滴纸片检测 TSH 浓度作为初筛，结果大于 20mU/L 时，再检测血清 T_4、TSH 以确诊。该法为患儿早期确诊、避免神经精神发育严重缺陷的防治措施。

任何新生儿筛查结果可疑或临床可疑的小儿都应检测血清 T_4、TSH 浓度，如 T_4 降低、TSH 明显升高即可确诊。

本节内容回顾

本节内容架构		应知应会星级
一、病因		★★
二、临床表现	（一）新生儿期表现	★★★★
	（二）典型症状	★★★★
	（三）地方性甲低临床表现	★★★
三、治疗要点		★
四、照护措施	（一）保暖与预防感染	★★★★★
	（二）保证营养供给	★★★★★
	（三）保持大便通畅	★★★★★
	（四）加强行为训练、提高自理能力	★★★★★
	（五）指导用药	★★★★★
五、预防		★★★★★

第二节　21-三体综合征

　　21-三体综合征又称先天愚型或唐氏综合征，是人类最早发现的由常染色体畸变所导致的出生缺陷类疾病，也是小儿染色体疾病中最常见的一种。活产婴儿中其发生率为（1：1000）~（1：600），且孕妇年龄越大，发病率越高。其主要临床特征为特殊面容、智力低下、生长发育迟缓，并可伴发多种畸形。

一、病因

1. 孕母高龄

　　35岁以上孕妇发生本病的风险较高，新生儿的患病率约为0.3%，40岁时可达1%，

45 岁时可高达 5%，可能与母体卵细胞衰老有关。

2. 致畸变物质及疾病的影响

孕早期病毒感染（巨细胞病毒、腮腺炎病毒、风疹病毒及麻疹病毒等）、接受放射线照射、应用致畸药物（抗代谢药物、抗癫痫药物）、接触毒物（苯、甲苯、农药等）均可导致染色体发生畸变。

3. 遗传学因素

本病的直接发病原因为常染色体畸变，主要是由于亲代生殖细胞在减数分裂时或受精卵在有丝分裂时，21 号染色体不发生分离，致使胚胎体细胞内存在一条额外的 21 号染色体，第 21 号染色体呈三体型。

知识链接

认识正常的染色体

正常人每个配子（卵子和精子）含有 22 个常染色体和 1 个性染色体，X 或 Y，即 22+X 或 22+Y 的染色体组，称为单倍体。单倍体的全部 DNA 分子称为基因组，每个基因组在染色体上都有特定的座位，基因的突变或缺失，可导致遗传性疾病。正常女性的染色体核型为 46，XX，男性为 46，XY。一对染色体中，两条染色体所含基因种类、数目、位置、形态相同，同一位点的基因及其变异称为等位基因。等位基因中有一个异常者称为病态杂合子，两个异常者称为病态纯合子。

染色体异常的发生率随着孕妇年龄的增长而明显增加，如 35 岁以下的孕妇中染色体异常的发生概率为 1：1185，而 35 岁时则高达 1：335，故 35 岁以上的高龄孕妇需做染色体检查。

二、临床表现

（一）特殊面容

出生时即有明显的特殊面容，面圆而扁，眼距宽，眼裂小，双眼外眦上斜，可伴有内眦赘皮，耳位低，鼻梁低平，耳小异形，舌体宽厚，舌面裂深而多，口常半张或舌伸出口外，流涎不止，头小而圆，前囟大、闭合延迟，颈短而宽。患儿常呈嗜睡状，可有喂养困难。

（二）智能落后

智能落后为本病最突出、最严重的临床表现。绝大部分患儿是中度智力发育迟滞，随年龄的增长而日益明显，行为动作倾向于定型化，抽象思维能力受损最大。多数患儿常傻笑，喜欢模仿和重复一些简单的动作，可进行简单的劳动，少数患儿易激惹、任性、多动，甚至有破坏攻击行为，某些则显示畏缩倾向。

（三）生长发育障碍

患儿出生时身长和体重均较正常新生儿低，随年龄的增长体格、动作、语言发育均较迟。表现为身材矮小、骨龄落后、四肢短、关节柔软，可过度弯曲；出牙延迟且常错位；肌张力低下，腹膨隆，可有脐疝；手指粗短，小指向内弯曲；性发育延迟。可执行简单的运动，如穿衣、吃饭等，但动作笨拙、不协调。患儿开始学说话的平均年龄为 4~6 岁，95% 有发音缺陷、口齿含糊不清、口吃、声音低哑；1/3 以上有语音节律不正常，甚至呈爆发音。

（四）皮纹特点

手掌出现猿线（通贯手）（图 12-1），轴三角的 ATD 角度一般大于 45°（我国正常人为 40°）（图 12-2），斗纹少，箕纹多。

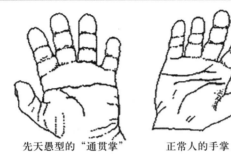

先天愚型的"通贯掌"　　　　正常人的手掌

▼ 图 12-1　通贯手

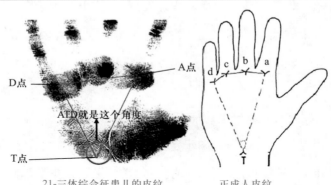

21-三体综合征患儿的皮纹　　　　正成人皮纹

▼ 图 12-2　正常人和 21- 三体综合征患儿的皮纹比较

（五）伴发畸形

约 50% 的患儿伴有先天性心脏病，其次是消化道畸形。患儿的免疫功能低下，易患各种感染性疾病。白血病的发病率明显高于正常人群。患儿中部分男孩有隐睾，成年后多无生育能力；女孩多无月经，仅少数可有生育能力。存活至成人期的患儿，则常在 30 岁以后出现阿尔茨海默病的症状。

三、治疗要点

目前 21- 三体综合征尚无有效的治疗方法。临床一般采取综合措施，包括医疗和社会服务，对患儿进行长期耐心的教育和训练，以提高其生活自理能力。如患儿伴有其他畸形，则临床可考虑手术治疗。

四、照护措施

（一）加强生活护理，培养自理能力

1. 细心照顾患儿，由于患儿舌常伸出口外，加上肌张力低，患儿喂养十分困难，家长协助患儿吃饭、穿衣，可使用特制的勺子，定期洗澡，同时注意营养过剩并防止意外事故。

2. 保持皮肤清洁干燥，患儿长期流涎，应及时擦干，保持下颌及颈部清洁，保持皮肤的润滑，做好皮肤的护理，以免皮肤糜烂。

3. 制定教育、训练方案，进行示范，使患儿通过训练能逐步生活自理，从事简单劳动，从而提高患儿的生活质量。

（二）预防感染

由于患儿免疫力低，易感染，应保持室内空气清新和流通，避免接触感染者。注意个人卫生，保持口腔、鼻腔清洁，加强皮肤护理，勤洗手。呼吸道感染者接触患儿需戴口罩，预防感染发生。

（三）家庭支持

当家长得知孩子患有 21- 三体综合征时，常常难以接受，表现出焦虑、忧伤、自责等复杂心理反应。利用社会资源向家长及时提供情感支持和信息支持，给予心理疏导，同时提供 21- 三体综合征的疾病知识，协助家庭建立个性化的孩子养育和培养计划，使他们尽快适应疾病带来的影响，并逐步帮助患儿掌握生活自理方法，不断提高生活质量，鼓励家长定期随访。

五、预防

1. 向人群宣教避免高龄生育，年龄在 35 岁以上的妇女，妊娠 16～20 周必须进行唐氏筛查，对于唐氏筛查结果为"高危"的孕妇或 35 岁以上孕妇，应做羊水细胞染色体检查以利于早期诊断。

2. 注意发现易位染色体携带者，子代有 21- 三体综合征者，或姨表姐妹中有此类患者的，应及早检查子亲代的染色体核型，做好预防。

3. 保护环境，避免接触致畸、诱变物质，如避免接受 X 线照射，勿滥用药物，预防病毒感染等。

什么是唐氏综合征

本节内容回顾

本节内容架构		应知应会星级
一、病因		★★
二、临床表现	（一）特殊面容	★★★★
	（二）智能落后	★★★★
	（三）生长发育障碍	★★★★
	（四）皮纹特点	★★★★
	（五）伴发畸形	★★★★
三、治疗要点		★
四、照护措施	（一）加强生活护理，培养自理能力	★★★★★
	（二）预防感染	★★★★★
	（三）家庭支持	★★★★★
五、预防		★★★★★

第三节　苯丙酮尿症

案例导入

贝贝，女，6个月。妈妈发现自己的宝宝和小区同龄的宝宝比较起来，表情呆滞，反应差，不会笑，不认人，头发颜色浅，皮肤发白、干燥，经常出湿疹，而且身上总是有一股很明显的鼠尿样臭味。妈妈很焦虑，准备带贝贝去医院检查。

请思考：贝贝可能患有哪种疾病？家庭生活中如何照顾这类患儿？

苯丙酮尿症（phenylketonuria，PKU）是一种常染色体隐性遗传病，是由于苯丙氨酸羟化酶基因突变导致酶活性降低，苯丙氨酸及其代谢产物在体内蓄积引起的疾病。PKU是先天性氨基酸代谢障碍中最为常见的一种，临床表现为智力低下，发育迟缓，皮肤、毛发色素浅淡和鼠尿样体味。其发病率有地区和种族差异，我国发病率为 1 ∶ 1100，北方人群高于南方人群。

> **知识链接**
>
> ### 常染色体隐性遗传病
>
> 常染色体隐性遗传病的致病基因在常染色体，一对基因全是致病基因即纯合子时才致病，仅有一个致病隐性基因（杂合子）的个体不发病，如苯丙酮尿症、白化病、肝豆状核变性等。其特点为：
>
> （1）父母均为该病的隐性基因携带者。
>
> （2）男女发病机会均等。
>
> （3）父母均为杂合子，子女中 1/4 为患者，1/4 为正常人，1/2 为基因携带者。

一、病因

苯丙氨酸是人体必需氨基酸之一，摄入体内的苯丙氨酸一部分用于蛋白质的合成，一部分通过苯丙氨酸羟化酶作用转变为酪氨酸，以供给合成甲状腺素、肾上腺素和黑色素等多种用途。仅有少量的苯丙氨酸经过次要代谢途径，在转氨酶的作用下转变成苯丙酮酸。根据酶缺陷的不同，苯丙酮尿症可分为典型和非典型两种。约 90% 的患儿为典型病例。

1. 典型 PKU

由于患儿肝细胞缺乏苯丙氨酸羟化酶（PAH），因此不能将苯丙氨酸转化为酪氨酸，从而引起苯丙氨酸在体内蓄积所致。大量苯丙氨酸在血液、脑脊液、各种组织和尿液中积聚，通过旁路代谢产生大量苯丙酮酸、苯乙酸、苯乳酸等自尿中排出。高浓度的苯丙氨酸及其旁路代谢产物导致脑损伤。同时，由于酪氨酸生成减少，致黑色素合成不足，患儿毛发、皮肤色素减少。

2. 非典型 PKU

由于四氢生物蝶呤（tetrahydrobiopterin，BH_4）的缺乏所致。BH_4 是苯丙氨酸、色氨酸及酪氨酸在羟化过程中必需的辅酶。该酶的缺乏导致苯丙氨酸不能正常被氧化成酪氨酸，造成多巴胺、5- 羟色胺等重要神经递质缺乏，进一步加重神经系统的功能损害。

二、临床表现

患儿出生时表现正常，一般在 3~6 个月时开始出现症状，随年龄增长逐渐加重，1 岁时症状明显。

1. 神经系统表现

以智能发育落后最为突出，伴有表情呆滞、行为异常、多动、肌痉挛或癫痫发作，少数呈肌张力增高和腱反射亢进。非典型 PKU 患儿的神经系统症状出现较早且较重，肌张力明显减低，嗜睡或惊厥，智能明显落后。

2. 外貌改变

出生后数月因黑色素合成不足，表现出毛发由黑变黄，皮肤和虹膜色泽变浅，皮肤变白、干燥，常伴有湿疹。

3. 特殊体味

由于患儿尿液及汗液中排出的苯乙酸较多，所以身上有明显的鼠尿样臭味。

4. 其他

生长发育迟缓，伴有呕吐、喂养困难。PKU 母亲在未控制血苯丙氨酸浓度的情况下怀孕，其子女即使不是 PKU，也常伴有小头畸形和智力低下。

三、治疗要点

本病一旦确诊，应立即治疗，开始治疗的年龄越小，效果越好。低苯丙氨酸饮食为治疗的关键，其原则是使摄入苯丙氨酸的量既能保证生长发育和体内代谢的最低需要，又能使血液中苯丙氨酸浓度维持在理想控制范围内，避免神经系统的不可逆损伤。

四、照护措施

（一）饮食护理

新生儿期主要采用无或低苯丙氨酸配方奶粉，限制其苯丙氨酸的摄入以免造成神经系统的不可逆损害，待血浓度降至理想浓度时，可逐渐少量添加天然饮食，母乳为首选，因为母乳的苯丙氨酸含量仅为牛奶的1/3。较大婴儿可添加牛奶、粥、面等，添加辅食时以低蛋白、低苯丙氨酸为原则（常用食物的苯丙氨酸含量如表 12-1 所示）。治疗期间应定期监测患儿血中苯丙氨酸的浓度及其生长发育情况。饮食控制应至少持续到青春期以后，终身治疗对患者更有益。

表 12-1　常用食物中苯丙氨酸的含量（每 100g 食物）

食物	蛋白质（g）	苯丙氨酸（mg）
母乳	1.3	36
牛奶	2.9	113
籼米	7.0	352
小麦粉	10.9	514
小米	9.3	510
白薯	1.0	51
土豆	2.1	70
胡萝卜	0.9	17
藕粉或小麦淀粉	0.8	4
北豆腐	10.2	507
南豆腐	5.5	226
豆腐干	15.8	691
瘦猪肉	17.3	805

（二）皮肤护理

勤换尿布，保持皮肤干燥，对皮肤皱褶处特别是腋下、腹股沟应保持清洁，有湿疹时应及时处理。

（三）家庭照护指导

及时给予家长情感支持，提供有关孩子养育、家庭照顾的知识，强调饮食控制的重要性，协助家长制定饮食治疗方案，提供遗传咨询，督促定期复查。

五、预防

广泛宣传避免近亲结婚，宣传优生优育的知识，对出生的新生儿数日后做常规筛查；有阳性家族史的夫妇采用 DNA 分析或羊水检测对胎儿进行产前诊断，其新生儿出生后应做详细检查；对患儿家族做苯丙氨酸耐量试验，检出杂合子。

相关知识

苯丙酮尿症新生儿筛查

采用 GuthriE 细菌生长抑制试验可以半定量测定新生儿血液苯丙氨酸浓度，在小儿喂奶后 2~3 日，采集新生儿足跟末梢血一滴，吸在厚滤纸上，晾干后即可寄送至筛查实验室，当苯丙氨酸的浓度为 >0.24mmol/L（4mg/dL），即两倍于正常参考值，便应复查或采集静脉血定量测定苯丙氨酸和酪氨酸，有时血浆苯丙氨酸可高达 20mg/dL 以上。

苯丙酮尿症是什么病

本节内容回顾

本节内容架构		应知应会星级
一、病因		★★
二、临床表现		★★★★
三、治疗要点		★
四、照护措施	（一）饮食护理	★★★★★
	（二）皮肤护理	★★★★★
	（三）家庭照护指导	★★★★★
五、预防		★★★★★

— 思 考 与 练 习 —

一、选择题

1. 散发性先天性甲状腺功能减退症最主要的病因是（　　　）。

　　A. 母孕期碘缺乏　　　　　　　　　　B. 甲状腺发育异常

　　C. 甲状腺激素合成障碍　　　　　　　D. 垂体促甲状腺激素分泌不足

　　E. 母亲妊娠期应用抗甲状腺药物

2. 服用甲状腺素片治疗甲状腺功能减退症，说法正确的是（　　　）。

　　A. 终身服药　　　　　　　　　　　　B. 服至青春期后停药

　　C. 临床症状消减后停药　　　　　　　D. 服至青春期开始停药

　　E. 临床症状消失后继续服 1 个月

3. 为诊断 21- 三体综合征最重要的检查是（　　　）。

　　A. 骨穿　　　　　　B. 腰穿　　　　　　C. 血常规

　　D. 甲状腺功能　　　E. 染色体核型分析

4. 婴幼儿最常见的染色体病是（　　　）。

　　A. 苯丙酮尿症　　　B. 肝豆状核变性　　C. 21- 三体综合征

　　D. 系统性红斑狼疮　E. 先天性甲状腺功能减退症

5. 典型苯丙酮尿症的病因是缺乏（　　　）。

　　A. 多巴胺　　　　　B. 5- 羟色胺　　　　C. 四氢生物蝶呤

　　D. 酪氨酸羟化酶　　E. 苯丙氨酸羟化酶

6. 苯丙酮尿症属于（　　　）。

　　A. 内分泌病　　　　B. 染色体畸变　　　C. 免疫性疾病

　　D. 染色体隐性遗传　E. 染色体显性遗传

二、判断题

1. 先天性甲状腺功能减退症的治疗，用药后精神食欲好转，即可减量。（　　）

2. 苯丙酮尿症患儿，低苯丙氨酸饮食需服用至 3 岁即可。（　　）

3. 苯丙酮尿症患儿的尿液特点是血尿。（　　）

三、思考题

1. 试述 21- 三体综合征主要的临床特征。

2. 苯丙酮尿症患儿的饮食护理有哪些？

3. 男婴，足月儿，25 天龄，出生体重 4100g，生后母乳喂养困难。体温 35℃，脉搏 100 次 / 分，呼吸 30 次 / 分，皮肤黄染未退，少哭多睡，腹胀 明显，大便秘结。摄膝部 X 线片未见骨化中心。诊断为先天性甲状腺功能减 退症。在应用甲状腺素治疗时家长应注意哪些问题？

参考答案

一、选择题

1. B　2. A　3. E　4. C　5. E　6. D

二、判断题

1. ×　2. ×　3. ×

（**本章编者：郝 静**）

第十三章
常见皮肤病识别与预防

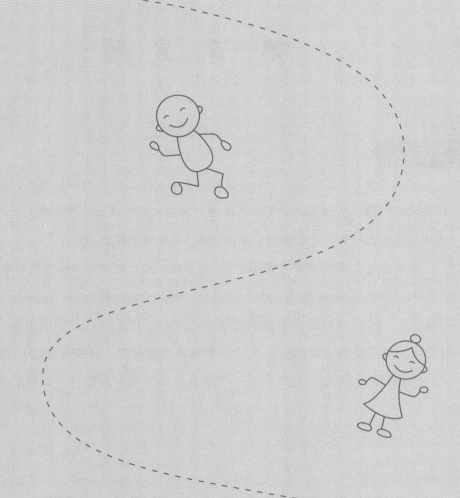

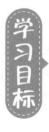

1. 了解湿疹、荨麻疹、尿布皮炎、痱子的病因及治疗要点。
2. 熟悉上述常见皮肤病的临床表现。
3. 掌握上述常见皮肤病的照护与预防措施。

　　皮肤覆盖在身体最外层，具有保护身体、维持体温以及排泄等功能。婴幼儿的皮肤敏感而脆弱，皮肤纤薄，皮下血管丰富，容易发生皮肤损伤，而且婴幼儿皮肤的免疫功能还没有发育完善，抵抗力较弱，故皮肤损伤后容易发生感染。婴幼儿皮肤新陈代谢旺盛，对热的调节能力不佳，容易出现皮肤过敏、疹子、脱皮等现象。

第一节　湿　疹

● 案例导入

　　欢欢，女，3个月，从出生以来脸上总是反复出现红斑和小疙瘩，最近几天妈妈发现欢欢脸上的情况加重了，小疙瘩不仅变大而且还出现了水疱，水疱干瘪的地方形成了黄色痂皮。欢欢看起来非常烦躁，经常哭闹不止。

　　请思考：欢欢的皮肤可能出现了什么问题？应如何避免这种现象的发生呢？

　　湿疹是一种由多种因素引起的过敏性皮肤病（图13-1）。病因复杂，与婴幼儿皮肤屏障功能差、接触过敏原、皮肤过于干燥等因素有关。湿疹是婴幼儿常见的皮肤病，一般会随着年龄的增长而逐渐好转。皮损具有多形性、对称性、瘙痒和易反复发作等特点。

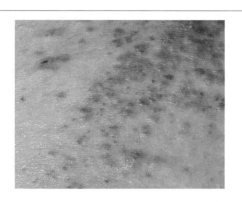

▼ 图 13-1　湿疹

一、病因

病因尚不清楚，可能与以下因素有关。

1. 外部因素

婴幼儿发病多见于外部因素，常与过敏有关，可由以下因素诱发或加重：食物（如海鲜、牛羊肉、鸡蛋等）、环境（如炎热、干燥、日光等）、吸入物（如花粉、微生物等）、接触物（如化纤、动物皮毛、肥皂等）。引起过敏的原因很复杂，往往很难找出准确的病因。

2. 内部因素

有些慢性疾病（如扁桃体炎、寄生虫病、龋齿等）也可引起湿疹。此外，湿疹的发生还与神经精神因素（如紧张、疲劳）及遗传因素（过敏体质）等有关。

二、临床表现

根据病程和临床特点可分为急性湿疹、亚急性湿疹、慢性湿疹。

（一）急性湿疹

好发于面部、手、前臂、小腿等外露部位，常对称发生，严重者可弥漫全身。皮疹呈多形性，表现为红斑基础上的针尖大小的丘疹、丘疱疹，严重时可出现小水疱，可融合成片状，边界不清楚。患儿自觉瘙痒剧烈，常因搔抓形成点状糜烂面，严重者会有溃烂、流黄水、结痂。搔抓、热水洗烫可加重皮损。婴幼儿常睡眠不安、烦躁哭闹。如继发感染则形成脓疱、脓痂，甚至出现发热等全身症状。

（二）亚急性湿疹

由急性湿疹处理不当导致病程迁延造成的，表现为红肿和渗出减轻，皮疹呈暗红色，可有轻度浸润和少量鳞屑。患儿自觉剧烈瘙痒，时常搔抓。亚急性湿疹可因处理不当或者再次接触过敏原而导致急性发作，如经久不愈可发展为慢性湿疹。

（三）慢性湿疹

由急性或者亚急性湿疹发展而来，也可由于刺激轻微、持续而一开始就表现为慢性化。多见于手、足、小腿、肘窝、外阴、肛门等部位，表现为皮肤暗红、斑上有丘疹、抓痕及鳞屑等，局部皮肤肥厚、表面粗糙。患儿有阵发性痒感，病情时轻时重，可迁延数月之久。

三、治疗要点

湿疹治疗原则是注意避免各种可疑致病因素，发病期间应避免食用辛辣食物，避免过度洗烫。外用药物治疗包括氧化锌、3% 硼酸溶液以及糖皮质激素等，内用药物治疗包括抗组胺药物、钙剂和维生素 C 等，有继发感染者可外用或内用抗生素治疗。

四、照护措施

湿疹婴幼儿除非病情严重，可以正常入托，托育教师和家长共同做好日常护理。

（一）饮食护理

1. 患儿清淡饮食，多吃蔬菜、水果，发病期间避免摄入可疑的过敏原，如鱼、虾等。禁止接触辛辣、咖啡、含酒精等刺激性食物。

2. 母乳喂养的患儿可因母亲摄入食物中的成分引起湿疹，因此哺乳期的母亲应注意调整饮食，忌食辛辣等刺激性或海鲜等易引起过敏的食物。不能母乳喂养的患儿，可参考医生的意见选用脱敏配方奶粉。怀疑婴儿对牛奶过敏时，应及时带婴儿就诊，必要时遵医嘱调整喂养方式。

（二）皮损护理

1. 保持患儿皮肤干爽清洁，创面避免过度洗烫，避免使用肥皂、沐浴露等清洗患处。

2. 按医嘱在湿疹部位涂抹外用药物。涂抹激素药膏时，只要涂抹薄薄一层即可，防止出现皮肤变薄等不良反应。患儿瘙痒难耐时可遵医嘱给予止痒药物，为患儿勤洗手、勤剪指（趾）甲，告诫患儿不要随意抓挠皮肤，以免抓伤皮肤和感染。

3. 有皮损结痂时，可用植物油清除患部皮肤表面污垢、痂皮，切勿强行撕扯。

（三）观察病情

1. 在照护过程中注意观察患儿可能过敏的原因，有针对性地采取措施，指导患儿远离过敏原。

2. 患儿在发病期间要暂停疫苗接种，以免加重病情。

3. 若患儿皮损加重，如出现化脓等感染症状，家长应当及时送往医院治疗。本病有可能并发过敏性鼻炎或者哮喘，应当注意观察患儿的各种表现。

（四）一般护理

1. 为患儿选择棉质的宽大衣服，避免粗糙的衣服边角摩擦加重湿疹。不要给患儿穿过多的衣服，以免患儿过热出汗导致症状加重。

2. 保持适宜的温度和湿度，室温维持在20℃左右，湿度保持在50%~60%，不宜过热和潮湿。

（五）心理护理

当剧烈瘙痒时，患儿可出现焦虑甚至恐惧，要安抚好患儿情绪，转移患儿的注意力，保持其心情平静。

五、预防

1. 避免接触过敏原是预防湿疹的有效措施。对花粉过敏的患儿春季尽量少出门，出门时最好戴口罩；对某种食物过敏的患儿避免吃这种食物；家中或者托幼机构不要饲养宠物；平时穿衣最好穿棉织品，不要穿一些易引起过敏的衣服，如化纤类、羊毛类衣服等。

2. 易感儿宜清淡饮食，避免吃辛辣、油腻等刺激性食物。婴儿添加辅食时应由少到多，每次只添加一种新的辅食，注意观察有无皮肤的变化。

3. 为婴幼儿洗澡时应选择温和的沐浴液，避免使用肥皂等刺激性强的洗浴用品。注意皮肤保湿，避免皮肤干燥，根据季节和气候干燥程度给婴幼儿选择合适的润肤剂涂抹皮肤。

4. 家中或者托幼机构要及时打扫卫生，并注意开窗通风。打扫卫生时要注意洒水，不要产生过量扬尘。

5. 婴幼儿的衣服宜用宽松、透气的纯棉制品，婴幼儿穿衣要做到适量，不要过厚，也不要过薄，尤其是夏季要注意不要让婴幼儿过度流汗，出汗后要随时更换干净衣物。晚上睡觉时不要盖太厚的被子，防止出汗。

本节内容回顾

本节内容架构		应知应会星级
一、病因		★★
二、临床表现	（一）急性湿疹	★★★
	（二）亚急性湿疹	★★★
	（三）慢性湿疹	★★★
三、治疗要点		★
四、照护措施	（一）饮食护理	★★★★★
	（二）皮损护理	★★★★★
	（三）观察病情	★★★★★
	（四）一般护理	★★★★★
	（五）心理护理	★★
五、预防		★★★★★

第二节　荨　麻　疹

案例导入

　　明明，男，2岁，一天在玩耍的时候突然大声地喊"妈妈"，妈妈发现明明的胳膊上出现了一道条索状的红色隆起。明明觉着痒就用手抓，可是抓过之后妈妈发现皮损面积加大了，明明也感觉更痒了。妈妈有点担心，考虑要不要带明明去医院。

　　请思考：明明的皮肤可能出现了什么问题？作为照护者应该如何处理呢？

荨麻疹俗称"风疹块"，是由于皮肤及黏膜血管扩张、通透性增加，导致液体从血管渗出而形成的一种局限性水肿反应。荨麻疹的临床表现主要是瘙痒、风团。皮损出现及消散一般比较迅速，往往不留痕迹，但容易反复发作。

一、病因

病因复杂，多数患者不能找到确切的发病原因。常见病因如下：

1. 食物因素

进食动物性蛋白（如海鲜、肉类、牛奶和蛋类等）、植物性食品（如草莓、可可、番茄、蘑菇、菠菜和大蒜等）以及食物调味品和添加剂（如防腐剂、酵母、柠檬酸、酒精等）诱发荨麻疹发作。

2. 感染因素

各种病毒感染（病毒性上呼吸道感染、肝炎等）、细菌感染（金黄色葡萄球菌及链球菌引起的败血症、扁桃体炎等）、真菌及寄生虫感染等均可诱发荨麻疹。

3. 物理因素

光照、冷热、压迫、摩擦等物理因素也会引起荨麻疹发作。

4. 药物

抗生素、血清制剂、各种疫苗等会通过诱发机体变态反应而引起本病；某些药物如吗啡、阿司匹林、可待因等通过释放组胺引发本病。

5. 动物及植物因素

如动物皮毛、蟑螂、昆虫叮咬、花粉等可导致此病发作。

6. 其他因素

如精神及心理因素、遗传因素、慢性疾病、香水等也是诱因。

二、临床表现

根据病程、病因等特征，本病可分为急性荨麻疹、慢性荨麻疹和特殊类型荨麻疹。

（一）急性荨麻疹

起病较急，患儿突然自觉皮肤瘙痒，瘙痒部位很快出现大小不等的红色风团（图13-2），呈圆形、椭圆形或不规则形，严重者风团可融合成片，风团可呈苍白色，皮肤凹凸不平，可呈橘皮样改变。一般数分钟至数小时内风团变为红斑并逐渐消退，消失后皮肤不留痕迹。风团持续时间一般不超过24小时，但新的风团可不断复发。

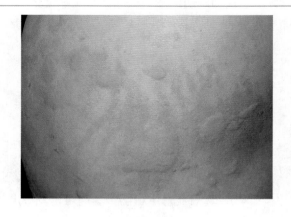

▼ 图13-2　风团

病情严重时可伴有心慌、烦躁甚至血压降低等过敏性休克现象；胃肠道黏膜受累时可出现恶心、呕吐、腹痛及腹泻等症状；累及喉头、支气管时可出现呼吸困难甚至窒息。

（二）慢性荨麻疹

皮损反复发作超过 6 周以上者称为慢性荨麻疹。本病多与感染因素及慢性疾病有关，此外长期口服非甾体抗炎药、抗生素等药物也会引发此病。本病持续时间长，病情容易反复，风团时多时少，常达数月或数年之久，表现类似急性荨麻疹，但全身症状一般较急性者轻。

（三）特殊类型荨麻疹

1. 皮肤划痕症

皮肤划痕症又称人工荨麻疹，婴幼儿用手搔抓或用钝器划过皮肤数分钟后沿划痕出现条状隆起（图 13-3），伴或不伴有瘙痒，一般 20～30 分钟之内可自行消退；但也有迟发性皮肤划痕症，表现为抓挠后数小时才出现线条状风团和红斑，在 6～8 小时达到高峰，持续时间通常不超过 48 小时。

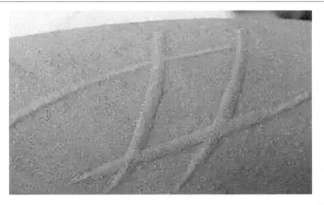

◥ 图 13-3 皮肤划痕症

2. 冷接触及热接触性荨麻疹

表现为患儿接触寒冷或者温热物质后，与之接触的皮肤表面产生风团。冷接触性荨麻疹表现为患儿接触冷风、冷水或冷物后，暴露或接触部位产生风团，严重时可出现手足麻木、腹痛、心悸，甚至发生休克，有时在进食冷饮时可出现喉头水肿而造成窒息。热接触性荨麻疹表现为患儿在接触 43℃ 以上温水时皮肤可出现风团和红斑。

3. 日光性荨麻疹

较少见，常由中长波紫外线或可见光引起，以波长 300nm 左右的紫外线最敏感。风团发生于暴露部位的皮肤，患儿自觉瘙痒和刺痛，严重者可出现乏力、腹痛、晕厥等全身症状。

三、治疗要点

治疗原则为抗过敏和对症治疗，尽量做到对因治疗。轻症患儿一般无特殊处理，症状明显者可用药治疗，局部治疗以安抚止痒为主，可选用炉甘石洗剂，内用药物治疗可选用抗组胺药物、维生素 C 及钙剂等，继发感染者加用抗生素治疗。积极处理过敏性休克、呼吸困难等严重表现。

四、照护措施

在某些诱发因素下荨麻疹可以反复发作，如果入托婴幼儿有荨麻疹病史，托育保育员一定加强关注，如发生荨麻疹的表现，尽快通知保健人员、园长和婴幼儿家长，及时送医处理，必要时拨打 120 急救电话。

（一）饮食护理

指导患儿应清淡饮食，禁食辛辣刺激及海鲜类食物；多喝水，多摄入含维生素 C 的水果、果汁等，有利于致敏物质排出。

（二）皮损护理

1. 为患儿修剪指甲，避免摩擦、搔抓患处，防止因刺激引起皮疹增多及瘙痒加剧。

2. 患儿出现皮肤明显红肿或瘙痒时，可遵医嘱合理用药，用药期间注意观察药物疗效和不良反应。

（三）观察病情

1. 协助患儿寻找过敏原，发现可疑食物或药物过敏时，应立即停用。

2. 观察患儿有无腹痛、呼吸困难、晕厥、休克等症状，一旦发现，及时就医。

（四）一般护理

1. 注意对患儿皮肤的护理，温水洗浴，减少清洁剂、化妆品等对皮肤的刺激。

2. 保持患儿衣物清洁，选择宽松、棉质的衣服，及时更换床单被褥，保证婴幼儿周围环境清洁。

五、预防

荨麻疹预防的关键在于远离过敏原。

1. 了解婴幼儿的过敏史，指导婴幼儿远离易引起过敏的食物，如动物蛋白、蘑菇、草莓、花生、苹果等，为婴幼儿选用含添加剂少的食品。

2. 注意环境卫生，勤开窗通风，保持室内空气清新。打扫卫生时不要扬起过量灰尘，尽量不要让婴幼儿在场，以免婴幼儿过敏。易感儿居室内不要饲养宠物，不要种花。

3. 在蚊虫活跃的季节要注意防蚊防虫，如蟑螂等。

4. 保持床单、被褥清洁，穿棉质宽松的衣服，避免毛织物、化纤品直接与皮肤接触。选择合适的衣被，防止过冷或过热。

5. 引导婴幼儿积极参加户外活动，增强体质，提高免疫力，预防感染性疾病。

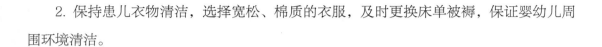
本节内容回顾

本节内容架构		应知应会星级
一、病因		★★
二、临床表现	（一）急性荨麻疹	★★★
	（二）慢性荨麻疹	★★★
	（三）特殊类型荨麻疹	★★★
三、治疗要点		★
四、照护措施	（一）饮食护理	★★★★★
	（二）皮损护理	★★★★★
	（三）观察病情	★★★★★
	（四）一般护理	★★★★★
五、预防		★★★★★

第三节　尿布皮炎

　　东东，男，1岁，昨天大便有点稀，次数比之前多了，妈妈在家通过调整饮食和服用益生菌后，今天腹泻明显好转了，可是妈妈发现东东的肛门附近皮肤变红了，有的地方还出现散在的红疙瘩。

　　请思考：东东的皮肤可能出现了什么问题？作为照护者应该如何处理呢？

　　尿布皮炎，俗称"臀红"，也称尿布疹，是臀部皮肤长期接触外源性物质后，在接触部位发生的炎症反应，主要表现为皮肤潮红、破溃、糜烂及表皮剥脱（图13-4）。多见于新生儿、1岁以内的婴儿。

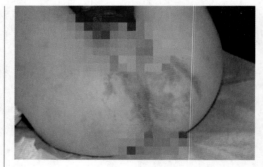

▼ 图13-4　尿布皮炎

一、病因

1. 解剖生理因素

　　婴幼儿皮肤娇嫩，局部防御功能较差，不能很好地控制大小便，臀部皮肤容易受尿液、粪便的刺激而发生尿布皮炎。

2. 局部刺激

　　尿便的刺激或尿布中一些化学成分的刺激会引起尿布皮炎；选用不透气的尿布时，尿布与婴幼儿皮肤接触的部位会变得潮湿、闷热，从而引起尿布皮炎；尿布材质、弹性较差时，可能会勒伤或摩擦婴幼儿的皮肤引起尿布皮炎。

3. 局部护理不当

　　尿布更换不及时，使肛周环境闷热、潮湿，引起尿布皮炎；婴幼儿排便、排尿后，如果没有及时做好局部卫生清理，尤其尿液和大便混合后，对局部皮肤刺激非常大，容易导致尿布皮炎。

4. 疾病因素

各种原因导致的腹泻，增加尿便与皮肤接触的可能性和持续性，导致尿布皮炎的发生。

二、临床表现

尿布皮炎多累及婴幼儿的会阴部，有时可蔓延至腹股沟及下腹部。主要表现为尿布接触区皮肤出现红斑、丘疹、水疱性皮损，甚至糜烂、脓包及溃疡等。患儿自觉疼痛不适。根据症状的轻重可分为轻度尿布皮炎和重度尿布皮炎。

1. 轻度尿布皮炎主要表现为皮肤的血管充血、表皮潮红。

2. 重度尿布皮炎根据其皮肤损害情况分为三度：重Ⅰ度表现为局部皮肤潮红，并伴有少量皮疹；重Ⅱ度除以上表现外，还有皮肤破溃并伴有脱皮；重Ⅲ度主要表现为皮肤局部大片糜烂或表皮剥脱，皮疹的面积也会增加，严重时会扩展到大腿及腹壁等部位。皮肤糜烂和表皮脱落部位容易有细菌繁殖，继发感染，甚至会导致败血症。

三、治疗要点

保持臀部和会阴部的清洁干燥是治疗的关键措施。根据臀部皮肤受损程度选择局部用药：轻度臀红，涂紫草油或鞣酸软膏；重Ⅰ、Ⅱ度臀红，涂鱼肝油软膏；重Ⅲ度臀红，涂鱼肝油软膏或康复新溶液，每日3～4次，继发感染时，可涂红霉素软膏或硝酸咪康唑软膏，每日2次，直至局部感染控制。

四、照护措施

托育保育员与家长要了解引起婴幼儿尿布皮炎的原因，加强对尿布皮炎患儿的臀部护理。

（一）保持臀部皮肤清洁，减少局部刺激

1. 选择透气、柔软的尿布，增加更换尿布的频率，有尿便刺激时要及时更换尿布。重度患儿所用尿布应煮沸、消毒液浸泡或阳光下暴晒，以免诱发或加重皮肤感染。

2.患儿每次大便后都要用温水将臀部清洗，并用小毛巾吸干水分。

（二）保持局部皮肤干燥，促进创面愈合

1.在适宜的气温和室温下，臀部可暴露于空气或阳光下10~20分钟，一般每日2~3次，暴露时应注意保暖。

2.臀红严重时，可用红外线灯或鹅颈灯照射臀部，灯泡25~40瓦（W），灯泡距离臀部患处30~40cm，每次照射10~15分钟。照射臀部时必须有人守护，避免烫伤，如果是男婴，用尿布遮住会阴部。

（三）选择油类或药膏正确涂药

遵医嘱对臀部皮肤进行局部用药，将蘸有油类或药膏的棉签贴在皮肤上轻轻滚动，均匀涂药，不可在皮肤上反复涂擦，以免加剧疼痛和导致脱皮。

五、预防

1.为婴幼儿选用质地柔软、吸水性强、透气性好的尿布，勿用油布或塑料布直接包裹患儿臀部。勤换尿布，保持臀部皮肤清洁干燥。洗涤棉质尿布时应漂洗干净，避免清洗剂残留。

2.婴幼儿每次大便后要用温水清洗臀部，等皮肤干燥后再更换新的尿布，可适当涂抹护臀霜预防尿布皮炎。

3.积极就医治疗容易引起臀红的疾病，如腹泻。

本节内容回顾

本节内容架构		应知应会星级
一、病因		★★
二、临床表现		★★★
三、治疗要点		★
四、照护措施	（一）保持臀部皮肤清洁，减少局部刺激	★★★★★
	（二）保持局部皮肤干燥，促进创面愈合	★★★★★
	（三）选择油类或药膏正确涂药	★★★★★
五、预防		★★★★★

第四节　痱　子

● 案例导入

　　乐乐，1岁，男孩，胖嘟嘟的非常可爱，炎热的夏天到了，乐乐出汗特别多，晚上乐乐洗过澡后就去睡觉了，可是到了夜里还是出好多汗，早上醒来时妈妈发现乐乐的额头、前胸出现了很多红色的、米粒大小的疙瘩，乐乐还不断地用手抓这些小疙瘩，妈妈意识到乐乐长痱子了。

　　请思考：乐乐长痱子的原因是什么？作为照护者应该如何处理呢？

　　痱子亦称粟粒疹、汗疹，是汗孔闭塞导致皮肤内汗液潴留的一种浅表性、炎症性皮肤疾病，是夏天婴幼儿的常见病。痱子的主要表现为白色或者红色的小丘疹（图13-5），常伴痒感，婴幼儿抓挠后容易引起皮肤破损、感染，严重者会形成脓疮。

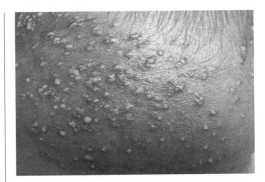

▼ 图 13-5　痱子

一、病因

1. 环境因素

在高温闷热的环境下，婴幼儿通过出汗来维持正常体温，如果出汗过多而不易蒸发，汗液使皮肤表皮浸渍，导致汗孔闭塞，汗液排流不畅时会淤积于皮肤内，造成皮肤肿胀以及炎症，从而形成痱子。婴幼儿尤其容易长痱子，因为他们的毛孔比成年人的小。

2. 感染因素

汗液会导致皮肤表面细菌大量繁殖，也会加重炎症。

二、临床表现

常见于婴幼儿头面部、颈部、胸背部及腋下等汗腺集中的部位，依据汗管损伤和汗液溢出部位的不同，痱子可分为红痱、白痱、脓痱、深痱，各类痱子的临床表现如下：

（一）红痱

又称红色粟粒疹，最常见，夏季多见。多发生于前额、颈部、腋窝、肘窝、胸背部及皮肤褶皱处，表现为密集排列的针尖大小的丘疹、丘疱疹，周围有红晕，对称分布。患儿自觉瘙痒和刺痛感，遇热加重，凉爽或治疗恰当后消退较快，一般消退后可见皮肤脱屑。

（二）白痱

又称白色粟粒疹，多见于新生儿，好发于躯干及皮肤褶皱等容易受摩擦的部位。一般见于大汗及暴晒之后，表现为表浅、针尖大小的水疱，呈透明状，似水滴，易破。与红痱不同的是，患儿通常无发痒、疼痛等自觉症状。一般1~2天即可恢复，恢复后可有细小脱屑。

（三）脓痱

好发于皮肤褶皱处以及婴幼儿头部，表现为密集的丘疹，丘疹顶端可有针尖大小的脓疱。皮损处可有灼热、瘙痒及痛感。

（四）深痱

多发生在颈部、躯干及四肢等部位，皮损为密集的、与汗孔一致的非炎性坚硬丘疹，呈红色或正常皮肤的颜色。出汗时皮损增大，皮肤可因汗腺导管阻塞导致出汗不畅或无汗。一般无瘙痒。

三、治疗要点

本病应以预防为主，治疗的重要措施是将患儿置于干燥、凉爽的环境中，以减少患儿出汗。通常经清洗、降温处理后皮疹可消退。皮肤瘙痒者可外用炉甘石洗剂。瘙痒明显者可口服抗组胺药。若发生细菌感染，应及时外用或口服抗生素治疗。

四、照护措施

（一）皮损护理

1. 红痱有明显的痒感，要引导患儿不要用手去抓挠患处，并及时给患儿剪短指甲，防止抓破皮肤后继发感染。

2. 保持皮疹处清洁干燥，洗澡时不要使用碱性的肥皂或沐浴液，避免热水洗烫，以免刺激患儿皮肤。

3. 不建议在皮疹上涂抹粉剂、药膏或油霜，这样会妨碍水分蒸发，从而使痱子更严重。皮肤瘙痒者可用温水洗净皮损处，局部干燥后再涂抹炉甘石洗剂，若发生感染时，应遵医嘱给予抗生素治疗。

（二）一般护理

1. 天气炎热时减少患儿户外活动时间，可将活动地点改在有空调的室内进行，同时注意室内经常开窗通风，保持空气清新。

2. 患儿出汗时要随时为患儿擦拭汗液，不要让汗液在患儿皮肤上停留太久。

3. 勤洗澡，炎热的夏季保证每天至少为患儿洗一次澡，保持皮肤清洁干燥，以减少出汗。

4. 为患儿选用宽松、透气、吸汗的衣物，勤更换衣物，患儿的衣物、被褥要勤洗，并经常消毒，防止感染。

（三）观察病情

若发现患儿病情加重或者出现化脓等感染迹象，要及时将患儿送往医院诊治。

（四）心理护理

由于瘙痒和刺痛感，患儿会烦躁不安，经常哭闹，要时常安抚患儿情绪，通过游戏等方式分散患儿的注意力。

五、预防

1. 天气炎热时，尽量减少户外活动时间，婴幼儿可待在屋子里或在凉快、有微风的地方休息和玩耍，以减少出汗和利于汗液蒸发。

2. 出汗后随时擦拭汗液，勤洗澡，保持皮肤清洁干燥。

3. 婴幼儿的衣服要宽松、透气、吸水性强，便于汗液蒸发，及时为婴幼儿更换汗湿的衣服。

4. 夏季多吃水果、蔬菜等，不要吃辛辣等刺激性的食物；天气炎热时要多饮用温开水，不要饮用过热的开水，否则会增加出汗，导致病情加重。

本节内容回顾

本节内容架构		应知应会星级
一、病因		★★
二、临床表现	（一）红痱	★★★
	（二）白痱	★★★
	（三）脓痱	★★★
	（四）深痱	★★★
三、治疗要点		★
四、照护措施	（一）皮损护理	★★★★★
	（二）一般护理	★★★★★
	（三）观察病情	★★★★★
	（四）心理护理	★★
五、预防		★★★★★

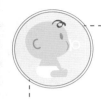

— 思考与练习 —

一、选择题

1. 湿疹患儿发病期间可以进食的是（　　）。

　　A. 咖啡　　　　　　B. 虾　　　　　　C. 白菜

　　D. 鱼　　　　　　　E. 辣椒

2. 以风团为主要皮损的疾病是（　　）。

　　A. 湿疹　　　　　　B. 荨麻疹　　　　C. 尿布皮炎

　　D. 痱子　　　　　　E. 夏季皮炎

3. 下列哪项不是引起尿布皮炎的病因（　　）。

　　A. 长期湿尿布刺激　　B. 腹泻　　　　　C. 尿布有残皂

　　D. 肥胖　　　　　　　E. 使用塑料布包扎臀部

4. 新生儿肛周皮肤潮红并伴有皮疹，该表现属于（　　）。

　　A. 轻度尿布皮炎　　　B. 中度尿布皮炎　　C. 重Ⅰ度尿布皮炎

　　D. 重Ⅱ度尿布皮炎　　E. 重Ⅲ度尿布皮炎

5. 以下关于痱子的照护措施，不正确的是（　　）。

　　A. 皮疹处避免热水洗烫

　　B. 为患儿剪短指甲，防止抓破皮肤后继发感染

　　C. 在皮疹处涂抹药膏或油霜，有利于痱子的消退

　　D. 患儿出汗时要随时为患儿擦拭汗液

　　E. 为患儿选用宽松、透气、吸汗的衣物

二、判断题

1. 湿疹患儿皮损结痂，可用手撕掉。(　　)

2. 急性荨麻疹风团持续数分钟或数小时，一般不超过2小时，消退后不留痕迹。(　　)

3. 重度尿布皮炎患儿用红外线灯照射臀部时，灯泡应距离臀部患处30~40cm。
(　　)

4. 为尿布皮炎患儿涂抹油类或药膏时，为了促进药物的吸收，应在臀部皮肤患处反复涂擦。(　　)

5. 患儿发生红痱和白痱时都有瘙痒和刺痛感。(　　)

三、思考题

1. 请列举婴幼儿湿疹的发病因素有哪些？

2. 尿布皮炎应如何预防？

3. 婴幼儿发生痱子时，如何做好皮损的护理？

参考答案

一、选择题

1. C　2. B　3. D　4. A　5. C

二、判断题

1. ×　2. √　3. √　4. ×　5. ×

（本章编者：钟　敏）

五官科常见病识别与预防

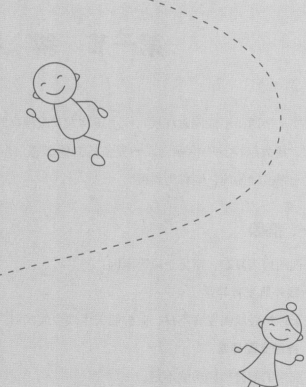

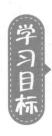

1. 了解婴幼儿斜视、弱视、麦粒肿、急性中耳炎、龋齿的病因及治疗要点。

2. 熟悉上述常见五官科疾病的临床表现。

3. 掌握上述常见五官科疾病的照护措施与预防。

人的五官指眼、耳、鼻、喉和口腔。它们对我们的生活起着至关重要的作用，同时也十分脆弱，尤其对婴幼儿来说，稍有不慎就可能带来严重的后果，甚至造成不可逆的残疾，影响生活和学习。五官科照护是婴幼儿照护的一个重要组成部分，本章主要阐述婴幼儿五官科常见病：斜视、弱视、麦粒肿、急性中耳炎、龋齿，帮助照护者了解相关疾病的预防以及早期识别知识。

第一节　斜　视

斜视是指两眼不能同时注视目标。正常人双眼视物时，物体在双眼视网膜对应点所形成的像，经大脑视觉中枢融合成一完整的立体形态。当视物时双眼不协调，一眼注视目标，另一眼视轴偏离，则称为斜视。

一、病因

斜视的病因复杂，常见于以下原因：

1. 眼外肌发育异常

先天性神经肌肉发育不良，眼外肌天生缺少或畸形。

2. 神经支配异常

支配眼的部分神经功能不足。

3. 屈光不正

远视眼多逐渐产生内斜视，近视眼多逐渐产生外斜视。

4. 遗传相关性

家族或父母中有人患斜视。

二、临床表现

当一只眼注视目标时，另一只眼的视线偏向目标之外。偏于目标的内侧者为内斜视，偏于目标的外侧者为外斜视。常将单一目标看成两个影像，感觉头晕、恶心，婴幼儿常会自动闭上一只眼睛以减少复视的干扰，部分斜视婴幼儿常采用偏头侧脸等特殊姿势以克服视物时的不适。易出现视疲劳，视物不能持久，可引起视功能障碍，形成弱视。部分斜视婴幼儿尤其是眼睛上下偏斜者，会习惯侧脸视物，日久可能影响面颈部、脊柱的发育。

三、治疗要点

一旦发现应尽快开始治疗。出生后早期发生的内斜视，1.5～2 岁以内矫正预后较好。年龄越大，双眼视觉功能异常，恢复越困难。外斜视多为间歇性，有时正常，有时斜视，即使在年龄较大时，手术也有恢复双眼视觉功能的机会。

四、照护措施

（一）心理护理

在生活中，老师和家长要注意创造良好的治疗环境，减轻婴幼儿的自卑心理，鼓励其增强治愈的信心，提高治疗依从性。

（二）避免外伤

斜视的婴幼儿大部分不能形成有效的立体视觉，对于空间的深度、物体的远近判断有一定难度，在生活上应避免剧烈运动，注意自身环境的周围情况，避免跌倒或撞伤。

（三）注意用眼卫生

做好手卫生和用眼卫生，避免脏手揉眼睛。遵医嘱正确使用眼药水，避免滥用。

（四）定期复诊

在矫正斜视期间，一定要定期至医院复诊，切不可自行随意终止治疗，更不能过早摘镜，以免影响治疗效果。

五、预防

1. 关注婴幼儿眼部发育和变化

预防斜视要从婴儿时期开始抓，家长要注意仔细观察孩子的眼睛发育和变化。在婴幼儿期，可使用红球或黑白卡、彩色卡向不同方向移动，锻炼婴儿追视和眼肌协调能力。部分先天性因素无法预防，家长要注意观察有无"斗鸡眼"、偏头或侧脸视物、畏光等症状，做好眼部护理。

2. 科学用眼

灯光照明不宜过强或过暗。看的书籍图片、字迹要清楚，不要躺着看书，减少长时间近距离用眼。看电视时，注意保持距离。

3. 早期筛查

有基础疾病者需积极治疗，早发现、早治疗，有助于改善预后和治疗效果。对于有斜视家族史者，即使外观上没有斜视，也要从婴儿期开始让眼科医生定期检查，家长加强关注。

知识链接

"全国爱眼日"的来历

1992 年天津医科大学眼科教授王延华与流行病学教授耿贯一首次向全国倡议在国内设立爱眼日，并决定每年 5 月 5 日为"全国爱眼日"。1996 年，国家卫生部、国家教育部、团中央、中国残联等 12 部委联合发出通知，将爱眼日活动列为国家节日之一，并重新确定每年 6 月 6 日为"全国爱眼日"。2022 年"全国爱眼日"的宣传主题是"科学防控近视，共筑光明未来"。在爱眼日，全国各地举办义诊咨询活动，同时宣传保护眼睛，科学用眼。

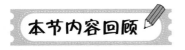

本节内容架构		应知应会星级
一、病因		★★
二、临床表现		★★★
三、治疗要点		★★
四、照护措施	（一）心理护理	★★★★★
	（二）避免外伤	★★★★
	（三）注意用眼卫生	★★★
	（四）定期复诊	★★★★
五、预防		★★★★★

第二节　弱　视

弱视是视觉发育期内，由于单眼斜视、屈光参差、高度屈光不正以及形觉剥夺等异常视觉经验引起的单眼或双眼最佳矫正视力低于正常同龄人下限，眼部检查无器质性病变。最佳矫正视力低于正常或两只眼的视力相差两行以上则可诊断为弱视。一般情况下，最佳矫正视力 ≤ 0.8 可诊断为弱视。但是，婴幼儿处于视觉发育期，视力发育尚未达到成人水平，我国 2 岁幼儿的正常视力在 0.5 左右。弱视是一种严重危害儿童视功能的眼病，如不及时治疗可进一步加重弱视，甚至失明。

一、病因

1. 斜视性弱视

为单眼弱视。常见于 4 岁以下患儿，其由于大脑皮质主动抑制斜眼的视觉信息，形成弱视。斜视发生的年龄越早，产生的抑制越快，弱视的程度越深。

2. 屈光参差性弱视

为单眼弱视。因两眼之间存在屈光参差，引起两眼视网膜成像大小不等、融合困难，屈光不正程度较重一侧存在形觉剥夺，形成弱视。这类弱视的性质和斜视性弱视相似，是功能性的和可逆的。

3. 屈光不正性弱视

多为双眼弱视。发生在高度近视、近视及散光而未戴矫正眼镜的儿童或成年人，多数近视在 600 度以上，远视在 500 度以上，散光 ≥ 200 度或兼有散光者。若及时配戴适当的眼镜，视力可逐渐提高。

4. 废用性弱视（形觉剥夺性弱视）

在视觉发育的关键期（婴幼儿期），由于屈光间质混浊、上睑下垂、先天性白内障或医源性遮盖时间太长等，使光刺激不能进入眼球，剥夺了外界物体在黄斑形成清晰物像的机会，形成弱视。

虽然弱视是一种发育性眼病，不涉及遗传的问题，但是弱视的发病原因具有遗传倾向，如斜视、先天性白内障、高度远视和高度近视等。

二、临床表现

（一）视力减退

最佳矫正视力低于正常同龄人的下限。

（二）拥挤现象

又称分读困难。分辨排列成行目标的能力较分辨单个目标的能力差。立体视觉受影响。

（三）其他

如对比敏感度降低、调节功能异常等。

三、治疗要点

早发现、早治疗，否则年龄超过视觉发育的敏感期，弱视治疗非常困难。弱视的疗效与治疗时机有关，发病越早，治疗越晚，疗效越差。治疗弱视的基本策略为精确的配镜和对优势眼的遮盖（图 14-1）。

　　屈光不正性及斜视性弱视预后良好，对治疗有良好反应。先天性白内障所致的形觉剥夺性弱视预后较差。屈光参差性弱视的预后介于斜视性及形觉剥夺性之间。

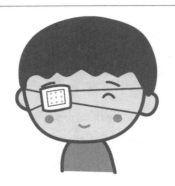

▼ 图 14-1　遮盖疗法

四、照护措施

（一）心理护理

　　在弱视治疗过程中，常常以遮盖疗法作为首选治疗方法。但是，遮盖治疗带来的日常生活不便和影响外观等，会给幼儿带来心理负担，使幼儿对治疗的依从性较低，不愿配合治疗，影响治疗效果。如治疗效果不理想，则进一步加重心理负担，导致恶性循环。因此在治疗中，弱视幼儿的心理护理尤为重要。在日常照护中，老师和家长要注意创造良好的治疗环境，正确引导幼儿和周围小伙伴对眼镜和遮盖的认识，避免幼儿因戴镜和遮盖被嘲笑而抵触治疗。

（二）定期复诊

　　在矫正弱视期间，一定要定期复诊，切不可自行随意停止治疗，更不能过早摘镜，以免影响治疗效果。因为在视觉发育成熟之前停止治疗，会造成弱视复发，导致终身遗憾。

五、预防

1. 注意用眼卫生

灯光照明适当；要看图片、字迹清楚的书籍；不要躺着看书，减少长时间近距离用眼。

2. 早期筛查

有基础疾病者需积极治疗，有助于早发现、早治疗，改善预后和治疗效果。弱视是儿童常见眼病，患病率约为 3%，是严重的公共健康问题。弱视仅发生在视觉尚未发育成熟的婴幼儿期，早期筛查能够发现婴幼儿眼球屈光间质混浊、屈光异常、斜视等。及时处理，治疗效果较好。建议在婴幼儿入园之前进行视力筛查和眼部检查，建立完整的视力档案。

本节内容回顾

本节内容架构		应知应会星级
一、病因		★★
二、临床表现	（一）视力减退	★★★
	（二）拥挤现象	★★★
	（三）其他	★
三、治疗要点		★★
四、照护措施	（一）心理护理	★★★★
	（二）定期复诊	★★
五、预防		★★★★★

第三节 麦 粒 肿

案例导入

　　小丫，2.5岁。前段时间喜欢做鬼脸，把手放到眼睛处扯眼皮，外加不洗手揉眼睛，今天对老师说眼睛不是很舒服。老师仔细观察，发现小丫右眼皮有些红肿，及时联系了小丫的家长。家长带她到医院检查，诊断为睑腺炎，也就是"麦粒肿"。因为发现得及时，不需要吃药或打针，只要热敷和滴抗生素眼液就可以了，同时要注意多喝水，忌辛辣刺激饮食，尤其要注意用眼卫生，绝对不能再用脏手揉眼睛了。

　　请思考：小丫为什么会患麦粒肿？应该如何预防呢？

　　麦粒肿是睑腺炎的俗称，是化脓性细菌侵入眼睑腺体而引起的一种急性化脓性炎症。若是睫毛毛囊或其附属皮脂腺、汗腺感染，则称外睑腺炎，也叫睑缘疖；若是睑板腺内感染，则称内睑腺炎。

一、病因

　　大多数是因葡萄球菌感染眼睑腺体而引起。眼睑位于体表，易受微生物、沙尘和化学物质的侵袭，发生炎症反应；眼睑各种腺体的开口多位于睑缘和睫毛的毛囊根部，易发生细菌感染。婴幼儿由于眼睑皮肤薄，皮下组织疏松，炎症时眼睑充血水肿等反应较成人显著。

二、临床表现

　　麦粒肿的临床表现包括眼睑红、肿、热、痛等急性炎症的典型表现。

　　外麦粒肿的炎症主要位于睫毛根部的睑缘处，开始时红肿范围较弥散，可触及明显压痛的硬结。内麦粒肿被局限于睑板腺内，肿胀比较局限，疼痛明显，有硬结及压痛。麦粒肿发生数日后可形成黄色脓点，可自行破溃。

三、治疗要点

早期麦粒肿局部热敷疗效较好。每次 20 分钟左右，每日 2~3 次，以促进眼睑血液循环缓解症状。同时，每日白天用抗生素滴眼液 4~6 次，晚上用抗生素眼膏。对于反复发作及伴有全身反应者可遵医嘱应用抗生素。

四、照护措施

（一）安抚患儿

尽量安慰患儿，可用讲故事、玩玩具等方式转移其注意力，缓解焦虑害怕的情绪。

（二）切忌自行挤压排脓

自行挤压排脓会使眼部感染扩散，症状加重，甚至导致败血症危及生命。因此，在护理过程中切忌自行挤压排脓。

（三）对症护理

早期麦粒肿应给予局部热敷，同时遵照医嘱合理使用滴眼液、眼膏等药物。照护者要注意自身卫生，在使用滴眼液、药膏前，一定要先洗手。加强患儿眼部清洁卫生。

（四）观察病情

注意观察患儿精神状态，体温，局部有无红、肿、热、痛等情况。如果出现高热、精神差、局部脓性分泌物较多等情况，需及时就医。

五、预防

1. 饮食

适量饮水，同时注意营养均衡，肉类、蔬菜、蛋类、谷物等合理搭配。避免食用辛辣刺激食物。

2. 卫生

洗脸毛巾个人专用，并经常清洁消毒。注意眼部卫生，不用脏手揉眼，每天洗脸，清洁眼睑及睑缘。

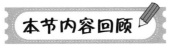

本节内容回顾

本节内容架构		应知应会星级
一、病因		★★★
二、临床表现		★★★
三、治疗要点		★★
四、照护措施	（一）安抚患儿	★★
	（二）切忌自行挤压排脓	★★★
	（三）对症护理	★★★
	（四）观察病情	★★★
五、预防		★★

第四节　急性中耳炎

案例导入

　　小聪未满 3 岁，是托育机构的一位小成员，3 天前小聪流清鼻涕、轻咳，伴随发热，在家服用"小儿氨酚黄那敏颗粒"后，感冒症状有所减轻，但又出现一个新症状——耳朵里嗡嗡响和耳痛，妈妈急忙带着她到儿童医院就诊，经检查后确诊为感冒后合并急性中耳炎。妈妈很疑惑，小聪怎么就得中耳炎了呢?

　　请思考：小聪为什么会"耳痛"? 该如何预防再次发生这种情况?

　　在婴幼儿中急性中耳炎是很常见的一种疾病，发病率大约为 4%，以冬季多发，多继发于上呼吸道感染，严重情况下可导致失聪。少数病例可能导致鼓膜穿孔。有一部分可能转为分泌物更多的慢性中耳炎，并导致失聪及耳痛。

一、病因

急性中耳炎的致病菌多为金黄色葡萄球菌、溶血性链球菌。侵入途径有三条，经咽鼓管、外耳道或中耳。婴幼儿抵抗力较弱，加之咽鼓管的管腔短、内径宽，鼓室口位置低，咽部细菌以及其他内容物容易逆行进入鼓室，感染中耳。

二、临床表现

（一）耳痛

疼痛剧烈，吞咽及咳嗽时加重，可向同侧牙齿或头面部放射。婴幼儿多表现为哭闹不止、搔耳、摇头。鼓膜穿孔后，疼痛反而明显减轻。

（二）听力减退及耳鸣

耳闷，听力下降，部分患儿可有头晕。

（三）流脓

急性中耳炎患儿如果鼓膜穿孔，耳朵里会有液体流出，开始为脓血样，逐渐变为黏稠的脓性分泌物。

（四）全身症状

全身症状轻重不一。可出现畏寒、发热、乏力、食欲减退等症状，体温可高达 39℃。严重者可出现恶心、呕吐、腹泻等消化道症状。但如果患儿鼓膜穿孔后，体温反而很快恢复正常，全身症状也明显减轻。

三、治疗要点

祛除病因，抗生素抗感染治疗，大多数可治愈。

四、照护措施

（一）对症护理

维持正常体温，给患儿脱去多的衣服、少盖被子，必要时行物理降温和按医嘱药物降温。急性化脓性中耳炎的患儿，要保持外耳道清洁干净。

（二）用药护理

按医嘱正确使用抗生素及局部药物，按时换药。

（三）生活护理

注意休息，饮食应清淡易消化，注意补充水分。睡眠时，患有急性化脓性中耳炎的耳朵，最好在下侧，以利于脓液流出。

五、预防

1. 注意保持鼻腔和咽腔的清洁卫生，预防上呼吸道感染。

2. 教会孩子使用正确的擤鼻涕方法，不可用力过度，更不能同时按住两个鼻孔擤鼻涕，以免分泌物经咽鼓管进入中耳引发感染。

3. 洗澡、洗头及游泳时，防止污水进入耳道。

本节内容回顾

本节内容架构		应知应会星级
一、病因		★★
二、临床表现	（一）耳痛	★★★
	（二）听力减退及耳鸣	★★★
	（三）流脓	★★★
	（四）全身症状	★★★
三、治疗要点		★
四、照护措施	（一）对症护理	★★★★★
	（二）用药护理	★★
	（三）生活护理	★★★★
五、预防		★★★★★

第五节　龋　齿

● 案例导入

　　小白，3岁，男，今天在幼儿园吃苹果时自述牙"不舒服"。吃完后，老师让其漱口，观察发现小白有3颗牙出现了黑色的牙洞，且自述之前吃东西的时候也偶有不适。老师及时将情况告知了小白的家长。家长带小白到口腔专科检查，发现其患了"龋齿"。

　　请思考：可能是哪些不良习惯导致了小白患龋齿？应该如何预防？

　　龋齿，俗称"虫牙""蛀牙"，是在以细菌感染为主的多种因素影响下，牙体硬组织发生慢性、进行性破坏的疾病。临床特征为牙齿硬组织在色、形、质等方面发生不可逆的变化。初期龋坏部位脱矿，继续发展可致牙体缺损，形成龋洞。龋齿发病率高，危害大，影响婴幼儿进食咀嚼、辅助发音、面部美观等重要生理功能，进而影响生长发育；如未及时治疗，可引发牙髓炎、根尖周炎甚至颌骨炎症等并发症。我国3岁幼儿的患龋齿率高于50%，也就是说，一半的幼儿在入园时会有龋齿。世界卫生组织（WHO）将防龋治龋与心血管疾病和癌症并列为人类三大重难点防治疾病。

■ 知识链接

全国爱牙日

　　解决牙病问题的根本出路在于预防。1989年，由卫生部、教委等部委联合签署，确定每年的9月20日为（中国）全国爱牙日。宗旨是通过爱牙日活动，广泛动员社会的力量，在群众中进行牙病预防知识的普及教育，增强口腔健康观念和自我口腔保健的意识，建立口腔保健行为，从而提高全民族的口腔健康水平。每年的爱牙日都设有主题，2021年"全国爱牙日"的宣传主题是"口腔健康全身健康"，副主题是"从小养成刷牙习惯一生乐享健康生活"。

一、病因

目前公认的龋齿病因学说是四联因素（图14-2）学说，即在细菌、饮食、宿主、时间的共同作用下形成龋齿。

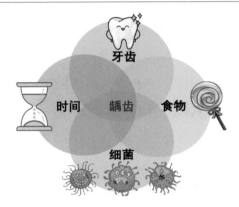

▼ 图 14-2　龋齿的四联因素

细菌为龋齿发生的主要因素，主要致龋菌有：变形性链球菌、乳酸杆菌、放线菌等；进食含糖（特别是蔗糖）较多的食物，细菌利用糖代谢产生的有机酸可造成釉质脱矿，从而导致龋齿的发生；牙齿排列不整齐、缝隙较大等会增加龋齿的发生风险；2～14岁是乳恒牙患龋的易感期。

二、临床表现

健康的牙齿表面应该是完整、光滑、有光泽的。龋齿表现为牙釉质、牙本质和牙骨质颜色、形态和质地的改变。按照龋坏的程度分为浅龋、中龋和深龋。

（一）浅龋

病变仅限于釉质或牙骨质，可能会出现白色斑块或黄褐色斑点，此时尚无牙体缺损，患儿无任何自觉症状。

（二）中龋

病变发展到牙本质浅层，患牙对冷、热、酸、甜刺激较为敏感，但刺激去除后症状即消失。该期可见龋洞形成。

（三）深龋

病变发展到牙本质深层，患儿的牙齿遇冷、热、酸、甜时会出现刺激痛，刺激去除疼痛即消失，无自发性疼痛。该期可见龋洞形成。甚至可引发根尖周炎、颌骨炎症等一系列并发症，最终可能导致牙齿丧失。

当进食冷、热、酸、甜的食物时，牙齿有酸痛感并发现有龋洞，应及时就医，一般预后良好。如不及时进行治疗，其病程发展将一直延续，进一步对牙齿健康造成严重的伤害。

三、治疗要点

龋齿治疗的目的是终止龋损的发展，恢复牙的形态与功能。临床浅龋多采用药物或再矿化等保守治疗，中龋和深龋多采用充填术，疗效较肯定。

四、照护措施

龋齿为慢性疾病，在非发作期一般没有异常表现，婴幼儿可以正常入园。日常护理应注意以下几点。

（一）饮食管理

在生活中，注意合理安排进餐时间，避免频繁进食，每次进餐控制在 30 分钟以内。另外，当龋齿发生疼痛时，应尽量避免摄入冷、热、酸、甜食物，以减少刺激。

（二）口腔护理

注意饭后漱口，不会漱口的婴幼儿应在饭后适当喝水，冲刷牙面食物残渣。如有食物残渣塞在牙缝或龋洞内引起疼痛，可用牙线轻轻剔除，注意不要太深入。

（三）及时治疗浅龋

做好家长指导工作，此病要引起家长的重视。托育机构教师只要发现婴幼儿口腔内有龋齿，就应告知家长，家长应及时带婴幼儿到医院口腔专科诊治。

五、预防

龋齿重在预防。应培养婴幼儿良好的饮食习惯和口腔卫生习惯，做到早晚刷牙、饭后漱口，定期进行口腔检查。

（一）培养良好的饮食习惯

婴幼儿要规律饮食，生活中要给婴幼儿提供健康饮食。应尽量避免在水里添加糖、蜂蜜等，不要让婴幼儿养成喜喝甜水的习惯。

（二）口腔卫生习惯

正确有效的刷牙方法能够有效地帮助清洁牙菌斑，从而预防龋齿。1岁以内的婴儿，家长可用指套牙刷或纱布蘸上温开水，轻轻擦拭乳牙和牙床帮助其清洁。1岁以上的儿童，应做到坚持让其每天完成"3个3"刷牙，即每天刷牙至少3次，每次至少3分钟。3~6岁儿童应选用刷毛稍硬、刷头小的牙刷，选用含氟儿童牙膏，每次使用量为0.5克，约豌豆粒大小。教儿童刷牙要循序渐进，"圆弧法"简单易学，是儿童刷牙的首选方法。为保证刷牙的效果，6岁以下儿童家长应每晚辅助儿童刷牙。对于牙刷无法清洁到的牙齿邻面，应使用牙线帮助清洁。

知识链接

牙线棒的使用方法

牙刷只能刷到牙齿上表的70%，牙线弥补了牙刷的不足之处，是当今各国普遍使用的家用护齿产品。牙线棒的使用方法如下：

1. 先将牙线棒上的牙线对准牙齿的间隙，左右移动，拉锯式慢慢使其滑入牙缝。

2. 把牙线紧贴一边的牙齿邻面，使牙线呈C形，上下拉动牙线摩擦清洁牙齿邻面。两边的牙齿邻面操作方法一致。

3. 清洁完成后，慢慢将牙线棒从牙缝中滑出。

4. 将牙线棒进行清洁处理，清洁完成后，继续清洁其他牙齿。若是牙线棒损坏较多，则需要更换新牙线棒。

（三）定期进行口腔检查

婴幼儿应至少每半年进行一次口腔专科检查，以便早期发现龋齿，及时治疗，维护口腔健康。

（四）专业性预防措施

1. 专业性局部用氟

专业局部用氟即涂氟，是目前降低幼儿患龋率最切实可行的方法。一般 3~6 岁的儿童要进行常规涂氟。

2. 预防性窝沟封闭

儿童可在 3~4 岁（乳磨牙）、6~7 岁（第一恒磨牙）、11~13 岁（第二恒磨牙）这几个年龄段进行窝沟封闭，以达到预防窝沟龋的目的。

本节内容回顾

本节内容架构		应知应会星级
一、病因		★★★★
二、临床表现	（一）浅龋	★★★
	（二）中龋	★★★
	（三）深龋	★★★
三、治疗要点		★★
四、照护措施	（一）饮食管理	★★
	（二）口腔护理	★★★★
	（三）及时治疗浅龋	★★★
五、预防	（一）培养良好的饮食习惯	★★★
	（二）口腔卫生习惯	★★★★
	（三）定期进行口腔检查	★★★
	（四）专业性预防措施	★★★★

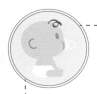

— 思考与练习 —

一、选择题

1. 乳恒牙患龋的易感期是（　　　）。

    A. 6 个月　　　　　　　　B. 12 岁　　　　　　　　C. 2 ~ 14 岁

    D. 6 岁　　　　　　　　　E. 24 岁

2. 龋齿的四联因素学说，包括（　　　）。

    A. 病毒、细菌、宿主和时间　　　　　　B. 食物、细菌、宿主和破坏程度

    C. 病毒、真菌、细菌和时间　　　　　　D. 病毒、真菌、宿主和时间

    E. 食物、宿主、细菌和时间

3. 1 岁患儿感冒 2 天后突然发热至 38.6℃，吵闹不安，抓耳摇头，首先考虑（　　　）。

    A. 脑膜炎　　　　　　　　B. 急性中耳炎　　　　　　C. 急性扁桃体炎

    D. 急性乳突炎　　　　　　E. 耳内异物

4. 以下不属于斜视的病因的是（　　　）。

    A. 眼外肌发育异常　　　　B. 神经支配异常　　　　　C. 感染

    D. 屈光不正　　　　　　　E. 遗传相关性

5. 弱视的诊断标准是（　　　）。

    A. ≤ 0.8　　　　　　　　B. ≤ 0.7　　　　　　　　C. ≤ 0.6

    D. ≤ 0.5　　　　　　　　E. ≤ 0.4

6. 麦粒肿的临床表现不包括（　　　）

    A. 眼睑红　　　　　　　　B. 眼睑肿　　　　　　　　C. 手镯征

    D. 眼睑痛　　　　　　　　E. 硬结

二、判断题

1. 为预防龋齿，应每天坚持刷牙 3 次。（　　）

2. 乳牙以后都会被恒牙代替，因此保护乳牙没有多大意义。（　　）

3. 眼部疾病对婴幼儿的生长没有直接影响。（　　）

三、思考题

1. 如何预防中耳炎？

2. 如何帮助幼儿建立良好的口腔卫生习惯？

3. 幼儿园里，小托班的老师正在电脑上给孩子们播放《五官歌》，并带领小朋友们一起学唱《五官歌》。小朋友们在活泼快乐的氛围中认识了眼、耳、鼻、喉和口腔等器官，能准确说出眼睛、鼻子、嘴巴、耳朵、眉毛的名称和作用。幼儿园老师还以做游戏的方式，帮助小朋友们了解了保护眼、耳、鼻、喉和口腔的重要性，学会了保护眼、耳、鼻、喉和口腔的基本知识。如果你是托育工作者，你如何将五官的科普知识与幼儿的日常生活、学习结合起来？

参考答案

一、选择题

1. C　2. E　3. B　4. C　5. A　6. C

二、判断题

1. √　2. ×　3. ×

（本章编者：谢桂英）

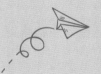

第十五章

常见传染病识别与预防

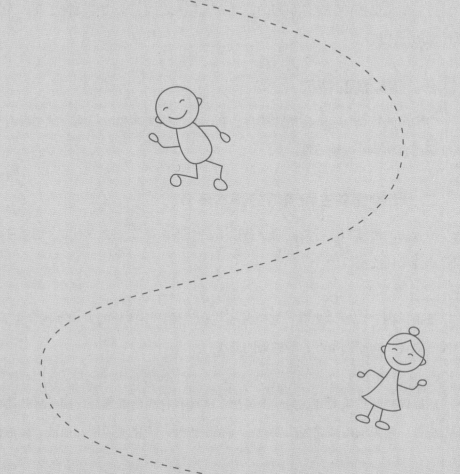

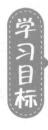

1. 了解麻疹、水痘、流行性腮腺炎、手足口病、流行性乙型脑膜炎、病毒感染性腹泻、结核病、寄生虫病的病因及治疗要点。
2. 熟悉上述常见传染病的临床表现。
3. 掌握上述常见传染病的照护与预防措施。

第一节　传染病概述

传染病是由各种病原体引起的，能在人与人之间、动物与动物之间、人与动物之间相互传播的一类疾病。

一、传染病的特征

传染病的特点是有一定的传染性、有特异性病原体和流行性，感染后有免疫性，有些传染病还有季节性或地方性。

二、传染病发生和流行的基本环节

传染病的传播和流行需同时具备以下三个基本环节，缺一不可。切断任何一个环节都能阻止传染病的流行。

（一）传染源

是指体内有病原体生存、繁殖并能将病原体排出体外的人和动物，主要包括：患者、隐性感染者、病原携带者、受感染的动物。

（二）传播途径

病原体离开传染源到达另一个易感者的途径称为传播途径，同一种传染病可以有多种传播途径。常见的传播途径主要有：呼吸道传播、消化道传播、血液、体液传播、虫媒传播、接触传播、医源性感染、垂直传播等。

（三）易感人群

对某种传染病缺乏特异性免疫力、易被感染的人。

三、传染病的预防措施

（一）控制传染源

多数传染病在疾病早期传染性最强，所以要做到早发现、早报告、早隔离治疗。

（二）切断传播途径

教育婴幼儿养成良好的卫生习惯，注意饮食卫生、环境清洁。消灭传播疾病的媒介生物，做好消毒工作。根据传染病的不同传播途径，采取不同的防御措施。

1. 消化道传染病

培养良好的卫生习惯，饭前便后用流动水洗手，不吃生冷、变质、不干净的食物；消灭老鼠、苍蝇、蚊子等传染病媒介。

2. 呼吸道传染病

保持室内空气清新、定时通风换气；有条件的可用紫外线灯进行空气消毒；传染病流行期间，不带孩子去公共场所。

3. 日常生活接触传染的疾病

婴幼儿日常用物，如衣被、玩具、餐具、桌椅等可采用清洗、暴晒、拆洗、消毒液擦拭等方法切断传播途径。

（三）保护易感者

1. 培养婴幼儿良好的卫生习惯，坚持体育锻炼，增强婴幼儿体质，提供合理的营养，提高对传染病的抵抗力。

2. 有计划地进行各种法定传染病的预防接种，是提高婴幼儿机体免疫力，保护易感儿的有效措施。

本节内容回顾

本节内容架构		应知应会星级
一、传染病的特征		★★
二、传染病发生和流行的基本环节	（一）传染源	★★★
	（二）传播途径	★★★
	（三）易感人群	★★★
三、传染病的预防措施	（一）控制传染源	★★★
	（二）切断传播途径	★★★
	（三）保护易感者	★★★

第二节 麻 疹

● 案例导入

楠楠，2岁，男孩，昨天下午开始发热，咳嗽，流鼻涕，以为"感冒"了，在家自服"感冒药"，今早发现孩子眼睛发红，眼角有眼泪，小脸蛋涨得通红，妈妈赶紧带着楠楠来医院就诊。初步考虑：麻疹。

请思考：楠楠还能和平时一样正常出去玩耍吗？日常生活中应该如何预防麻疹？

麻疹（图15-1）是由麻疹病毒引起的急性出疹性呼吸道传染病，传染性特别强，多发生在冬春两季。临床以发热、结膜炎、上呼吸道炎为主要症状，颊黏膜出现特征性麻疹黏膜斑及全身皮肤出现红色斑丘疹，疹退后留下棕色色素沉着，并有糠麸样脱屑。

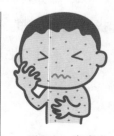

▼ 图 15-1 麻疹

一、病因

本病的病原体是麻疹病毒，为 RNA 病毒，属副黏病毒科。在体外生存力弱，加热至 56℃经 30 分钟灭活、对紫外线和消毒剂均敏感，在阳光下和空气流通环境中，半小时失去活力。

二、流行病学

1. 传染源

患者是唯一的传染源，在潜伏期末 2~3 天至出疹后 5 日均有传染性。如有并发症，传染性延长至出疹后 10 日。

2. 传播途径

带麻疹病毒的飞沫经呼吸道吸入为主要传播途径；经污染的生活用具、玩具、衣服等间接传染的机会较少。

3. 易感人群和免疫力

凡未患过麻疹且未接种过疫苗者均为易感者。近年来发病年龄有向两极发展的趋势，8 月龄以下和 15 岁以上年龄组发病率明显增加，感染后可获得终身免疫。

三、临床表现

（一）典型麻疹

1. 潜伏期

6~18 天，一般为 10~12 天，接触过被动免疫者，潜伏期可延长至 21~28 天。在潜伏期可有低热，患儿精神欠佳和烦躁不安。

2. 前驱期

发热开始至出疹，历时 3~4 日。主要表现为咳嗽、发热、打喷嚏、流涕、畏光、流泪等。发热 2~3 日后，在两侧乳磨牙旁的颊黏膜上出现麻疹黏膜斑（柯氏斑），为灰白色小点，周围有红晕，并有黏膜充血，是麻疹早期的特异性体征。此斑持续仅 1~2

天即完全消失，但黏膜粗糙充血可持续数日。还可能出现胃肠道症状，如厌食、呕吐、腹泻等。

3. 出疹期

持续 3~5 日。一般在发热 3~4 天后出疹，皮疹初见耳后、发际，渐及额面、颈，自上而下蔓延至躯干、四肢，最后达手掌与足底。皮疹最初是红色斑丘疹，疹间皮肤正常，不伴痒感，呈暗红色（图15-2）。此期全身症状加重，体温升高可达 40℃，精神萎靡或嗜睡。

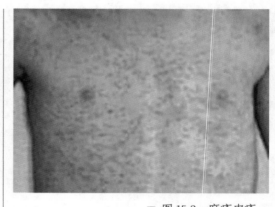

▼ 图 15-2　麻疹皮疹

4. 恢复期

出疹 3~4 天后，皮疹按出疹先后顺序依次消退，疹退后留有棕色色素沉着，表皮有糠麸样脱屑，体温逐渐降至正常，全身症状明显改善。整个病程为 10~14 天。

（二）非典型麻疹

体内有一定免疫力患轻型麻疹，症状轻、皮疹不典型；体弱有严重继发感染者呈重型麻疹，中毒症状重、疹出不透或骤退、周围循环衰竭，常并发肺炎和心力衰竭，死亡率高。

（三）并发症

麻疹患儿可并发肺炎、中耳炎、喉炎、气管及支气管炎、心肌炎、脑炎、营养不良和维生素 A 缺乏等，并可使原有的结核病恶化。其中肺炎为麻疹的最常见并发症，多见于 5 岁以下婴幼儿，是患儿死亡的主要原因。

四、治疗要点

目前尚无特异性药物，宜采取对症治疗、中药透疹治疗及并发症治疗等综合性治疗措施。麻疹患儿对维生素 A 的需求量加大，WHO 推荐，在维生素 A 缺乏地区的麻疹患儿应补充维生素 A。

五、照护措施

托育机构发现有麻疹患儿，按照乙类传染病上报，隔离患儿，园所立即开窗通风，按要求做好设施、环境等消杀。

（一）维持正常体温

卧床休息至皮疹消退、体温正常为止。护理本病高热时需兼顾透疹，不宜用药物及物理方法强行降温，尤其禁用冷敷及酒精擦浴，以免皮肤血管收缩、末梢血管循环障碍，使皮疹不易透发或中途隐退。如体温升至40℃以上时，可用小量退热药，使体温稍降以免发生高热惊厥。

（二）皮肤护理

保持皮肤清洁，勤换内衣，勤剪指甲，避免患儿抓伤皮肤引起继发感染。注意口腔卫生，经常用生理盐水或温水漱口；眼部分泌物较多时可用温开水清洗；鼻腔干燥结痂时可用棉签蘸取温开水及时清除鼻痂，保持鼻腔通畅。

（三）调整饮食

饮食以清淡、易消化、营养丰富的流质、半流质为宜，少量多餐。鼓励多饮水，以利排毒、退热、透疹，必要时按医嘱静脉补液。

（四）密切观察病情变化

麻疹并发症多且重，为及早发现，应密切观察病情。出疹期间出现高热不退、咳嗽加剧、呼吸困难及肺部细湿啰音等为并发肺炎的表现，重症肺炎尚可致心力衰竭；患儿出现声嘶、气促、吸气性呼吸困难、三凹征等为并发喉炎的表现；患儿出现抽搐、嗜睡、脑膜刺激征等为脑炎的表现。

六、预防

1. 控制传染源

发现患儿患有麻疹，应在家中做好隔离，隔离患儿至出疹后5天，并发肺炎者延长至出疹后10天。密切接触的易感儿，应隔离观察3周，若接触后接受过免疫制剂者则延至4周。

2. 切断传播途径

每天用紫外线消毒患儿房间或通风半小时，患儿衣物在阳光下暴晒。医护人员接触患儿前后应洗手、更换隔离衣或在空气流动处停留半小时。

3. 保护易感人群

流行期易感儿应尽量避免去公共场所。托幼机构应加强晨间检查，8 个月以上未患过麻疹的婴幼儿均应接种麻疹减毒活疫苗。流行期间可应急接种，以防止传染病扩散。

本节内容回顾

本节内容架构		应知应会星级
一、病因		★★
二、流行病学		★★
三、临床表现	（一）典型麻疹	★★★
	（二）非典型麻疹	★
	（三）并发症	★★
四、治疗要点		★
五、照护措施	（一）维持正常体温	★★★★★
	（二）皮肤护理	★★★★★
	（三）调整饮食	★★★★★
	（四）密切观察病情变化	★★★★★
六、预防		★★★★★

第三节 水 痘

● 案例导入

糖糖，3岁，女孩，昨天晚上出现感冒症状，全身乏力，体温38.4℃，父母赶紧让孩子口服了"小儿感冒灵颗粒"。今晨起床后发现糖糖头皮、脸上、身上都出现了红色小皮疹，糖糖一直用手去抓挠，妈妈突然意识到糖糖可能得了水痘，赶紧带糖糖去医院就诊。

请思考：糖糖得了水痘，她的皮疹应该是什么样的？应该如何护理？

水痘是由水痘－带状疱疹病毒感染引起的急性传染病。临床表现是全身同时出现丘疹、水疱及结痂。主要发生在婴幼儿和学龄前儿童，全年均可发生，冬、春季多见。

一、病因

水痘是由水痘－带状疱疹病毒感染引起。水痘－带状疱疹病毒是人类疱疹病毒3型，病毒在外界环境中生存力很弱，不耐热和酸，能被乙醚等消毒剂灭活，不能在痂皮中存活。

二、流行病学

1. 传染源

水痘患儿是唯一的传染源。自水痘出疹前1~2天至皮疹干燥结痂时，均有传染性。易感儿童接触带状疱疹患者，也可发生水痘，但少见。

2. 传播途径

主要通过飞沫和直接接触传播，也可以通过接触被污染的用具间接传播。

3. 易感人群和免疫力

人群普遍易感。以2~6岁儿童多见，6个月以内的婴儿由于获得母体抗体，发病较少。妊娠期间患水痘可感染胎儿。病后可获持久免疫力。

三、临床表现

（一）典型水痘

潜伏期一般为1~3周。前驱期一般24~48小时，表现为厌食、低热、头痛等症状，次日出现皮疹。皮疹特点为：①皮疹首发于头、躯干，逐渐蔓延至面部，最后扩展到四肢；②皮疹呈向心性分布，躯干多，四肢少、成对出现；③皮疹最初为红色的斑疹或丘疹，迅速发展为水疱，疱液先透明后混浊（图15-3）；④新的皮疹不断出现，旧的皮疹已经结痂，还有的正处于水疱阶段，所

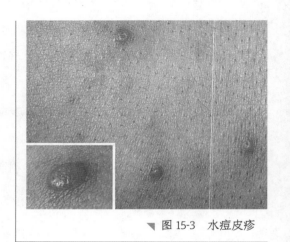

▼ 图15-3　水痘皮疹

以疾病高峰期可见斑疹、丘疹、疱疹和结痂同时存在，不同时期的皮疹同时存在是水痘的特征性表现。一般10天左右即可痊愈，皮疹结痂后一般不留瘢痕。

（二）重症水痘

患儿持续高热、全身中毒症状明显，皮疹广泛分布，可融合成大疱型疱疹或出血性皮疹，可继发感染甚至引起败血症，死亡率高。

（三）先天性水痘

母亲在妊娠早期感染水痘可导致胎儿多发性先天畸形；若母亲临近产期发生水痘可导致新生儿水痘，死亡率高。

（四）并发症

水痘的常见并发症为皮肤继发性细菌感染。少数病例可发生心肌炎、脑炎等。

四、治疗要点

本病主要采取对症治疗，皮肤瘙痒难耐时可局部外涂炉甘石洗剂，早期宜用阿昔洛韦抗病毒治疗，继发细菌感染可给予抗生素治疗。

五、照护措施

水痘属于定点监测传染病，托育机构发现有水痘患儿尤其是突然聚集性的暴发性水痘，应当及早上报疾控中心，隔离患儿，园所立即开窗通风，按要求做好消杀。

（一）维持体温正常

患儿中、低度发热时，不必用药物降温，如出现高热，可用物理降温或遵医嘱使用退热剂，忌用水杨酸类药物，如阿司匹林。

（二）调整饮食

饮食以清淡、易消化、营养丰富的流质、半流质为宜，少量多餐。鼓励多喝白开水。

（三）皮肤护理

室内温度应适宜，被褥保持清洁，不宜过厚，以免患儿全身不适而增加皮疹瘙痒感。勤换内衣，保持皮肤清洁、干燥；修剪患儿指甲，避免抓伤皮肤引起继发感染。皮疹瘙痒难耐时，可外涂炉甘石洗剂；若疱疹已破或有继发感染者，遵医嘱局部应用抗生素软膏。

（四）观察病情

密切观察及早发现是否并发肺炎、心肌炎，给予相应的治疗和护理。

六、预防

1. 控制传染源

患儿一旦确诊，居家隔离。隔离患儿至皮疹全部结痂，隔离时间不少于 2 周，此期避免与健康儿接触。易感儿接触后应隔离观察 3 周。

2. 切断传播途径

加强对空气和物品的消毒，家中可喷洒消毒液消毒，托幼机构可用紫外线灯照射消毒。

3. 保护易感儿

保持室内空气新鲜，托幼机构应做好晨检、空气消毒，防止扩散。水痘减毒活疫苗能有效预防易感儿发生水痘。对使用大剂量激素、体弱、免疫功能低下者，在接触水痘后 72 小时内肌内注射水痘 - 带状疱疹免疫球蛋白，可起到预防或减轻症状的作用。

本节内容回顾

本节内容架构		应知应会星级
一、病因		★★
二、流行病学		★★
三、临床表现	（一）典型水痘	★★★
	（二）重症水痘	★★★
	（三）先天性水痘	★★★
	（四）并发症	★★
四、治疗要点		★
五、照护措施	（一）维持体温正常	★★★★★★
	（二）调整饮食	★★★★★★
	（三）皮肤护理	★★★★★★
	（四）观察病情	★★★★★★
六、预防		★★★★★★

第四节　流行性腮腺炎

案例导入

　　佑佑，3 岁，男孩，昨天上午突然出现头痛、发热、流鼻涕的症状，佑佑妈妈带他去社区卫生室就诊，医生诊断为"上感"，开了感冒药让奶奶回家喂服。今晨佑佑非常不配合吃饭，拒绝张口还哭闹，妈妈发现佑佑一侧面颊有点肿大，于是妈妈立即带佑佑到医院进行就诊。

　　请思考：根据佑佑的表现，你认为佑佑可能得了什么疾病？本病是如何传播的？

　　流行性腮腺炎（图 15-4）是由腮腺炎病毒引起的急性呼吸道传染病，以腮腺肿大、疼痛为临床特征。主要发生在儿童和青少年，一年四季均可发病，冬、春季多见。

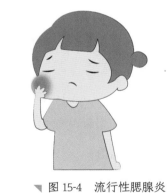

▼ 图 15-4　流行性腮腺炎

一、病因

　　该病的病原体为腮腺炎病毒。此病毒对物理、化学因素敏感，紫外线照射也可将其杀灭，加热至 56℃ 20 分钟即失去活力。2% 甲酚皂液（来苏）、75% 乙醇在数分钟内可杀灭。但耐低温，4℃ 可存活 2 个月以上。

二、流行病学

1. 传染源

　　患者和隐性感染者为传染源。一般在腮腺肿胀前 1 天和肿后 3 天内传染性最强，人是腮腺炎病毒的唯一宿主。

2. 传播途径

主要通过呼吸道飞沫传播，也可经患儿唾液污染的餐具和玩具等传播。

3. 易感人群

易感儿多为 2 岁以上的儿童，易在幼儿和小学生（5~9 岁）中流行。感染一次可获终身免疫。

三、临床表现

（一）潜伏期

通常 14~25 天，平均 18 天左右。

（二）前驱期

此期很短或无，部分患儿可有头痛、发热、食欲下降、乏力等表现。

（三）腮腺肿大期

常以腮腺肿大、疼痛为首发症状，一侧先肿大，2~4 天后另一侧也相继肿大，肿大的腮腺以耳垂为中心，向前、后、下发展，边缘不清。表面发热但不红，触之有弹性感并有触痛，1~3 天内达高峰，局部疼痛明显，咀嚼或食用酸性食物时疼痛加剧。早期在上颌第二臼齿对面的颊黏膜处可见红肿的腮腺导管开口，有助于诊断。腮腺肿大持续 4~5 天后逐渐消退。

（四）并发症

腮腺炎病毒有嗜腺体和嗜神经性，故病毒常侵入中枢神经系统引起脑炎，侵入性腺可发生睾丸炎，是男孩最常见的并发症，多单侧受累，约半数病例可发生萎缩，双侧萎缩者可导致不育症。较少见有急性胰腺炎，也可并发心肌炎、肾炎、肝炎等。

四、治疗要点

本病为自限性疾病，无特殊疗法，主要采用对症和支持治疗。发病早期可用抗病毒药利巴韦林。用青黛散调醋局部涂敷减轻疼痛，重症患儿可短期使用糖皮质激素治疗。

五、照护措施

一旦发现有流行性腮腺炎患儿，按照丙类传染病上报，隔离患儿，园所按要求做好公共用品、设施，环境的物体表面、地面、墙壁等消杀工作。

（一）维持体温正常

发热患儿注意卧床休息。高热患儿给予物理降温或遵医嘱给予药物降温。

（二）减轻疼痛

1. 给予清淡、有营养、易消化的流质、半流质饮食，避免食用酸、辣、坚硬的食物。鼓励患儿多饮水，饭后用温水或淡盐水漱口，保持口腔清洁。

2. 腮腺肿胀疼痛剧烈时，可局部用冰袋冷敷。

（三）观察病情

注意观察患儿有无脑膜脑炎、睾丸炎、急性胰腺炎等临床征象，若出现应及时就医并给予相应的治疗和护理。

六、预防

1. **控制传染源**

一经确诊，患儿进行家中隔离，采取呼吸道隔离患儿至腮腺肿胀完全消退后3天。有接触史的易感儿应观察3周。

2. **切断传播途径**

保持室内空气流通，托幼机构可用紫外线灯照射消毒。患儿口、鼻分泌物及其污染物应进行消毒处理。

3. **保护易感者**

及时接种减毒腮腺炎活疫苗可有效预防本病的发生，"麻风腮"三联疫苗已纳入免疫计划。腮腺炎流行期间应减少带孩子外出次数，不参加聚集性活动。

本节内容回顾

本节内容架构		应知应会星级
一、病因		★★
二、流行病学		★★
三、临床表现	（一）潜伏期	★★★
	（二）前驱期	★★★
	（三）腮腺肿大期	★★★
	（四）并发症	★★
四、治疗要点		★
五、照护措施	（一）维持体温正常	★★★★★
	（二）减轻疼痛	★★★★★
	（三）观察病情	★★★★
六、预防		★★★★★

第五节　手足口病

● 案例导入

　　豆豆，2岁半，女孩，前天从游乐场回来后出现发热、咳嗽症状，体温38.5℃，妈妈见豆豆感冒症状不是很严重，就自行按照普通感冒服药治疗，效果不明显。今晨豆豆拒绝吃饭，一直说嘴痛，妈妈在口腔里发现了一个水疱，已经破溃，随后在手上、脚上也发现了红色丘疹，急忙带孩子就医。

　　请思考：请问豆豆可能感染了什么病毒？请你指导豆豆妈妈如何照护豆豆？

手足口病是由肠道病毒引起的急性传染病，传染性强。临床表现以手、足、口腔等部位皮肤黏膜的皮疹、疱疹、溃疡为典型表现，多数症状轻，病程自限，1周左右自愈。重者可出现脑膜炎、脑炎、脑脊髓炎、肺水肿和循环障碍等，脑干脑炎及神经源性肺水肿是主要致死原因。本病一年四季均可发生，夏秋季多发。

一、病因

手足口病主要由柯萨奇A组16型（CoxA16）、肠道病毒71型（EV71）引起，其他肠道病毒如柯萨奇病毒A组的2、4、5、7、9、10型和B组的1、2、3、4、5型等和埃可病毒亦可引起手足口病。

二、流行病学

1. 传染源

患者是主要传染源。病毒主要存在于血液、鼻咽分泌物及粪便中，一般以发病后1周内传染性最强；散发期间，隐性感染者为主要传染源。

2. 传播途径

主要经粪－口途径传播，其次是经呼吸道飞沫传播和密切接触传播（口鼻分泌物、疱疹液及被污染的手及物品）。

3. 易感人群

本病多发生于学龄前儿童，3岁以下婴幼儿发病率最高，感染后可获免疫力，但持续时间尚不确定。

4. 流行特征

本病流行无明显的地区性，全年均可发生，一般5~7月为发病高峰。可在托幼机构内造成暴发流行。肠道病毒传染性强、隐性感染比例大、传播途径复杂、传播速度快，控制难度大，容易出现暴发和短时间内较大范围流行。

三、临床表现

本病潜伏期为 2~10 天，平均 3~5 天。

（一）普通病例

起病急，表现为口痛、发热、伴有流涕、咳嗽、厌食等症状，口腔黏膜可见疱疹或溃疡，舌、颊黏膜及硬腭等处多见。手、足出现斑丘疹，后发展为疱疹，2~3 天后被吸收，不留痂。臂、腿及臀部也可出现，躯干少见。多在一周内痊愈，预后良好。

（二）重症病例

少数患儿，特别是 EV71 感染患儿（尤其是 <3 岁者）病情进展迅速，在发病 1~5 天左右可并发脑炎、脑膜炎、肺水肿、心肌炎等，个别病例病情危重，可致死亡。

四、治疗要点

目前无特异性治疗方法，尚无特异性的疫苗。普通病例，对症治疗为主，注意隔离，避免交叉感染；重症病例，应对患儿脑、心、肺进行支持治疗为主。

五、照护措施

托育机构发现有手足口病患儿，按照丙类传染病上报，马上隔离患儿，按要求做好婴幼儿个人用品，以及公共用品、公共设施，环境的物体表面、地面、墙壁等消杀工作。

（一）维持正常体温

卧床休息，室内定期通风、保持空气清新。密切监测患儿体温，及时采取物理降温，必要时遵医嘱药物降温。

（二）皮肤黏膜护理

保持口腔清洁，进食前后用生理盐水或温水漱口。修剪患儿指甲，防止抓破皮肤，如瘙痒难耐，可外涂炉甘石洗剂，疱疹破溃时遵医嘱使用抗生素软膏。

（三）饮食调整

给予高热量、高维生素、清淡、易消化的流质或半流质饮食，食物宜凉不宜热，鼓励患儿多饮水，补充因发热消耗的大量水分。

（四）观察病情

对严重病例，尤其是小于 3 岁的患儿，病情进展迅速，可并发脑膜炎、脑炎、脑脊髓炎、肺水肿、循环障碍等，应密切观察病情变化，尤其注意患儿精神、呼吸及心率变化，如有异常，立即送往医院治疗。

六、预防

1. 控制传染源

一旦被确诊为手足口病应及时隔离，一般隔离至皮疹消退，大约 2 周，以控制流行。

2. 切断传播途径

室内通风，对患儿的鼻咽分泌物、粪便及污染物随时进行消毒。对婴幼儿餐具、玩具等物品每日进行清洗消毒。

3. 保护易感者

疫苗接种，目前的疫苗主要是肠道病毒 71 型（EV71）灭活疫苗。教会婴幼儿养成良好的卫生习惯，饭前便后、外出返回用流动水洗手（图 15-5），平常多进行体格锻炼，增强个人体质。

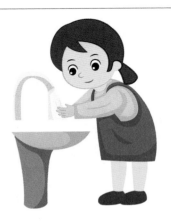

▼ 图 15-5　注意个人卫生

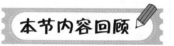

本节内容回顾

本节内容架构		应知应会星级
一、病因		★★
二、流行病学		★★
三、临床表现	（一）普通病例	★★★
	（二）重症病例	★★★
四、治疗要点		★
五、照护措施	（一）维持正常体温	★★★★★
	（二）皮肤黏膜护理	★★★★★
	（三）饮食调整	★★★★★
	（四）观察病情	★★★★
六、预防		★★★★★

第六节　流行性乙型脑炎

案例导入

　　多多，女，2岁半，2周前随家人回到南方老家。回老家后，多多身上被蚊虫咬了好几处包，3天前还出现发热，体温39～40℃，1天前出现神志不清。医生追问家人得知多多未接种乙脑疫苗。

　　请思考：多多可能得了什么病？这个病的传染源和传播途径是什么？哪些措施有助于预防这个病？

流行性乙型脑炎简称乙脑，是由乙型脑炎病毒引起的急性中枢神经系统传染病。临床上以高热、意识障碍、惊厥、呼吸衰竭等脑实质损伤表现为特征，脑炎患者的病死率高达30%，永久性神经系统或精神后遗症高达 30%～50%。

一、病因

该病为人畜共患传染病，被携带乙脑病毒的蚊虫叮咬是主要病因。乙脑病毒易被常用消毒剂所杀灭，不耐热，100℃ 2 分钟或 56℃ 30 分钟即可灭活，但对低温和干燥抵抗力较强。

二、流行病学

1. 传染源

乙脑是自然疫源性疾病，被感染的动物，猪是主要的传染源和扩散宿主。人感染后病毒血症短暂，病毒载量低，无法感染虫媒而进一步传播，所以人是乙脑病毒的最终宿主而不是主要传染源。

2. 传播途径

主要通过蚊虫叮咬传播。蚊虫叮咬被乙脑病毒感染的动物，尤其是叮咬猪后，再叮咬人，可导致人感染病毒。

3. 易感人群

人群普遍易感，2～6 岁儿童多见。多数为隐性感染，可获得较持久的免疫力。

4. 流行特征

本病常流行于夏秋季，几乎在所有亚洲国家都有发生。近年来中国乙脑防控取得显著成绩，年发病率由 20 世纪 60～70 年代的 0.78/10 万～20.95/10 万降至 2020 年的 0.0205/10 万。

三、临床表现

典型的临床表现分潜伏期、初期、极期、恢复期和后遗症期。

（一）潜伏期

为 4~21 天，一般为 10~14 天。

（二）初期

病初的 1~3 天，表现为起病急，体温迅速上升至 40℃左右，伴有倦怠、嗜睡、食欲下降、头痛、呕吐、烦躁等表现，少数患儿可有颅内高压的表现，如前囟隆起。

（三）极期

4~10 天，初期的症状加重，高热不退，出现脑实质受损的表现，如意识障碍、惊厥、呼吸衰竭、脑膜刺激征等，出现剧烈头痛、突发的喷射性呕吐、血压升高、脉搏减慢等颅内压增高的表现，重者可发展为脑疝，危及生命。高热、惊厥及呼吸衰竭是乙脑极期的严重症状，三者互相影响，其中呼吸衰竭为致死的主要原因。

（四）恢复期

体温逐渐下降，临床表现逐渐好转，积极治疗一般 2 周左右可完全恢复。

（五）后遗症期

少数重症患儿在半年后仍留有后遗症，如失语、肢体瘫痪、意识障碍、痴呆等。

四、治疗要点

目前尚无特异性抗病毒治疗手段，主要是对症和支持治疗。需要密切观察病情变化，重点处理好高热、惊厥、控制脑水肿和呼吸衰竭等危重症状。恢复期和后遗症期逐渐开始功能训练，针对后遗症进行相应的康复治疗。

五、照护措施

（一）隔离

隔离患儿，隔离室内应设防蚊灭蚊设备，如纱窗、蚊帐等，保持室内空气流通、安静，避免一切不良刺激。

（二）调整饮食

给予容易消化的饮食，保证热量、蛋白质、维生素的摄入，患儿多有高热，注意补充水分。

（三）密切观察病情变化

监测体温变化，高热时给予物理降温，注意观察呼吸、心率、血压、精神反应、前囟、有无呕吐等情况，出现异常及时处理。如发生惊厥，应保持呼吸道通畅，注意保护患儿，防止意外伤害，如磕碰或坠床等。

（四）加强与家长沟通

本病病情常较突然、较严重，家长易焦虑、恐惧，应做好安抚工作。后遗症期加强照护，与家长配合进行相关功能训练，促进功能恢复。

六、预防

1. 加强健康教育

向群众宣传疾病危害、传播途径、防治措施等知识，提高群众的防护意识。

2. 做好防蚊灭蚊工作

冬春季灭越冬蚊、早春蚊，乙脑流行季节前 1~2 个月开展群众性灭蚊活动。室内设灭蚊设施，户外活动时可涂擦驱蚊剂，婴幼儿尽量着长袖长裤。

3. 控制中间宿主

加强家畜管理，应用疫苗免疫幼猪，搞好饲养场所、水塘、稻田等蚊虫滋生地的环境卫生，消除积水，填平洼地，人畜居地分开。

4. 疫苗接种

加强乙脑疫苗接种工作的宣传，按计划接种乙脑疫苗。

本节内容回顾 ✎

本节内容架构		应知应会星级
一、病因		★★★★★
二、流行病学		★★★★★
三、临床表现	（一）潜伏期	★★
	（二）初期	★★★
	（三）极期	★
	（四）恢复期	★
	（五）后遗症期	★
四、治疗要点		★
五、照护措施	（一）隔离	★★★★★
	（二）调整饮食	★★★★★
	（三）密切观察病情变化	★★★★
	（四）加强与家长沟通	★★★★★
六、预防		★★★★★

第七节　病毒感染性腹泻

● 案例导入

　　安安，11个月，男，近2日出现发热、呕吐、排稀水样便，每日大便7~8次，伴食欲不振，疲惫乏力，尿量稍少，医生诊断是病毒感染导致的。

　　请思考：病毒感染性腹泻的常见病原有哪些？哪些措施有助于预防病毒感染性腹泻？

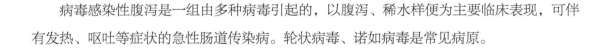

病毒感染性腹泻是一组由多种病毒引起的，以腹泻、稀水样便为主要临床表现，可伴有发热、呕吐等症状的急性肠道传染病。轮状病毒、诺如病毒是常见病原。

一、病因

病原体主要为轮状病毒、诺如病毒、肠腺病毒、星状病毒等。

二、流行病学

1. 传染源

患者、隐性感染者及病毒携带者均为传染源。

2. 传播途径

主要经粪－口传播，通过污染的食物或水可引起暴发流行。接触污染的生活用品、公共设施或通过呼吸道也可以传播。

3. 易感人群

A 组轮状病毒主要感染婴幼儿，是秋冬季腹泻最常见的病原。诺如病毒 G Ⅱ 群主要感染 5 岁以下儿童。托幼机构、学校、医院等人群聚集场所容易发生病毒感染性腹泻的暴发流行。

4. 流行特征

流行高峰一般为秋冬季。

三、临床表现

急性起病，排稀水样便或蛋花样便，大便无黏液和腥臭味，伴随发热，恶心，呕吐，腹痛等症状。发热以中低热多见，呕吐、腹泻每天可数次至数十次不等。不同病毒感染引起的腹泻症状相似，轻者无症状，严重的可发生脱水、电解质紊乱，甚至死亡。

四、治疗要点

治疗原则是预防和纠正脱水、维持电解质和酸碱平衡及防治并发症。①控制感染：病毒感染性腹泻有自限性，目前尚无特效抗病毒药物；②根据病情给予口服补液盐治疗或静脉补液治疗。推荐在每次腹泻后补充液体，≤6月龄50mL；6月龄~2岁100mL；2~3岁150mL；③对症治疗：高热时物理降温或使用小剂量退热剂，频繁呕吐影响进食者需静脉补液或支持治疗；④肠道微生态制剂：有助于调节肠道菌群，改善病情、缩短病程；⑤肠黏膜保护剂：有吸附病原体和毒素、保护肠黏膜、止泻等作用；⑥补锌治疗：在锌缺乏地区腹泻患儿需要补锌治疗。

五、照护措施

（一）隔离及消毒

立即向相对清洁的方向疏散人员，隔离患儿及隐性感染者，防止交叉感染。对患儿的排泄物、呕吐物、个人用品、公共用品、公共设施，环境的物体表面、地面、墙壁等尽快采取消毒措施。

（二）调整饮食

饮食宜清淡，易消化，呕吐严重者，可暂时禁食4~6小时（不禁水），并及时送医院治疗。母乳喂养者鼓励继续母乳喂养，减少哺乳次数，缩短每次哺乳时间。人工喂养者停止添加新的辅食，避免高脂肪和高浓度单糖饮食，根据病情给予流质或半流质饮食，如米汤、粥、面条，少量多餐，逐步过渡到正常饮食。

（三）密切观察病情变化

监测体温变化，观察呼吸、心率、血压、精神反应、尿量、体重、前囟、眼窝、皮肤黏膜变化等，记录呕吐次数、量，大便次数、量、性状、颜色、气味，小便次数、量等情况，观察肛周是否发红、破溃。

（四）预防脱水

参考治疗要点。

（五）注意手卫生

指导患儿认真洗手，照护者护理患儿前后也应认真洗手。

（六）加强臀部护理

患儿勤换尿布，每次便后用温水清洗臀部，保持肛周皮肤干燥、清洁，可擦涂护臀霜防止肛周皮肤发红、破溃。

六、预防

1. 广泛宣传防控知识，包括注意饮食、饮水卫生、手卫生，不吃生冷食物，生熟食物分开，不喝生水等，提高防护意识。搞好个人卫生、食品卫生和饮水卫生是预防病毒感染性腹泻的关键。

2. 帮助婴幼儿养成良好的手卫生习惯，加强个人防护。

3. 注意环境通风和清洁，配备洗手液、肥皂、洗手设施等，注意使用情况。注意供餐环境和备餐各环节卫生、消毒餐具，防止出现食物性、水源性传播。

4. 按计划接种轮状病毒疫苗。

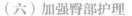 本节内容回顾

本节内容架构		应知应会星级
一、病因		★★★★★
二、流行病学		★★★★★
三、临床表现		★★★
四、治疗要点		★
五、照护措施	（一）隔离及消毒	★★★★★
	（二）调整饮食	★★★★★
	（三）密切观察病情变化	★★★★
	（四）预防脱水	★★★
	（五）注意手卫生	★★★★★
	（六）加强臀部护理	★★★★★
六、预防		★★★★★

第八节　结　核　病

● 案例导入

　　可可，女，9个月，发热咳嗽3周，体重不增，未接种卡介苗，家中奶奶有肺结核病史，医生诊断为"原发型肺结核"。

　　请思考：结核感染最严重的类型是什么？哪些措施有助于预防结核病？

　　结核病是结核分枝杆菌引起的慢性感染性疾病，免疫功能较弱者可造成播散性结核病或累及全身多个脏器。原发型肺结核是小儿肺结核的主要类型。结核性脑膜炎是最严重的类型，也是儿童结核病致死的主要原因。

一、概述

（一）病因

　　该病的病原体为结核分枝杆菌。结核分枝杆菌可分为4型：人结核分枝杆菌、牛结核分枝杆菌、非洲分枝杆菌和田鼠分枝杆菌。对人类致病的主要为人型和牛型，其中人型是人类结核病的主要病原体。

（二）流行病学

1. 传染源

　　开放性肺结核患者是主要传染源。尤其是痰菌阳性者。家庭内传染极为重要。

2. 传播途径

　　经呼吸道飞沫传播是主要传播途径。少数经消化道感染，如饮用污染的生牛奶。母婴传播及经皮肤伤口感染者少见。

3. 易感人群

　　婴幼儿是结核病的易感人群，发病率则年龄越小越高，新生儿非常易感。

4. 流行特征

WHO 数据显示，2020 年全球约有 110 万儿童结核病患者，超过 95% 的结核病发生在发展中国家。生活贫困、居住拥挤、营养不良等因素是结核病高发的原因。

二、原发型肺结核

原发型肺结核是结核分枝杆菌初次侵入肺部后发生的原发感染，包括原发综合征和支气管淋巴结结核。儿童肺结核 80% 以上是原发型肺结核。

（一）临床表现

症状轻重不一，轻者可无症状。婴幼儿多表现为急性起病，体温可达到 39~40℃，持续 2~3 周后转为低热，但一般情况较好，可有体重不增或生长发育障碍。干咳是最常见的呼吸道表现，当淋巴结高度肿大时，可产生压迫症状，出现类似百日咳的痉挛性咳嗽、喘鸣或呼吸困难。此外，部分患儿还可出现声音嘶哑、疱疹性结膜炎、皮肤结节性红斑等表现。

（二）治疗要点

结核治疗的目的是灭菌和防止复发。治疗原则是：早期治疗、适宜剂量、联合用药、规律用药、坚持全程、分段治疗。

目前常用的抗结核药有：一线用药异烟肼、利福平、吡嗪酰胺、乙胺丁醇，二线用药链霉素、乙硫异烟胺等。

（三）照护措施

1. 隔离及消毒

立即隔离患儿，保持室内空气流通。对个人用品、公共用品、公共设施，环境的物体表面、地面尽快消毒。

2. 调整饮食

饮食易消化，保证营养摄入，食物以高热量、高蛋白、高维生素、富含钙质为宜，促进机体修复能力和病灶愈合，注意补充水分。

3. 密切观察病情变化

监测体温变化，如有高热及时降温，注意观察呼吸、心率、血压、精神反应、前囟、咳嗽、有无呕吐等情况，如发生惊厥，保持呼吸道通畅，并防止意外伤害。如出汗多及时更换衣服，保持皮肤干燥清洁。

4. 加强与家长沟通

做好安抚工作，缓解家长焦虑、恐惧情绪，并指导家长对婴幼儿生活作息调整、饮食运动调整、体温监测、坚持治疗、规律服药等知识。

（四）预防

1. 加强健康教育，向群众宣传疾病危害、传播途径、防控措施等知识，提高防护意识。

2. 帮助婴幼儿养成好习惯，如不随地吐痰，咳嗽、打喷嚏时用卫生纸或手肘捂住口鼻，避免飞沫传播。

3. 早期发现及合理治疗结核分枝杆菌涂片阳性患者是预防婴幼儿结核病的根本措施。

4. 预防婴幼儿结核病的有效措施是卡介苗接种，按计划接种卡介苗。

三、结核性脑膜炎

结核性脑膜炎是儿童结核病中最严重的类型之一，常在结核原发感染后 1 年内发生，尤其在初染结核 3～6 个月最易发生。多见于 3 岁以内婴幼儿，若诊断不及时和治疗不当，易导致死亡和发生后遗症。

（一）临床表现

根据临床表现，病程大致可分为 3 期。

1. 早期（前驱期）

约 1～2 周，主要为非特异性结核病全身中毒症状，可有发热、食欲减退、盗汗、消瘦、乏力、轻微头痛等表现，婴儿则表现为纳差、嗜睡、生长发育迟缓等。

2. 中期（脑膜刺激期）

约 1～2 周，头痛持续并加重，伴喷射性呕吐，嗜睡或烦躁不安、惊厥等，婴儿则表现为前囟膨隆、颅缝开裂、头围增大。此期可见脑神经障碍、脑实质受损等。

3. 晚期（昏迷期）

约1~3周，以上症状逐渐加重，进入昏迷，极度消瘦，频繁惊厥，最终多因颅内压急剧增高导致脑疝而死亡。

（二）治疗要点

主要包括抗结核治疗和降低颅内高压两个重点环节。停药后随访观察需坚持至少3~5年，凡临床症状消失，脑脊液正常，疗程结束后2年无复发者，方可认为治愈。

（三）照护措施

参考原发型肺结核照护措施，提醒患儿及家长遵医嘱坚持服药、定期复查。如遗留后遗症加强照护，与家长配合进行相关功能训练，促进功能恢复。

（四）预防

参考原发型肺结核预防。

本节内容回顾

本节内容架构		应知应会星级
一、概述	（一）病因	★★★★
	（二）流行病学	★★★★
二、原发型肺结核	（一）临床表现	★★★★
	（二）治疗要点	★
	（三）照护措施	★★★★★
	（四）预防	★★★★★
三、结核性脑膜炎	（一）临床表现	★★★
	（二）治疗要点	★
	（三）照护措施	★★★★★
	（四）预防	★★★★★

第九节　寄生虫病

寄生虫病（图15-6）是儿童时期常见的一类疾病，对儿童的健康危害大，轻者出现消化不良、营养不良等症状，重者导致生长发育障碍，甚至致残或致命。全国第三次人体寄生虫病调查，我国重点寄生虫病人群感染率显著下降，全国总感染率下降到 6% 以下，土源性线虫（钩虫病、蛔虫病、鞭虫病、蛲虫病）较第二次调查下降 80% 以上，绝大部地区已呈低度流行或散发状态。

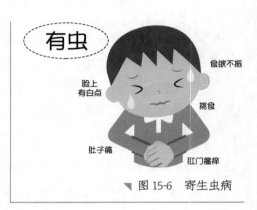

图 15-6　寄生虫病

一、蛔虫病

● 案例导入

明明，男，2 岁半，平时妈妈在田里干活时，他就在旁边泥地里玩耍，经常一身泥，指甲缝里黑乎乎。最近明明因为经常肚子疼到医院看病，医生在他的大便里检查到蛔虫卵，明明肚子疼的原因是蛔虫病导致的。

请思考：蛔虫病有哪些并发症？如何预防蛔虫病？

蛔虫病是蛔虫寄生于人体引起的寄生虫病。临床表现多样，与寄生部位、感染程度有关。幼虫在人体内移行可引起内脏移行症。成虫寄生于肠道引起肠蛔虫病，异位寄生可引起胆道蛔虫病、胰腺炎、阑尾炎等并发症。蛔虫有扭曲成团、钻孔习性，还可能引起肠梗阻、肠穿孔、腹膜炎等并发症，严重的可危及生命。

（一）病因

人是蛔虫病的唯一终末宿主，本病为吞食有感染性的蛔虫卵导致。蛔虫是寄生于人体肠道中最大的线虫，雌雄异体，形似蚯蚓。成虫寄生于人体小肠，雌虫每日产卵约 20 万个，蛔虫卵随粪便排出体外，在适宜环境下 5~10 天发育成熟具有感染性。虫卵被人吞食后，幼虫穿过肠壁，随血液循环到肝脏，经右心、肺泡腔、支气管、气管到咽部再次被吞咽至小肠，回到小肠内发育为成虫。

（二）流行病学

1. 传染源

蛔虫病患者和无症状感染者是主要传染源。动物、昆虫也可携带虫卵或排出虫卵成为传染源。

2. 传播途径

本病主要经消化道传播，感染期的蛔虫卵可经污染的手、生食不洁瓜果蔬菜、污染的水、空气吸入咽部等直接或间接的方式进入消化道。

3. 易感人群

人群普遍易感，儿童发病率高。

4. 流行特征

本病与卫生条件和个人卫生习惯有关，一般农村发病率高于城市。

（三）临床表现

1. 幼虫移行引起的症状

可有低热、乏力、咽部异物感、咳嗽、血痰或哮喘样发作、皮疹等。重症感染时幼虫可侵入脑、眼等器官，引起相应的临床表现。

2. 成虫寄生肠道引起的症状

可有腹痛、食欲减退、多食易饥、异食癖、夜惊、磨牙、消瘦、贫血、营养不良、排出蛔虫等表现。蛔虫量多造成肠梗阻时可出现阵发性腹痛、呕吐、腹胀、排气排便减少等症状。

3. 并发症

蛔虫异位寄生最常见的并发症是胆道蛔虫症，表现为阵发性右上腹剧烈疼痛、大哭大闹、呕吐等，可吐出蛔虫。此外，还可以引起胰腺炎、胆囊炎、肝脓肿、肠穿孔、阑尾炎、腹膜炎等。

（四）治疗要点

1. 常用的内服驱虫药：①苯咪唑类：甲苯达唑或阿苯达唑，2 岁以下慎用；②柠檬酸哌嗪等。

2. 出现胆道蛔虫病、肠梗阻、肠穿孔、腹膜炎等并发症时，结合并发症采取相应的治疗措施，必要时结合外科手术治疗。

（五）照护措施

1. 一般护理

消毒患儿的衣被、用具，打扫居室，湿布拖地，指导患儿注意个人卫生。给予患儿营养丰富、易消化食物，促进食欲。

2. 密切观察病情变化

若患儿发生腹痛，观察腹痛的性质、部位、程度、伴随症状等，注意并发症监测，及时送医院就诊。观察大便排虫情况。

（六）预防

1. 加强健康教育宣传，普治患者，重在预防，向群众普及相关卫生知识。包括疾病的危害、饮食卫生、水源卫生、个人卫生、加强粪便管理、不随地大小便，做好污水处理等。

2. 帮助婴幼儿养成良好的卫生习惯，勤剪指甲，勤洗手，勤换衣服，不吸吮手指，防止病从口入。

二、蛲虫病

● 案例导入

依依，2 岁 10 个月，女，最近食欲减退，睡觉时常有磨牙，突然惊醒，烦躁哭闹，搔抓肛周等表现，托育机构里其他小朋友也有类似的表现。

请思考：依依可能得了什么病？为什么会出现睡觉惊醒、搔抓肛周的表现？哪些措施可以预防本病？

蛲虫病是由蛲虫寄生于肠道引起的儿童常见寄生虫病。主要临床特点是肛门周围和会阴部瘙痒，以夜间明显。

（一）病因

该病由吞食有感染性的蛲虫卵导致。蛲虫卵对外界环境的抵抗力较强，在自然环境中可存活 2~3 周以上。煮沸、5% 苯酚、10% 来苏液及 10% 煤酚皂可杀灭虫卵。蛲虫不需要中间宿主，生活周期短，繁殖力强，产卵量大，还可以自身感染，因此本病常反复发生。

（二）流行病学

1. 传染源

蛲虫患者是唯一传染源。

2. 传播途径

本病主要经粪 - 口途径传播，可发生自身感染是本病的特征。蛲虫卵可散落在空气尘埃、生活用品、公共用品或食物中，经污染的手或空气吸入咽部直接或间接进入消化道。

3. 易感人群

人群普遍易感，儿童是主要的患者和感染人群。

4. 流行特征

有集体机构或家庭聚集性，卫生条件差的集体机构幼儿多见。

（三）临床表现

轻症可无症状。典型临床表现是肛周、会阴部瘙痒，以夜间明显，造成夜惊、烦躁、搔抓。患者还可伴有食欲不振、恶心、呕吐、腹痛、腹泻、磨牙等症状。肛周或大便中可见到蛲虫，局部皮肤可因搔抓继发感染。异位寄生的可引起邻近器官炎症，如尿道炎、阴道炎、阑尾炎等，出现相应症状如尿频、腹痛等。

（四）治疗要点

药物治疗应与预防同步，才能达到根治的目的。

1. 常用的内服驱虫药有：恩波维铵、甲苯达唑、阿苯达唑、噻嘧啶等。

2. 外用药：睡前肛周可外用蛲虫软膏杀虫止痒。

（五）照护措施

1. 一般护理

给婴幼儿勤换内裤，少穿开裆裤，消毒患儿衣被、玩具、用具；每天打扫婴幼儿居室，湿布拖地，防止虫卵飞扬。指导患儿勤剪指甲，勤洗手。做好肛周皮肤护理，每次排便后用温水清洁肛周及会阴部，防止患儿搔抓。调理饮食，促进食欲。

2. 密切观察病情变化，注意观察大便排虫情况。

（六）预防

1. 加强健康教育宣传，普查普治，向群众普及相关卫生知识，提高防治意识。

2. 帮助婴幼儿养成良好的卫生习惯，如饭前便后洗手、勤剪指甲、不吮手指等，提倡婴幼儿早穿合裆裤，并注意玩具、图书、用品等的清洗和消毒，防止病从口入。

3. 家长需要每日将患儿内衣裤煮沸消毒或开水浸泡、阳光暴晒，可连续 10 日，以彻底杀灭虫卵。

本节内容回顾

本节内容架构		应知应会星级
一、蛔虫病	（一）病因	★★
	（二）流行病学	★★★★★
	（三）临床表现	★★★
	（四）治疗要点	★
	（五）照护措施	★★★★★
	（六）预防	★★★★★
二、蛲虫病	（一）病因	★★
	（二）流行病学	★★★★★
	（三）临床表现	★★★
	（四）治疗要点	★
	（五）照护措施	★★★★★
	（六）预防	★★★★★

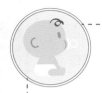

━ 思考与练习 ━

一、选择题

1. 手足口病的临床分类主要分为以下哪几类（　　）。

　A. 普通病例，重症病例

　B. 疑似病例，临床诊断病例

　C. 疑似病例，普通病例，重症病例

　D. 普通病例，重症病例，危重病例

　E. 疑似病例，普通病例

2. 关于手足口病皮疹的描述下列哪个是错误的（　　）。

　A. 以斑丘疹和疱疹为主　　　　　　　　B. 与药疹类似

　C. 出疹部位在手足口　　　　　　　　　D. 皮疹一般不结痂

　E. 口腔黏膜可见疱疹或溃疡

3. 手足口病的平均潜伏期为（　　）。

　A. 1～2 天　　　　　　B. 3～5 天　　　　　　C. 6～7 天

　D. 8～9 天　　　　　　E. 10～14 天

4. 某幼儿园出现了 1 例麻疹患儿，下列采取的措施中错误的是（　　）。

　A. 对患儿采取呼吸道隔离至出疹后 5 天

　B. 接触的易感儿隔离观察 7 天

　C. 患儿的衣被和玩具暴晒 2 小时

　D. 教室进行空气消毒

　E. 易感儿接触 5 日内注射人血丙种球蛋白

5. 5 岁幼儿，从未患过水痘。现该幼儿园班级里出现水痘患儿。该幼儿应在家隔离观察的时间是（　　　）。

A. 1 周　　　　　　　　B. 1 个月　　　　　　　C. 3 周

D. 2 个月　　　　　　　E. 5 周

6. 结核病的主要传染途径为（　　　）。

A. 呼吸道　　　　　　　B. 消化道　　　　　　　C. 泌尿道

D. 皮肤　　　　　　　　E. 胎盘

7. 蛲虫病最常发生于（　　　）。

A. 胎儿　　　　　　　　B. 儿童　　　　　　　　C. 青年

D. 老年人　　　　　　　E. 发生率无年龄差异

二、判断题

1. 水痘的传播途径有飞沫和直接接触传播。（　　　）

2. 水痘患儿发烧时，可以用阿司匹林退烧。（　　　）

3. 麻疹是以消化道传播为主的传染病。（　　　）

4. 人是腮腺病毒的唯一宿主。（　　　）

5. 为了改善腮腺炎患儿食欲，可以给患儿食用酸、辣的食物。（　　　）

三、思考题

1. 传染病传播和流行的三个基本条件是什么？

2. 传染病的预防应该从哪几个方面进行？

3. 应该如何照护出疹期的患儿？

4. 应该如何预防和减少麻疹的暴发？

5. 托幼机构如何避免手足口病的暴发？

参考答案

一、选择题

1. A　2. B　3 .B　4. B　5. C　6. A　7. B

二、判断题

1. √　2. ×　3. ×　4. √　5. ×

（**本章编者：张念英　苏慧敏**）

参考文献

［1］程丽佳，王亚静，胡胜霞．婴幼儿常见疾病预防与紧急处理 [M]．第 1 版．长春：吉林大学出版社，2021.

［2］崔焱，仰曙芬．儿科护理学 [M]．第 7 版．北京：人民卫生出版社，2021.

［3］丁淑贞，戴红．皮肤科临床护理 [M]．北京：中国协和医科大学出版社，2016.

［4］范玲，张大华．新生儿专科护理 [M]．北京：人民卫生出版社，2020.

［5］范真．眼耳鼻咽喉口腔科护理 [M]．第 3 版．北京：人民卫生出版社，2018.

［6］方峰，俞蕙．小儿传染病学 [M]．北京：人民卫生出版社，2020.

［7］高凤，张宝琴．儿科护理 [M]．第 3 版．北京：人民卫生出版社，2015.

［8］桂永浩，薛辛东．儿科学 [M]．第三版．北京：人民卫生出版社，2021.

［9］郝义彬，苗萍，郑莉萍．婴幼儿常见疾病预防与护理 [M]．北京：北京师范大学出版社，2022.

［10］黄华，崔名辰．儿科学 [M]．第 8 版．北京：人民卫生出版社，2021.

［11］季东平，张敏．儿科护理 [M]．北京：中国医药科技出版社，2021.

［12］李兰娟，任红．传染病学 [M]．北京：人民卫生出版社，2018.

［13］刘心洁．婴幼儿疾病预防与护理 [M]．北京：中国人民大学出版社，2021.

［14］罗玉琳，熊杰平．儿童护理 [M]．北京：人民卫生出版社，2020.

［15］孟亭含，郭艳，汪菲．0～3 岁婴幼儿卫生与保健 [M]．第 1 版．长沙：湖南师范大学出版社，2020.

［16］潘建明，蒋晓明，任江维．幼儿照护职业技能教材（初级）[M]．长沙：湖南科学技术出版社，2020.

［17］人力资源和社会保障部．育婴员 [M]．北京：海洋出版社，2019.

［18］沙丽艳，崔文香.儿科护理学 [M].北京：科学出版社，2018.

［19］邵肖梅，叶鸿瑁，丘小汕.实用新生儿学 [M].第五版.北京：人民卫生出版社，2019.

［20］宋志宇，田杰.儿科护理 [M].北京：人民卫生出版社，2019.

［21］王斌全，黄健.眼耳鼻喉口腔科学 [M].第 8 版.北京：人民卫生出版社，2020.

［22］王陇德.全国人体重要寄生虫病现状调查 [M].北京：人民卫生出版社，2007.

［23］王卫平，孙锟.儿科学 [M].北京：人民卫生出版社，2018.

［24］徐千惠.0～3 岁婴幼儿照护与保育 [M].上海：复旦大学出版社，2020.

［25］颜红炜.皮肤性病护理学 [M].第 2 版.上海：上海科学技术出版社，2016.

［26］袁爱玲.0～3 岁婴幼儿保育与教育 [M].长沙：湖南师范大学出版社，2019.

［27］张学军，郑捷.皮肤性病学 [M].第 9 版.北京：人民卫生出版社，2018.

［28］张玉兰，王玉香.儿科护理学 [M].第 4 版.北京：人民卫生出版社，2020.

［29］郑惠，黄华.儿科学实训及学习指导 [M].北京：人民卫生出版社，2014.

［30］朱秀敏，王柯静，王彩虹.儿童护理 [M].北京：北京出版社，2021.

［31］廖巧红，冉陆，靳淼，等.诺如病毒感染暴发调查和预防控制技术指南（2015 版）[J].中华预防医学杂志，2016，50（1）：7-16.

［32］吴丹，宁桂军，尹遵栋，等.中国 2011—2013 年流行性乙型脑炎流行病学特征分析 [J].中国疫苗和免疫，2015，21（5）：486-490.

［33］徐翼，刘娜.儿童轮状病毒胃肠炎诊疗预防路径 [J].中国实用儿科杂志，2021，36（5）：321-323.

［34］于礼，佟颖，庞星火.北京市学校及托幼机构诺如病毒急性胃肠炎疫情现场消毒指南 [J].中国病毒病杂志，2018，8（3）：161-163.

［35］World Health Organization. Tuberculosis[EB/OL]（2021-10-14）[2022-07-01]. https://www.who.int/news-room/fact-sheets/detail/tuberculosis.

［36］World Health Organization. Japanese encephalitis[EB/OL]（2019-5-9）[2022-07-01]. https://www.who.int/news-room/fact-sheets/detail/japanese-encephalitis.